# The Autoimmune Fix

# 免疫革命

〔美〕汤姆·奥布赖恩◎著　黄　红◎译

U0239890

北京科学技术出版社

**读者须知：**

医学是随着人类的科研成果与经验积累不断发展的。本书中的所有建议均是作者结合自身临床经验审慎提出的，虽然如此，你在采纳之前还是应考虑自身情况与医生的建议。此外，如果你想获得详尽的医学建议，请向有资质的医生咨询。因本书相关内容造成的直接或间接的不良影响，出版社和作者概不负责。

The Autoimmune Fix

Copyright © 2016 by Dr. Tom O'Bryan

Published by agreement with Sterling Lord Literistic, Inc., through The Grayhawk Agency Ltd.

Simplified Chinese edition copyright © 2020 Beijing Science and Technology Publishing Co., Ltd.

All rights reserved.

**著作权合同登记号　图字：01-2018-4503**

## 图书在版编目（CIP）数据

免疫革命：如何从根本上抵御并逆转自身免疫性疾病 /（美）汤姆·奥布赖恩（Tom O'Bryan）著；黄红译. —北京：北京科学技术出版社，2021.2（2024.9 重印）

书名原文：The Autoimmune Fix

ISBN 978-7-5714-0909-8

Ⅰ. ①免…　Ⅱ. ①汤…　②黄…　Ⅲ. ①免疫性疾病—研究　Ⅳ. ① R593

中国版本图书馆 CIP 数据核字（2020）第 078423 号

| | |
|---|---|
| 策划编辑：孙东燕 | 电　　话：0086-10-66135495（总编室） |
| 责任编辑：刘瑞敏 | 　　　　　0086-10-66113227（发行部） |
| 责任校对：贾　荣 | 网　　址：www.bkydw.cn |
| 责任印制：李　茗 | 印　　刷：保定市中画美凯印刷有限公司 |
| 封面设计：源画设计 | 开　　本：720mm × 1000mm　1/16 |
| 图文制作：天露霖文化 | 字　　数：300 千字 |
| 出 版 人：曾庆宇 | 印　　张：17 |
| 出版发行：北京科学技术出版社 | 版　　次：2021 年 2 月第 1 版 |
| 社　　址：北京西直门南大街 16 号 | 印　　次：2024 年 9 月第 10 次印刷 |
| 邮　　编：100035 | |

ISBN 978-7-5714-0909-8

**定价：69.00 元**

京科版图书，版权所有，侵权必究。
京科版图书，印装差错，负责退换。

给凯利、贾森和米娅
从世界的各个角落爱你

# 序　言

在美国，慢性病患者人数正在迅速增加。据预测，到2030年底，将有近一半的人被诊断为患有各种形式的慢性病。这会带来很多问题。首先，这意味着越来越多的人患病年轻化。其次，预计到2044年，治疗这些慢性病所需的医疗保险和医疗救助的费用将超过美国政府征收的所有税款。更重要的是，自身免疫性疾病将成为最常见的慢性病，在这类疾病中，本应保护自己机体的免疫系统转而开始攻击自身。

我们该如何应对？答案是，健康不在医生的办公室里，健康就在我们生活的地方，在我们的厨房里，在我们的餐桌上。我坚信饮食是改变我们健康状况最有力的工具，并且我的朋友兼同事汤姆·奥布赖恩医生也这样认为。

现如今，我们知道，那些所谓的能给我们的生活带来享受，并且许多人每天都在吃的东西，实际上会让我们生病。这些食品包括小麦制品以及糖、乳制品和商业加工的脂肪等。一旦你能理解这个事实，你就会去改变你的饮食，你的感觉也将会变得更好。这本书将教会你如何做到这一点。

对于我们数百万人所面临的健康问题，常规医学应该承担部分责任。我们建议采取低脂饮食来对抗肥胖，我们告诉患者应该吃全麦面食、全麦面包和人造黄油。然而，多年后我们发现，我们的建议实际上是错误的，因为事实正好相反。低脂饮食并非治疗肥胖症的良药，而是引起肥胖的原因。我称低脂饮食引起的肥胖为"糖胖病（diabesity）"。

现在我们知道，吃高脂肪的食物会使人变瘦，糖会使人发胖。而在体内会转化为糖的面食，成为糖胖病流行的重要原因之一。

与我们祖先吃的小麦相比，我们如今种植小麦和磨制面粉的方式，会使小麦淀粉含量高出很多。普通全麦面包比糖含有更多的糖分。如果你吃两片全麦面包，会比吃一块糖升高的血糖更多。在本书中，你会发现，血糖的升高不仅会导致肥胖，还会产生炎症这一无声的"杀手",而炎症正是医生每天所治疗的大多数慢性病的根源。

如果你认为"吃全麦面包是件好事,这很健康",那么在本书中奥布赖恩医生将会纠正你的观点。大多数食品行业公司会在产品中添加全谷类以使产品听起来很健康,就像10年、20年、30年前我们在食品标签上写上"低脂"一样。奥布赖恩医生会教你如何远离这些食物。事实上,任何一种含有麸质的面粉制品对于大多数人来说都会是一个问题。

多年来,我在马萨诸塞州莱诺克斯的超健康中心接诊了超过15000名患者,他们都接受了麸质敏感性测试。所有人的慢性病或慢性病相关症状都被认为是"麸质的罪过",除非有其他证据表明并非如此。

非常多的人知道自己感觉不太对劲,但不知道到底是为什么,如果你也是其中一员,那么这本书就是为你准备的。接下来你将阅读到的内容会带你走出常规的医疗保健体系,因为这一体系并不能为你提供你想要的答案。相反,本书将教你学习改变日常行为的方式策略,这样你就会感觉越来越好,也能减掉想要减去的体重。

这本令人兴奋的新书可能是你第一次接触"功能医学"的世界。奥布赖恩医生和我以及世界各地的数千名医生和健康从业者都相信,功能医学是医学的未来。功能医学试图找出并解决疾病的根源,它将身体视为一个整体的系统,而不是由各医学专业划分开的独立器官的集合。功能医学医生经过专业的培训,治疗的是全身和整体,而不仅仅是单独的症状。这样我们就可以使用对人体"侵入"最少的方法从根本上消除疾病。这条思路让我们选择从最温和的饮食入手。

通过选择合适的食物和避免错误的食物,你可以打破对于糖和碳水化合物的沉溺,减少炎症反应,重获健康。你将学会判断是哪些潜在的问题将你的健康推向恶化之路,也就是奥布赖恩医生提到的自身免疫性疾病发展谱。

大约20年前,奥布赖恩和我一起接受了最初的功能医学培训。他无疑是解决当前健康危机方案中的重要人员,因为他每年都在全球范围内向成千上万的医生讲授关于自身免疫性疾病发展谱的知识。他的无麸质生活方式和经历为我们提供了最好的榜样。接受他的建议,你也将成为我们中的一员。

——马克·海曼,医学博士,

克利夫兰功能医学中心主任,美国功能医学研究院院长,

纽约时报畅销书《血糖解决方案》《血糖解决方案 10天排毒减肥食谱》

《高脂饮食,助您瘦身》作者

# 致　谢

这本书是我 30 余年来学习的积累。我的学习始于我的导师们，我很荣幸能够认识他们。乔治·古德哈特医生告诉我"身体从不说谎"，并总是问"身体为什么要这样做？"杰弗里·布兰德医生教我如何探究"为什么"，并用更广阔的视角看待问题。阿里斯托·沃伊达尼医生穷其一生为我们提供了测量免疫系统的工具。伦纳德·费伊医生，他使我懂得身体这一杰作的各部分之间是如何相互联系并实现和谐统一的。

1922 年，我的祖父母贝佩和阿苏塔·斯塞奇尼来到了美国，他们当时分别是 24 岁和 22 岁。他们只有很少的钱，不会讲英语，也没有特定的目的地，他们来到这里只是想让自己和未来的家庭过上更好的生活。每当我遇到困难时，他们的勇气便是我克服困难的支柱。

我的父亲和母亲，托姆和内利，他们付出了所有，好让他们的孩子有更多的机会。我姐姐凯伦孜孜不倦的教诲让我成为最好的自己。我哥哥丹尼斯的率真是我们所有人的榜样。还有我的知己马尔齐，感谢他对我一如既往的支持，慰藉着我的身体和灵魂。

TheDr.com 使我得以传递信息。我衷心感谢保障一切工作顺畅进行的整个团队：凯伦·科蒂斯、米歇尔·罗斯、克里斯·布莱克曼、伊恩·道格拉斯、劳拉·达纳赫、梅丽莎·梅尔施、吉纳·斯托克斯、玛丽亚·米歇尔、埃林·克拉彻。玛丽·艾格尼斯、汤米·安东波洛斯以及 viralintegrity.com 的整个团队一直是我最坚定的支持者，他们负责传播我在互联网和社交媒体上发布的内容，将整理后的信息传递到世界各地。

当我遇到罗代尔（Rodale）出版集团时，我知道我找对"人"了。35 年前，罗代尔的《预防》（Prevention）杂志和乔纳森·赖特医生的案例研究表明，医疗保健可以是理性而高效的。感谢罗代尔！今天，我很荣幸能与罗代尔图书（Rodale Books）合作。我的编辑玛丽莎·维吉伦特和她的助手伊莎贝尔·胡赫对这本书来说功不可没。

我的出版团队非常出色。我的经纪人塞莱斯特·法恩和约翰·马斯，他们的耐心和指导都堪称典范。感谢他们对这本书的方方面面进行规划。汤姆·马特雷对本书的主题有着深入的了解，除此之外，他的情谊和支持也令人感动。谢谢艾丽莎·塞格斯滕，这本书中精彩食谱的创造者，我愿意每天都幸福地坐在她的餐桌旁。帕梅拉·利弗兰德，她给予我编辑方面的支持，让我的思绪自由绽放；与此同时，她使得这一系列知识体系化。我知道这不是一件容易的事，谢谢你，帕梅拉！

我永远感激我的患者们，他们分享自己的故事以寻求帮助，对我十分信任，并同我一起分享他们的成果。最后，我还要感谢本书的读者，谢谢你们愿意尝试，愿意花时间和精力来阅读本书。祝福你们能为自己和下一代找到未来的健康之路。

# 目　录

# 简　介

　　数百万人正被不明原因的健康问题所困扰，并试图寻求解决方案。在本书中我将告诉你，许多此类疾病的根源在于你的免疫系统：免疫系统是体内自我保护的机制，但有时它的过于强大会无意中对你造成很多的伤害。

　　当我们的身体攻击自身并引起器官和组织损伤时，我们称之为"自身免疫紊乱（disorder autoimmunity）"。自身免疫紊乱的早期症状可能会伴随我们终身，包括关节疼痛、体重增加、脑雾（是指大脑难以形成清晰思维和记忆的现象）、胃肠功能紊乱、抑郁、情绪紊乱和疲劳等，而这些症状从未被诊断为疾病。相反，医生或体贴的家人朋友会告诉你："你很好，只是压力有点大。"——即使你内心觉得可能出了什么问题。对这些症状进行评估的医生本意都是好的，但是因为血液检测时并没有提示存在什么风险，你可能只会得到一些一般性的建议，例如，减轻体重、保证良好的睡眠、缓解压力等。更糟糕的是，医生可能会给你开具抗焦虑的药物，以帮助你"平复情绪"。

　　事实上自身免疫性疾病有其疾病发展谱，而这也是我在这本书中想和大家分享的。你不会一觉醒来突然得了糖尿病，糖尿病进展缓慢，你几乎察觉不到。你也不会一觉醒来突然得了阿尔茨海默病，这是一个长达数十年的过程，它一步一步逐年进展。如今科学家们知道，对于糖尿病、阿尔茨海默病等自身免疫性疾病来说，这一过程早在二三十岁时就开始了，在疾病发展的过程中，身体健康状况不断恶化。就阿尔茨海默病而言，它可能从脑雾出现开始，然后是健忘、意识混乱、记忆丧失，最后是痴呆。对于糖尿病来说，其疾病发展谱可能始于想要吃东西，然后是血糖失衡（低血糖），接下来是伴有体重增长的代谢综合征，然后是神经病变（反复麻木和刺痛感），最终被诊断为糖尿病，且患心脏病风险很高。

　　除了不适感，我们面临的最大问题是：只有在产生了严重的组织损伤之后才能得到疾病的诊断。到那时，解决方法也会很残酷：一辈子服用药物，同疾病做艰苦卓绝的斗争。虽然目前在治疗80多种自身免疫性疾病方面已经取得了明显的进展，但如果自身免疫性疾病已经引起了你的症状，你难道不想早一点改善健康状况吗？

自身免疫性疾病所带来的风险很高：在美国，目前发病率和死亡率最高的疾病就是来源于试图保护你的免疫系统。几十年来，医生和研究人员们已经发现，全球导致人们发病和死亡的首要原因是心血管疾病，其次是癌症，而自身免疫性疾病则位居第三（整体而言）。然而，在认识心脏病和癌症的发展过程中出现了一种范式转变。动脉粥样硬化最初被认为是一种脂质（脂肪）在动脉壁沉积所导致的疾病，而现在被认为是一种慢性炎症性疾病。而且我们已经知道，机体唯一能导致炎症的就是我们的免疫系统，那么从这个角度来说，如今我们相信免疫系统的触发是导致发病和死亡的首要机制[1]。

我当然知道这一切。在过去的25年里，自身免疫和麸质敏感充斥着我的世界，而麸质敏感是一种最常见的启动免疫系统的机制。我已向全球数十万普通民众，数万名医生、护士和营养学家进行宣教，告诉他们食物的选择、消化、营养以及自身免疫是如何影响整体健康状况的。更重要的是，我自己的健康故事以及我家人的经历，都是自身免疫性疾病发展谱的例证。

# 我的经历

我不是那种一直信念坚定、立志要成为一名医生的人，也不是因为自己身患慢性病而被激励决定从医。事实上，我一直觉得我是一个健康的孩子。我在底特律的街头长大，酷爱武术。在我20岁出头时，我接触到了合气道，这是一种武术形式，曾被称为"动中禅"。它与我的灵魂——消除阻力、重新引导强大能量、使身体自由流动的根本——产生共鸣。

尽管我现在因为在自身免疫以及麸质敏感方面的研究而被大家所熟知，然而你也许不会相信，在我20岁出头时，我是密歇根安娜堡一家有机餐厅的面包师。讽刺的是，曾经我烘焙出的面包是最棒的。人们会为了我做的无发酵全麦有机面包从很远的地方赶来。我每天会手工烘焙48个这样美味的面包。年轻时，我特别容易饿：经常从烤箱中拿出面包，切下一片，在上面先抹上有机花生酱，再抹上蜂蜜，然后在最上面放上切好的香蕉片。我认为我的这种饮食非常健康：全麦面包、有机花生酱、蜂蜜。香蕉是纯天然的，蜂蜜也是纯天然的，当然比加工过的糖更好。然而，满足自己的食欲可能是我对自身健康所做的最糟糕的事情：我吃下了一颗血糖定时炸弹。因为慢性低血糖，我总是感到饥饿和疲倦，但是大概相当于4个士力架的零食又会使我满血复活。我会感觉好一会儿，但是1小时后又不可避免地体力透支，我又会筋疲力尽。你是否曾经注意到，当你享用完一顿大餐1小时后，你会觉得很累并打哈欠？很多人都意识到了我们精力的这种骤升骤降，就如同坐过山车一般。我努力让自己生活得更加健康，于是我一直吃我的有机全麦面包，但并没有意识到它对健康造成的危害。

与此同时，1970年，在安娜堡，我的圈中好友开始阅读《预防》杂志上关于食物和营养方面的文章。我记得我注意到了乔纳森·怀特博士写的文章，而他正是来自我就读的密歇根大学。他的观点让我第一次接触到了医疗保健，尽管当时我对武术更感兴趣。

毕业之后，我决定追随我的热情，进一步学习合气道这一温和的武术。我来到日本，住进了一所武术学校，作为一名"弟子"磨炼技艺，为大师清扫厕所。从身体上来说，我感觉无比良好。我的精力和耐力都有所提高，生活充实且快乐。而当我写这本书时我才突然意识到，当时我之所以感到头脑清醒、身体状态良好，原因之一是我的饮食主要是大米，而大米中没有小麦所含有的有毒麸质蛋白。然而仅仅过了一段时间，我就特别想回到美国。因为在我去日本前，我遇到了我现在的妻子，我十分想念她，所以我回到了美国。

因为12岁时的一场意外，我的妻子饱受背痛的折磨。疼痛发作起来十分剧烈，以至于她每次不得不住院1周以接受牵引治疗。当我在寻找一份新的工作，并试图找到一种方法来减轻她的痛苦时，我遇到了84岁的脊椎按摩师哈罗德·斯旺森医生。当我的妻子第一次走进他的办公室时，我得搀扶着她。而当治疗结束后，她可以自己走出去。斯旺森医生按摩的功效让我想起了合气道（从日语翻译过来就是"扫除障碍，让能量流动"）。推拿按摩的基础也是同样的理论：我们的机体可以通过释放能量流而自我修复。这两门学问之间联系如此密切，因此我决定要成为一名脊椎按摩师。

过了一段时间我才意识到，当我重新恢复西方饮食习惯时，我感觉不舒服。在与精英合气道练习者一同训练后，我的身体状态达到了巅峰；婚姻也使我感到兴奋，并让我思考未来的生活。现在回想起来，我意识到当时的我正被肾上腺素所驱动。如果当时不是因为我的身体状态正处于人生巅峰，我可能会更早觉察到症状。

1978年，我和妻子搬到了芝加哥，于是我得以就读于国立健康科技大学，这里的脊椎按摩研究十分出众。在第一个周末，我参加了一个由来自洛杉矶的访问学者基帕尔·辛格博士主持的研讨会。他关于电针刺法的演讲彻底改变了我对于医生的看法。他分享了一则关于一位 42 岁女性的轶事，至今我还记得清清楚楚。

这位女性因为刚刚被诊断出成人型糖尿病而前来就诊。初步检查后辛格医生告诉她：“我认为在你小的时候，你感染了一种病毒，而它几乎要了你的命。病毒进入了你的胰腺，引起炎症反应，并使你的激素平衡紊乱，直至发生低血糖。在过去的 35 年里，你患有低血糖症。现在它进展为 2 型糖尿病。”

辛格医生回忆说，这名女性十分震惊，她说：“医生你说得对。我确实有很多很多年的低血糖症，但我小时候从未生过病。”

他平静地回答：“但事实确实如此。如果你的母亲还健在，打电话问问她。”

她在辛格医生的办公室给她的母亲打电话，辛格医生复述了对话的内容：“嗨，妈妈，我正在医生的办公室里。一切都很好，只是医生告诉我，我小时候肯定有过差点病死的经历，这是真的吗？”

她的妈妈回答道：“亲爱的，是这样的。那时你还很小，我们的医生不在城里。当时你正发着高热，我们尝试了各种办法，包括把冰袋放在你的脚上。当时我们没意识到，你差点就死了。”

当我听完这个故事，我呆坐着，惊讶不已。他是如何知道这一切的？

接下来的周末，亚利桑那州前健美先生谢尔顿·迪尔带来了他的演讲。迪尔医生的演讲是在校外的一家酒店里进行的，讲台上有一台无声的彩色电视。他打开公文包，拿起一块跟今天的智能手机差不多大的磁铁，他举着这块磁铁走到电视机前。电视上的画面倒了过来。当他远离电视机时的时候，画面变回正面朝上。走近电视机，画面又倒了过来。他说：“这就如同电磁能量对神经系统的作用。”早在 1978 年，人们就开始戴电子手表了。这在当时是新鲜事物，大家都有些担心。如今，手机或蓝牙设备中的电池更令人担忧，可能会导致脑炎和脑瘤[2]。这让我意识到，我们所处的环境可能会对我们的健康产生潜移默化的影响。

就像前一个周末一样，我怀着敬畏的心情坐在那里。这无疑与我当时所熟悉的所有医学教育状况不同。我被激励着尽我所能地去学习一切。我意识到，脊椎按摩治疗的意义远不止是按摩骨骼和肌肉，它还注重饮食、营养、环境，以及后来被归纳成为功能医学原理的内容。

在我学习的最后一年，我和我的妻子想要个孩子，但是我的妻子始终无法怀孕。我拿起电话，打给我所听说过的 7 位非常有名的全科医生，他们每个人都很慷慨地抽时间给出了建议。每一位专家都为帮助我解决这个难题出了主意，其中包括最根本的一点：无麸质饮食。所以我根据他们的建议制订了计划，6 周后我的妻子就怀孕了。我们计划的关键因素是麸质和乳制品，开始改变饮食习惯。我又开始跑步了，我的马拉松成绩比以往任何时候都好，但我从未将成绩的提升与我的新的饮食习惯联系到一起。

很快我的好朋友们就问我是否也可以帮助他们。他们也经历过人工授精，但都没能奏效。3 个月后，又有人怀孕了！看到我能帮助那些患有激素紊乱和不孕不育症的人，我欣喜若狂，迫不及待地想要开始我的实践。我决定把我的实践重点放在治疗那些激素紊乱以及患有不孕不育症的夫妇身上。

在 1980 年毕业后，我开始了自己的实践，当时我已经把 33 名女性列为潜在的患者。我创建了一套全面的、整体的医疗保健方法。我曾是芝加哥脊椎按摩协会的主席，负责推动将按摩这一治疗方法纳入医疗报销范围：在 20 世纪 80 年代早期，我认真记录按摩疗法对肌肉骨骼疾病的治疗价值，并对其加以整理，然后正式提交了申请。

随着实践的不断积累，我意识到很多患者对食物都具有敏感性，我可以通过给予无麸质饮食将他们分辨出来。事实上，我所接触到的激素紊乱的女性中，很多都有麸质敏感问题，通常表现为绝经后综合征（PMS）、不孕症、闭经或不明原因的流产。我对每位女性进行了乳糜泻检测，结果通常都是阴性的。这使我疑惑，因为在当时乳糜泻是唯一一种被认为与小麦过敏或敏感有关的疾病。但是患者的身体从不撒谎：当患者听从我的建议完全避免进食小麦时，他们的问题得到了解决。当时的科学水平还无法证实这一点，但我相信我所看到的：我的数百名患者都对无麸质饮食反应很好。通过以上认识，以及我制订的后续治疗方案，为我开启了治疗麸质过敏症的大门，不论患者是否患有乳糜泻。

与此同时，我的健康也出了问题，而我自己都没意识到。40 岁的时候，我还是一个长跑运动员，保持着匀称的身材，身体素质也很好。随后我被诊断出患有白内障，这对于一个 40 岁的健康人来说是很不正常的。我花了几天时间去研究这个问题，最终发现铅含量过高可能会引起白内障，但在当今时代，谁的体内会有高含量的铅？我确信我体内的铅含量不高，但我还是进行了检测。你无法想象，在我曾经测试过的数百人中，我体内铅含量是最高的。我回顾了我之前的生活，因为生活经历常常能够揭示问题的原因。我记得，在我 8 岁前，我和家人住在底特律，与福特公司最大的装配厂隔江相望。在 20 世纪 50 年代，并不像现在这样控制污染，水都是有毒性的。想想密歇根州弗林特市的水污染问题吧。

为了降低体内铅的含量，我接受了一系列包括红外线桑拿和正确营养在内的治疗，这些治疗像磁铁一样将我体内的铅吸出去，我又重新开始进行马拉松以及铁人三项运动。虽然我有着健康的生活方式，吃的食物质量也很好，但是每隔一段时间，我就会觉得我需要更多的能量，因为剧烈的运动会使我的血糖降低。而我知道该如何解决这一问题：在长跑之前，我会先吃上6个苹果肉桂甜甜圈。毕竟经过2个多小时的跑步，这些能量都会被消耗掉。这种逻辑听起来没有错，对吧？

然后我用自己的方法进行了抗体检测，这种方法与在本书中你将学到的类似，而结果令我十分震惊：随着时间的推移，3种不同程度升高的抗体会影响我的大脑功能。我体内针对髓鞘碱性蛋白的抗体水平升高，这是多发性硬化的发病机制。我体内针对小脑多肽的抗体水平升高，这与平衡能力以及大脑处理速度的降低有关。此外，我体内针对神经节苷脂的抗体水平也升高了，它会使大脑萎缩，导致认知衰退和痴呆。这次的检测结果清楚地表明，我也处于自身免疫性疾病发展谱中。

让我说得清楚一点：我吃得很好而且还在做着铁人三项运动，但我体内有3种抗体水平升高。表面上看起来我并非体弱多病，我也觉得自己很健康。我没有任何症状，但我无法同升高的抗体理论。这些检测结果并不是我想要的，也不是服用1片阿司匹林就能解决的。所以我调整了我的饮食，完全不含麸质和乳制品，并采取了正确的营养方式来维持我的免疫系统，以进行自我治疗。大约2年后，我重复做了检测，结果抗体水平下降至正常范围。

直到2001年，听到我的朋友大卫·佩尔穆特博士的演讲后，我的观察才得到充分的验证。他对10名偏头痛患者进行了一项研究，偏头痛使这些患者变得非常虚弱，以至于他们平均接受了8年的工伤赔偿。在演讲过程中，我开始想到那些家庭里的孩子们，他们的家庭环境该有多紧张，他们总是听到："嘘，嘘，安静些，爸爸头痛。"这些家庭本可以靠他们的毕生积蓄和退休工资安然度日。检测结果显示，这10名患有顽固性偏头痛的人都有麸质敏感，而非乳糜泻。当研究者让这些患者吃无麸质饮食时，10人中有7人再也没有出现过头痛，2人头痛得到部分缓解，剩余的1人拒绝饮食调整。这10名患者的MRI检查结果都显示他们的大脑存在病变，其原因就是麸质敏感引起的炎症。

关于自身免疫的故事碎片开始慢慢拼凑起来。我意识到，数百万有自身免疫性疾病的患者被漏诊甚至误诊，这类疾病会导致组织损伤（如脑部病变），引起各类症状，最终被诊断为疾病。我决定把注意力集中在营养教育和功能医学这一新领域上。"功能医学"是 20 世纪 80 年代我的导师之一杰弗里·布兰德博士首次提出的一个术语。我想把我的研究结果推广给更广泛的受众：无论是否存在乳糜泻，麸质敏感本身都是一个严重的问题。我和其他功能医学研究者的工作也证实，如果你对麸质或其他食物、环境诱因敏感，它可以表现为发生在身体任何组织中的炎症。我们最终找到了这一系列症状的始动因素——即"火上的汽油"——它引发一系列症状，并导致自身免疫性疾病。到目前为止，我的饮食完全是无麸质、无乳制品和无糖的，我感觉非常良好，我的铁人三项成绩可以同 30 岁的选手相媲美。

2004 年，我在美国临床营养学会中做了第一次大型演讲，至今我仍在进行演讲。不论我在哪个国家进行演讲，普通的敬业的医生和其他健康从业者根本无法理解——我们所选择的生活方式，包括食物和环境，会在很大程度上影响我们的健康。

有一天，我 80 岁的母亲坐在椅子上，意识清醒但完全语无伦次，直到被她的朋友发现。这时麸质敏感的问题再次对我的家庭产生了影响。在急诊室里，我的母亲被诊断为中毒性代谢脑病，这是一种由血液中的毒素引起的神经紊乱性疾病，其症状包括幻觉和胡言乱语。当我赶到急诊室的时候，主治医生告诉我，除了让我的母亲感觉舒服一点，然后眼睁睁地看着她去世以外，我什么也做不了，而他自己的母亲也遭受着同样的痛苦。但我不愿意接受这样的诊断。那时，我从事功能医学已经 20 年了，我知道问题往往并不在于我母亲所表现出来的症状，而是身体所发出的潜在问题的信号。我意识到尽管我已经非常了解麸质敏感的问题，但我从来没有对我的母亲进行过检测。当做完检测，我才得知我的母亲患有乳糜泻，而她之前从未被诊断过。由于吸收不良、营养不良和脱水，老年乳糜泻患者常见而加重的自身免疫反应导致了她的代谢性脑病的症状。我把她从医院带回家，让她吃无麸质、无乳制品、无糖的饮食，每天水的摄入量增加到 3 升。几周后，她不仅感觉好多了，而且还要求自己开车回家。

我的母亲处于自身免疫性疾病发展谱的一端：在 80 岁时被诊断出患有乳糜泻。在她的一生中，我不记得她曾经抱怨过她的身体，但现在我确信，她肯定有很多日子感到不舒服。乳糜泻和其他自身免疫性疾病一样，不会在一夜之间出现。与此同时，我在自身免疫性疾病发展谱的另一端：尽管我比她年轻得多，看起来很健康，但我也存在问题，如果没有得到解决的话，可能会导致严重的疾病。对我们两人来说，生活方式的改变是治疗的第一步。

# 本书将给你带来什么？

如果你有胃痉挛、腹胀、便秘、间断头痛或痤疮，如果你即使每天都喝咖啡却仍觉得疲倦不已，我现在告诉你：这是不正常的，你本不必这样生活。这些恼人的症状，更不用说那些难以控制的症状，是你的身体发出的信号："这里有些不正常。"在这本书中，你将学习如何识别你的身体传递出的信号，并全面理解直接影响你健康且最容易被忽视的身体机制。

好消息是，改变你的生活方式并不难。我们的目标是减少炎症反应，炎症就是你感觉健忘、不适、肥胖或疲倦的原因。仅仅改善症状是行不通的，应该找到引起这些症状的根源并解决它。

麸质（小麦中的蛋白质系列）、乳制品和糖是炎症反应和自身免疫反应最常见的诱因。在环境中发现的有毒化学物质和重金属——就像我体内的铅一样——也是十分讨厌的，也是引起自身免疫反应的诱因。当你停止"火上浇油"，远离这些引发炎症反应和自身免疫反应的食物时，你的身体会开始趋于平静并减少炎症反应。更重要的是，科学研究表明：你可以发现并最终逆转许多自身免疫性疾病的损害。

我不会承诺在 3 周内治愈所有可能的疾病，但是我的转变计划会让你走上正确的道路。按照这个计划，你会感觉到显而易见的变化：你的睡眠将会改善，你的能量将会增加，你最终将能够减掉多余的体重而不必挨饿。事实上，一些长期困扰你的症状会逐渐消失。

科学家、研究者和医生的很多成功的案例研究，之所以能够在医学期刊分享，其首要原因在于解决了炎症问题，而这也是诸如注意缺陷多动障碍（ADHD）、青少年痤疮压力、严重关节炎、眼部肿瘤（是的，你没看错）、类风湿关节炎、银屑病、系统性红斑狼疮等疾病的相关研究获得各类奖项的原因。通过减少摄入诱发自身免疫反应的食物，使阻碍身体健康的炎症反应得以"紧急制动"，我们的身体状况确实会变好。这就是为什么我能自信地说，不管你的健康问题是什么，都可以通过本书中的转变计划向健康状态过渡。

这本书提供了了解自身免疫机制所需的关键信息，看看它在你体内的具体表现，识别它的起始位置，以便你可以在健康的道路上继续前行，体验最佳状态。更重要的是，你会为重新拥有健康和活力而兴奋不已，并会自觉地将转变计划变成一种生活习惯。

# 不接受平庸的健康

每当我讲如何扭转自身免疫损害时，我会首先问听众："在座的有多少人是健康的？"通常来说，几乎每个人都会举手。然后我问："在座的有多少人认为自己拥有身体、精神和社会的良好状态，而不仅仅是没有疾患或是病症？""拥有身体、精神和社会的良好状态，而不仅仅是没有疾患或是病症"是《多兰图解医学词典》(*Dorland's Illustrated Medical Dictionary*)中对于"健康"这个词的定义。问到这儿，300人中只有1人没有把手放下。我微笑着对她说："很好，来，我们击个掌。"我们认为自己是健康的，而事实并非如此。只是在健康和生活方面，我们接受了平庸。

在这本书中，我试图发起一场反对平庸的革命。有两个统计数据客观地体现出这么做的必要性。首先，在世界卫生组织对全球卫生保健整体质量的排名中，美国排在倒数第二，但我们在健康上的花费比其他任何国家都多！其次，更糟糕的是，根据《新英格兰医学杂志》(*New England Journal of Medicine*)的报道，我们后代的预期寿命将比他们的父母更短；我们的孩子会更早生病，更早被诊断出疾病，并且比他们的父母更早死于完全可以预防的疾病，如糖尿病、肥胖症、心血管疾病和阿尔茨海默病；相较之前，越来越多的孩子被诊断出患有糖尿病、注意缺陷多动障碍、自闭症和儿童青少年特发性关节炎。这简直是无法接受的。

我们所接受的平庸的医疗保健正在创造这样一个世界——我们后代的预期寿命将比我们短。举个例子：当我接受医学教育的时候，老师告诉我们成人2型糖尿病将会是一种即将到来的流行病。现在我们不再把它叫作成人型糖尿病，因为很多孩子都有同样的病症，我们只是把它叫作2型糖尿病。而老师当时的预测是正确的："即将到来的流行病"，现在已经出现。

成人的前景也不容乐观。我们共同接受了一个疯狂的观点，那就是：之所以我们会遭受疼痛、痛苦和疲劳，是因为我们年龄渐长或承受了很大压力这样的"事实"。你的生活，尤其是随着年龄的增长，并不一定就要陷入抑郁和健康状况不佳的恶性循环。相反，对于你现在没能达到最佳健康状况的原因，你会在本书中得到科学的解释，并了解到你现在可以做些什么。你也会明白那些恼人的症状是如何发生的。

试想人体是一个链条，将各器官和系统相互关联起来。当你拉动这个链条时，它总会在最薄弱的环节断裂。而炎症正是在你身体的薄弱环节处对你产生影响，引起症状。这个薄弱环节可能就是导致你感觉不舒服的原因。它可能是体重、记忆、甲状腺，或是你的关节或激素水平。你链条上的薄弱环节决定了你患病的部位及方式。你可能会把这些症状与年龄增长联系起来，但事实上年龄与你的幸福感没有多大关系。

识别薄弱环节使得我们能够尽早解决相关问题，关于这方面的研究属于预测性自身免疫的领域；而功能医学则是属于临床医生研究应对策略的领域。我们回顾家族史以及目前的生活方式，明确目前何处存在失衡，其目的是了解将来可能出现的问题。然后我们可以一起努力，以便你能够开始重获健康。

我们不能盲目地认为我们的健康状况"很好"。我们必须学会如何照顾自己的身体。当你开始揭开自身免疫的"面纱"时，你会比你想象中更了解自己。然后你可以把这些信息告诉你的医生，从此，医生不再仅仅是治疗或稳定你的症状，而是能够持续地解决你的健康问题。现在很多研究人员正在寻找抑制自身免疫反应的方法。我相信第一步应该是：停止"火上浇油"！这样你就有更好的机会把火扑灭。

就我们的整体健康状况而言，我们可以有一个完全不同的现状。然而，除非我们能够发现使我们的免疫系统开启自我攻击的机制，否则我们将继续过早地衰老并很早便患病。如果不采取任何措施来控制自身免疫反应，这意味着即使你的基因能让你在 90 岁时仍充满朝气和活力，你可能也活不到那个时候。

空口无凭，我们在研究中得到了证据。在过去的 25 年里，免疫系统是引发医学研究及新发现最多的领域之一。事实上，正如耶胡达·肖恩菲尔德博士所说，如果你回顾过去 20 ~ 25 年的诺贝尔奖获得者，你会发现大多数人获奖的原因都与揭示免疫系统真相相关。

然而，研究结果真正能够被你的社区医生接受并应用平均要花上 17 年的时间，问题是你等不了 17 年[3]。除非你的医生非常熟悉最新的医学研究，否则他们可能不会完全了解免疫系统的前沿进展。而且除非他们在过去 10 年中在学校学习过，否则这些内容在他们所接受的医学教育中很可能都没有出现过。这就是这本书对于你健康的重要意义所在：即使你的医生非常敬业，但他有可能并不会基于最新的科学研究的结论来对你进行治疗。

本书将向你介绍在最优秀的机构所进行的、并在最权威的期刊中发表的数千项研究。科学研究清晰地表明：改变你的饮食习惯以避免引发自身免疫反应并不意味着你在追随一种时尚的饮食方式，而这是控制你身体炎症反应并使你恢复健康的唯一方法。

# 第一部分

# 问题

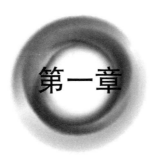

# 第一章

# 自身免疫性疾病发展谱

本章我们将讨论疾病从何而来。请你回答这样一个问题：你是否认为有可能某天一觉醒来，突然发现自己患上了糖尿病、阿尔茨海默病或体重增加了 10 千克？不会的。科学家告诉我们：这些疾病都是在长达数十年的过程中逐步发展而来的。如果你宏观地看待疾病的发生发展过程，就会清晰地发现：有一种方法可以"防患于未然"（或者像科学家说的那样，阻止自身免疫性疾病的进展），能在较长时间内让你的身体保持健康，能缩短生命终结前受煎熬的身体残疾期。

我在防治乳糜泻和麸质敏感方面所做的工作使我成为这个领域的顶尖专家。乳糜泻作为一种自身免疫性疾病，其遗传学方面的易感因素以及诱发因素（小麦、黑麦和大麦中的麸质）和发病前的"最后一根稻草"（肠道通透性增加）都已被清晰描绘，因此这是一个很好的研究对象。我将在本章以及本书的其他部分中，把乳糜泻作为自身免疫性疾病的一个典型例子加以引用。

自身免疫性疾病发展谱是一种渐进的疾病状态，它从一端的充满活力的健康状态逐渐进展到另一端的退行性疾病。介于两者之间的是形式多样但相互关联的疾病不同阶段，发展趋势通常是朝着更多疾病的方向发展。这就是我们早在被诊断出自身免疫性疾病或者首发症状出现前就已经存在自身免疫损伤的原因。重复一次，在疾病发展谱的一端，是健康状态，称为良性自身免疫；在另一端，是疾病或临床上非健康的状态；在疾病发展谱的中间区域，是疾病进展的过程（损伤累积），称为致病性自身免疫。理解疾病发展谱的好处是我们可以有意识地改变我们身体状况的发展方向，远离疾病，回到充满活力的健康状态。这就是本书的写作目的。

健康状况的恶化程度可以用抗体水平来衡量。有的人可能在抗体水平轻微升高时即有明显的症状，而有的人即使抗体水平很高也可能没有任何症状。但是，这两种情况都会出现在疾病发展谱上，它们都会继续发展，直到被诊断为某种慢性或致命性疾病。所以说，不管你是否有症状，只要抗体水平升高，就会加速组织的退化。

当我们接触到任何环境诱发因素（如麸质、花生、霉菌等）时，免疫系统就会被激活。免疫系统在后台全天候地工作，而我们往往意识不到，这被称为正常免疫。如果损伤的程度（暴露量）加深，你可能会出现一些轻微的症状，比如流鼻涕、肌肉酸痛或脑雾。如果暴露程度持续加深，免疫系统就必须更积极地应对，这会导致炎症级联反应。过度的炎症反应会引起细胞损伤，持续的细胞损伤会引起组织损伤，持续的组织损伤会引起器官炎症，持续的器官炎症会导致症状加重以及针对该器官的抗体水平升高，而水平持续升高的抗体会导致器官损伤。此时，疾病就会被确诊。

自身免疫性疾病发展的一般过程如图 1-1 所示。

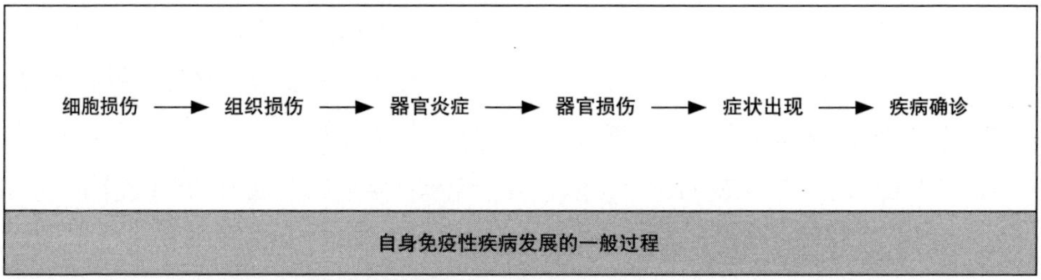

细胞损伤 ⟶ 组织损伤 ⟶ 器官炎症 ⟶ 器官损伤 ⟶ 症状出现 ⟶ 疾病确诊

**自身免疫性疾病发展的一般过程**

图 1-1　自身免疫性疾病发展的一般过程

2003 年，梅丽莎·阿巴克尔博士和她的同事在《新英格兰医学杂志》（*New England Journal of Medicine*）上发表了一项具有里程碑意义的研究成果：他们记录的自身免疫性疾病发展谱。阿巴克尔博士研究了弗吉尼亚州医院系统的 130 名退伍军人的病史，这些退伍军人都患有系统性红斑狼疮，这是一种典型的自身免疫性疾病，会累及皮肤、关节和内脏[1]。服役期间，他们都做过多次血液检查。对于阿巴克尔博士的团队来说，非常幸运的是，自 1978 年以来，美国政府一直对血液样本进行保存。她申请检测了那些退伍军人发病之前留取的血液样本。

研究结果表明，这些退伍军人在发病前都有 7 种抗体水平升高，而且他们的抗体水平在逐年升高。直到达到一定水平，这时器官的损伤就严重到足以出现症状。这一阶段被称为早期致病性自身免疫。此时，患者们已经病得很严重了，需要去看医生了。

随着时间的推移，更多的细胞受到攻击、炎症加剧、症状加重。最后，他们被诊断患有系统性红斑狼疮。但是，他们中的每一个人都至少在 5 年前就存在系统性红斑狼疮的自身免疫性损伤了。在疾病的早期阶段，我们对轻微的细胞和组织损伤毫无察觉，直到出现明显的临床症状。

如果是你的话，你希望什么时候知道自己已身处自身免疫性疾病发展谱中？你会一直等到出现明显的症状时吗？或者你希望在身体的损伤尚未严重到需要治疗前就发现它？

在图 1-2 中，我们可以看到引起系统性红斑狼疮的 7 种抗体在首发症状出现前后的变化情况。我们发现，在系统性红斑狼疮相关症状出现前 5 年，患者中就已有不到 10% 的人抗 nRNP 抗体升高，18% 的人抗 Sm 抗体升高，28% 的人抗双链DNA 抗体升高，48% 的人抗核抗体升高，56% 的人抗 La 抗体升高，59% 的人抗Ro 抗体升高，64% 的人 APL 抗体升高。

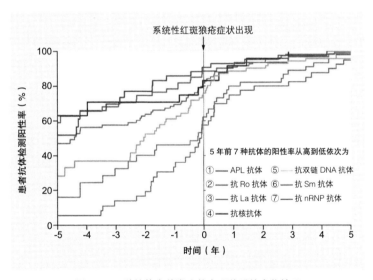

**图 1-2　7 种抗体在首发症状出现前后的变化情况**

这说明，在患者出现明显的症状或疾病确诊前几年抗体水平就已经升高，而这些抗体会损伤靶组织。

症状的严重程度取决于你在自身免疫性疾病发展谱中的位置和组织损伤程度。症状的出现带来的"赠品"是，它会迫使你注意到问题的存在，并采取措施将其解决。这就给了你一个机会，让你在严重组织损伤出现之前，就能针对这些看似没有关联的症状采取一定的措施。你反复出现的那些症状，如疲劳、腹胀、记忆力减退等，可能正是免疫系统在提醒你有些东西失去了平衡。

然而，我们要清楚的是：出现症状并不代表问题刚刚发生，而是说明你的身体已无法进一步代偿。如果疾病之球继续滚动，问题会越来越多。

奇怪的是，慢性健康问题几乎被认为是正常生活的一部分，诸如疲劳、疼痛、抑郁、肥胖、失眠、焦虑等。这些症状虽然很常见，但它们的出现是不正常的。没有人应该与这些症状为伴，没有人应该接受它们，也没有人应该忽视它们。

忽视症状或者习惯性地用止痛药来对付它们是再糟糕不过的了。虽然偶尔服用阿司匹林、布洛芬或其他非甾体抗炎药（NSAID）甚至处方止痛药也没什么问题，但如果你长期服用这些药物，就会带来一些问题。高达 65% 的人在服用 NSAID 6个月后就会出现肠道炎症，这可导致关节炎 [2]。NSAID 会引起继发性自身免疫反应，我称之为继发损害，这一点我在后面会提到。

长期使用止痛药的第二个问题是，你始终没能去除引起疼痛的潜在原因。想象一下，你正在开车的时候，仪表板上有一个警示灯亮了，你会把车停下，在仪表板下面找到连接警示灯的电线，将其切断，然后继续开车上路吗？我猜你不会。我们都非常清楚，如果忽视严重的警报，汽车是不能坚持行驶太久的，甚至可能让我们处于危险之中。你认为这跟我们的身体有什么不同吗？但当我们服用止痛药而不去寻找引起疼痛的潜在原因时，我们就是在对身体做着那样的事情。

忽视或仅仅一味地控制症状会使潜在的不平衡状态造成更大的组织损伤。虽然这样做是非常"正常"的，但我们应该从根本上去除引起不适的原因，否则症状将持续恶化，直至通过服药也无法改善。例如，虽然抗生素可以有效治疗痤疮，但它们只能让症状短期缓解，并不能解决根源问题。而且，服用抗生素可能会带来许多长期副作用，如骨质损伤、瘢痕和自身免疫性肝炎 [3]。

如果你想健康且充满活力，那就必须去解读身体试图告诉你的信息。身体的语言从不说谎，我们要学会如何理解身体在说什么，这就是本书的全部目标。一旦你明白免疫系统是如何被激活的，并理解它的语言，就能找到症状的出现原因。接下来，你要确定目前你在疾病发展谱上的位置，这能够让你尽早解决潜在的问题。然后，你可以通过简单的生活方式改变来扭转趋势，回到健康状态。

**仔细看你的血液化验结果**

当医生向你解释你的血液化验结果时，如果你发现在某个指标的旁边有一个"↑"或"↓"标记（这表示该指标的检测值高或低），而医生却告诉你，你的结果是正常的，你应当问一下医生这个指标的异常是常见的还是正常的。这可能会让你们就这个指标的检测值高或低的原因展开讨论。

# 了解你的免疫系统

免疫系统可以让我们免受周围环境对机体的不利影响，但也正因如此，我们中的绝大多数人都在向自身免疫性疾病发展谱上危险的那端走去。而我们的目标是转而走向自身免疫性疾病发展谱的另一端，回到正常的免疫状态。

首先让我们了解一下免疫系统是如何工作的。免疫系统就像军队一样由不同的兵种组成，它们共同保护着你。我们可以把它们比作陆军、海军、空军、海军陆战队和海岸警卫队（医生称之为 IgA、IgG、IgE、IgM 和 IgD，后面将详细介绍），每一个兵种都承担着不同的任务，为我们的健康保驾护航。

我们的体内有 4 种免疫系统，每一种都能产生上述 5 种抗体：最大的免疫系统位于肠道，人体 70% ~ 85% 的免疫力来源于此；在肝脏中还有一种称为 Kupffer 细胞的免疫系统；第三个免疫系统是血液中的白细胞；最后一个位于大脑，由神经胶质细胞组成。

每个系统都独立工作，但都遵循着相同的规则并相互关联。每个免疫系统都由至少两部分构成：①细胞免疫系统，又称先天性免疫系统，它相当于手枪，可以向敌人发射化学子弹；②体液免疫系统。又称适应性免疫系统，它相当于当你需要支援时被召唤的重型火炮。

面对入侵者时，无论是癌细胞、细菌、病毒、寄生虫、有害的食物蛋白和多肽，还是药物等化学物质，细胞免疫部队都会产生细胞因子，我称之为"第一反应者"的化学子弹。这些细胞因子能够识别并攻击它们认为具有威胁性的东西。细胞免疫系统可以产生许多类型的细胞因子，并根据威胁的不同决定派谁出战。例如，当我们通过接种疫苗来增强免疫系统时，对麻疹和腮腺炎我们分别进行疫苗接种；每一次接种，我们都是为了产生不同的细胞因子。如果细胞免疫不足以抵御入侵，机体就会调用"重型火炮"，这时体液免疫系统就会大显身手，它的士兵会向敌人发射导弹（抗体）。

这个复杂的生物系统昼夜不停地工作着，用其有限的能力保护我们的机体免受外部侵害。在如今的环境下，免疫系统必须非常努力地工作，并且常常是超负荷地工作。

这是因为我们的身体和我们几千年前的祖先完全一样，但是我们所面临的威胁却与他们完全不同。正如我的好友，血管生物学家马克·休斯敦博士所说："面对无穷无尽的入侵，我们人体能做出的有效应对却是有限的。"我们祖先的免疫系统只需要应对为数不多的病毒、细菌和寄生虫，而我们现在的免疫系统还要应对超级细菌（对抗生素产生耐药性的细菌）、杂交和转基因食品、大量的有毒化学品（包括除草剂和杀虫剂），以及铅、汞、镉等重金属，这是社会发展的代价。之所以有人认为罗马文明终结于有毒的铅质水管，是因为人类的免疫系统不能抵御铅的侵害。因此，我们要保护好免疫系统。

# 抗体是免疫系统的精兵强将

当细胞免疫系统不能通过炎症反应清除入侵者时，体液免疫系统就会被召唤前来打这场"战争"。后者会派出针对特定目标的训练有素的"刺客"——抗体。无论何时何地，当抗体发现入侵者时，它们便会发射"导弹"。如果你曾有过血液检测结果提示"抗体水平升高"或抗体标志物旁有"↑"标记，则表示这些战士们正夜以继日地工作以清除其感知到的威胁物。不论你是否出现症状，抗体在清除入侵者的过程中导致的组织损伤都在不断增加。

每种体液免疫系统都有自己专属的抗体部队：IgA、IgG、IgE、IgM 和 IgD。IgM 是"先头部队"。如果它不能完全清除威胁物，其他抗体部队就会被派出接管这一任务。如果某种食物被身体认定为威胁物，那么机体会随即派出 IgA 将其清除。当入侵者进入血液时，由 IgG 参与的全身性免疫应答就会被激活。虽然我们已知 IgD 的存在，但其功能仍不明确。

如果 IgE 反应被激活，会刺激机体释放组胺，但如果组胺过量则可能危及生命。例如，当机体对食物（如花生）过敏，或暴露于某些毒液（如被蜜蜂蜇伤）时，都会激活 IgE 反应。如果你或你的家人被诊断为过敏症，那么你可能已经熟悉刺激

IgE 反应的检查——皮肤点刺试验（确认是否有变态反应）。但事实上，皮肤点刺试验只是检测机体对某种食物是否过敏的方法之一。

如果你的孩子每次吃了很多奶酪后他的鼻腔就会充满黏液，医生会安排你去找过敏症专家接受 IgE 抗体检测。如果测试结果为阴性，那么你的孩子是否可以继续吃奶酪呢？专家可能会说，孩子未检测到 IgE 变态反应，是可以吃奶酪的。但是，我们还应该检测其他的抗体，因为虽然你的孩子没有针对乳制品的 IgE 变态反应，但可能会有来自其他抗体部队的反应。

在确定食物过敏方面，皮肤点刺试验并不全面。我们的免疫系统会针对某种食物做出许多反应，但皮肤点刺试验只能检测出其中的一种。如果医生没有采取更全面的检测方法，那么你的孩子可能会继续接触乳制品，这会使他仍然感到不适。

大脑可能会指示免疫系统任命一位负责人（将军），它的工作就是确保你在余生免受那些讨厌的食物的伤害。例如，你可能有"麸质将军"，它会指导免疫系统产生抗麸质抗体，并使你在接下来的日子里始终拥有再次产生这些抗体的能力。这些将军被称为"记忆 B 细胞"。当你的免疫系统将某种有害物质认定为威胁物后，记忆 B 细胞的任务就是保护你在将来的日子里免受其危害。

请记住，你的免疫系统就像军队，很多将军只是坐在那里无所事事。但一旦你接种了麻疹疫苗，就如同有一个入侵者进入你的体内，那么军队便开始进入战斗状态。大脑会下达指令以应对入侵者："将军，请注意，你现在被任命为'麻疹将军'。""麻疹将军"会建立一套生产线，开始生产针对麻疹病毒的抗体。这些抗体顺血流而行，沿途寻找麻疹病毒，并将其消灭。

当因接种疫苗带来的麻疹病毒消失后，"麻疹将军"会说："关闭生产线，我现在不需要那么多士兵了。"但是，因为"麻疹将军"是一种记忆 B 细胞，所以当你再一次接触麻疹病毒时，"麻疹将军"只需再次启动生产线即可，而不需要重建一条生产线。注射加强疫苗就是为了使生产线重新开启。在注射加强疫苗后几天机体就能产生足够的抗体来保护你。如果你初次去非洲旅行，你需要提前几个月接种黄热病和登革热疫苗。但如果你 15 年后再次去非洲，你只需在出发前 2 周注射一次加强疫苗即可。加强疫苗会唤醒"黄热病将军"和"登革热将军"，它们会重启生产线，生产抗体，从而达到保护你的目的。

为了保护你免受病菌或是麸质、乳制品的侵袭而产生的抗体在血液中巡逻，寻找病菌（或食物），这些都是它们在流水线训练中攻击的目标。在这些有害的病菌或食物被抗体消灭后，关闭生产抗体的流水线需要 1 ～ 2 个月的时间。而血液中已经产生的抗体寿命为 2 ~ 3 个月。因此，高水平的抗体会在血液中持续循环，发挥作用，有时在长时间接触入侵者（如麸质）后会造成附带损伤。

这意味着机体只需要接触一次入侵者就能激活一个特定的"将军"，并且这种保护性反应会持续很长时间。一旦你再次接触入侵者，保护机制被重新激活，抗体水平上升，免疫系统就会全力"保护"你。这就是为什么你不能接触麸质或其他你可能敏感的食物，哪怕只有"一点点"的原因。2001 年，一篇重要的研究报告发表在《柳叶刀》（Lancet）杂志上，该研究对乳糜泻患者进行了 20 余年的随访，记录了他们的饮食模式。研究发现，那些每月吃 1 次麸质食物的患者，即使他们并无不适，也会在之后出现严重问题。文中说到："无麸质饮食定义为每月吃 1 次麸质食物，如果不能坚持无麸质饮食，死亡的相对风险将变为 6 倍[4]。"这样看来，似乎偶尔吃一次纸杯蛋糕也会让我们付出很高的代价。

如果你的抗体水平持续偏高，但没有症状，一些医生会忽略这一点，但这是一件非常严重的事情。例如，如果你针对甲状腺的抗体水平升高，但你没有明显的甲状腺功能异常，一些医生会认为这只是一个偶然发现而已。然而事实并非如此：这是你免疫系统发出的信号，说明你的身体存在问题。在疾病发生之前，免疫系统对于其感知到的威胁物所做出反应的最后一道信号就是抗体水平升高。抗体水平持续偏高会引起炎症和组织损伤。

当我们的细胞免疫系统（"第一反应者"）对于入侵者无能为力的时候，就会出现抗体水平的升高。仅仅是监测我们的生活方式，就会使我们的免疫系统疲惫不堪[5]。我们行驶在生命的高速公路上，车速慢时我们的传动装置在抗议，但即使我们加大马力也没能像我们想象中那样快速前进。如果你看起来压力过大或筋疲力尽，有的医生可能会建议你放慢节奏，但我认为这在当今社会是不现实的。他们所说的"减轻压力"和"放慢节奏"对我而言是一种逃避。我们不能降低对自我的要求，不管是照顾孩子、应对高峰时段的交通，还是在工作中保持最佳的成绩。我们根本不会放慢生活节奏，没有人会放慢节奏，而且坦率地说，你不应该这么做。

相反，我将教你如何改变驾驶方式，这样你就能花费更少的力气来提高车速。这样我们就可以燃烧更少的燃料，用高速挡快速前进，并支持我们的免疫系统。我相信充满激情地生活是我们与生俱来的权利，但我们不应该为此而让自己筋疲力尽。我人生信条的一部分来自乔治·萧伯纳的这首诗：

人生真正的快乐，

在于能对一个事业有所贡献，

而自己认识到这是个伟大的事业；

在于能成为宇宙间的一股力量，

而不是一块自私自利的行尸走肉，

成天埋怨世界没能叫他过得更快活些。

我的生命属于整个社会；

在有生之年，我会尽我所能地为整个社会工作，

这就是我的特殊荣幸。

对我来说，人生不是什么"短暂的烛光"，

而是一支由我此时此刻举着的火把，

我要把它燃烧得极其明亮，然后递交给后来的人们。

本书将教会你"换挡"的具体方法，这其实非常简单。当你吃的食物被免疫系统认定为威胁物时，新陈代谢的压力便会随之而来，并在你的薄弱环节上有所体现。通过吃正确的食物，你可以减少这种不必要的压力。通过本书的学习，你将知道哪些食物会让你不适、肥胖、疲劳或健忘，希望你能避免吃这些食物，这样你的身体状态就能达到你想要的水平。

## 炎症是免疫系统的战略堡垒

炎症是免疫系统面对威胁时的自然反应。免疫系统产生的细胞因子和抗体会攻击入侵者，将其清除，并形成一道屏障，为你阻挡入侵物。这一屏障能增加血流量，将白细胞和抗体运送到机体需要的部位。在某些情况下，比如当你手上有一个小伤口时，这个屏障会让你产生灼热感和疼痛感。但在其他情况下，炎症是内在的，并不那么明显。例如会发展成为心脏病的动脉粥样硬化，这被认为是一种"睡眠状态"，你不知道它正在发生。如果你不进行高敏感性的血液测试，你甚至不知道炎症的存在。了解这两种类型的炎症是非常重要的，因为它是你识别身体中发生了什么的能力的基础，这样你才有机会采取措施停止或修复损伤。

炎症是免疫系统让我们保持健康的主要武器。炎症给我们的印象并不好，但事实是，出现炎症并非坏事。过度的炎症对你才是有害的。一旦入侵者被清除，你身体受到的损伤被修复（就像你手指上的伤口愈合一样），炎症屏障就会被移除。然

而，如果威胁物仍然存在，炎症通常会持续存在。这可能发生在当炎症反应的火力不足以击败入侵者的时候，或者当我们持续暴露于威胁之下的时候，例如在我们不知道自己对某种食物敏感的情况下仍然在吃这种食物，这就如同"火上浇油"。

当炎症失去控制时，你可能会注意到一些轻微的症状，也许你会觉得这是自己在变老的表现。一开始，你可能觉得自己胖了一点，或者比平时累了一点。也许你比去年胖了 1 ～ 2 千克，裤子更紧了。但是，如果年复一年这样增重，持续 10 年，那你的裤子就要增加了一个或两个尺码了，并且腹部长出了"游泳圈"。腹部周围堆积的脂肪能产生 17 种激素，其中 15 种会引起炎症反应。脂肪堆积通常由不良的生活习惯造成，会导致体重增加和全身炎症反应。有一个简单的筛查检测可以确定你体内的脂肪含量是否已达到危险水平，即"身体成分分析"。

持续的慢性炎症可直接引起组织损伤，并最终导致器官功能障碍。过度的炎症级联反应是导致体重增加、疲劳、抑郁、慢性疼痛、焦虑、失眠和自身免疫性疾病的根本原因。几乎每一种退行性疾病都与过度的炎症有关，包括癌症、心脏病、糖尿病、系统性红斑狼疮、多发性硬化、帕金森病和阿尔茨海默病等。科学研究已证实，动脉粥样硬化和癌症的启动和进展都自身免疫有关。据估计，在美国有 1/5 的女性患有自身免疫性疾病，在男性中这一比例为 1/7。

# 炎症以及你的健康链条上的薄弱环节

炎症首先会在你健康链条中的薄弱环节上表现出症状。这个薄弱环节所在的位置取决于你的基因、你之前的经历（你的生活方式）以及你所处的环境。自身免疫性疾病发展谱中的症状可以有很多种，这取决于你的整体健康链条中的薄弱环节。例如，同样是对麸质敏感，有的人可能表现为大脑功能受损（例如，头痛、记忆丧失或癫痫发作等），有的人可能表现为便秘，有的人可能表现为肝脏疾病。

过度的炎症会牵拉你的健康链条，而这个链条上的薄弱环节即是造成组织损伤的地方。如果薄弱环节位于甲状腺，你可能会容易感到寒冷或是很难减肥。如果薄弱环节位于肝脏，你会发现酒精对你的影响比以前更强了。如果你是女性，你可能会有更多的绝经后综合征表现。如果薄弱环节位于大脑，你可能会忘记一些简单的事情，比如你把钥匙放在哪里了，或者笼统地说记忆出了问题。如果薄弱环节位于肌肉，你可能会发现你没有以前那么强壮了，或者连爬楼梯都出现了困难。

在确诊之前，你可能要多次就诊，甚至求助于多位医生。据统计，乳糜泻患者在确诊前，通常平均需要就诊于 5 名医生，病程平均为 11 年。当症状已经影响你的日常生活时，炎症的组织损伤已经累积了很多年。这些症状最终可能会让你前去就诊，医生可能会专注于治疗炎症引起的症状（如关节疼痛、头痛、血糖升高等），而忽略了解决根本问题。无论牵拉你健康链条的原因是什么，如果不能得到解决，过度的炎症可能就会在你的下一个薄弱环节引起新的问题。在医学上，这被称为"共病"。

例如，糖化血红蛋白（HbA1c）是评价糖尿病药物治疗成功与否的一种血液标志物。糖尿病治疗的标准方案是加大药物剂量，直到 HbA1c 水平降至正常范围。如果你听从医生的建议并采取药物治疗，使得你的血糖稳定，那么你的实验室检查结果也会看起来不错（HbA1c 正常），但是药物本身可能会使你罹患并发症的风险升高，如精神衰退或致死性心脏病发作，因为降糖药并不能解决导致血糖升高的潜在炎症，炎症仍会对你的血管和大脑造成损伤。很抱歉，但我必须告诉你，2 型糖尿病患者的寿命较短，心血管疾病发病年龄较早，相较于一般人群更容易出现大脑退化（认知能力下降）。2011 年发表在《新英格兰医学杂志》上的一篇关于糖尿病药物治疗的荟萃分析结果显示，与标准治疗相比，加大药物剂量使 HbA1c 降至正常范围可以将 5 年非致死性心脏病发生率降低 21%。这听起来很不错，但是如果你研读一下全文，就会发现这样的治疗方案也会使患者的 5 年病死率升高 19% 以上 [6]。

我非常赞同应用治疗症状的药物，但我们也必须治疗引起疾病的潜在炎症。成千上万的临床医生发现，就像你在本书中将要了解到的一样，通过增加清除炎症的治疗措施，你可以阻止一些退行性疾病的发生或发展，甚至在某些情况下还可以逆转一些退行性病变，如 2 型糖尿病和其他自身免疫性疾病。

# 过度氧化应激导致炎症产生

绝大多数细胞内都有称为线粒体的小能量屋。线粒体会利用氧和产能营养素来生产我们需要的能量，以维持身体功能。在这个过程中，部分代谢废物产生了额外的自由基。这些自由基会破坏我们的细胞膜，当损伤累积到一定程度便会影响组织和器官的功能，然后症状开始出现。一般情况下，自由基可以被抗氧化维生素和多酚所中和，它们就像海绵一样，可以将自由基吸收。

我们可以从五颜六色的水果和蔬菜中得到这些维生素——这就是我在第七章中

建议每天吃不同颜色的蔬菜的原因。每种颜色都对应不同种类的维生素、多酚和抗氧化剂，吃多种颜色的水果和蔬菜对你大有裨益。

如果我们的饮食中缺乏抗氧化剂，或者我们过度暴露于抗原，自由基就会堆积并产生氧化应激反应，从而破坏体内的各种细胞。其产生影响的部位则取决于你健康链条中的薄弱环节。氧化应激是导致炎症产生和细胞损伤的主要机制，进一步发展可引起组织损伤。当组织损伤积累到一定程度时，就会出现器官功能障碍，并最终导致器官疾病。往往到这时，你才会被确诊。

你知道吗？在乘坐飞机的时候，你会暴露在太阳耀斑的过度辐射之下，这会增加你的氧化应激负荷。当你从纽约飞往洛杉矶时，如果太阳耀斑非常强烈，这一趟你相当于接受了 7 次胸部 X 线检查的辐射量。女性空勤人员是激素失调和孕期并发症高发人群，其主要原因就在于过度地暴露于辐射之下，这也是飞行员是患白血病和淋巴瘤概率最高的职业之一的原因[7]。这些人每天都坐在铝制机舱里，暴露在辐射下，结果导致了过度的氧化应激。我建议所有的乘务员和飞行员服用 5 倍于普通人群需要的抗氧化维生素，他们需要大量的"海绵"来清除自由基。

我的导师杰弗里·布兰德博士是功能医学的联合创始人，他举过一个例子，可以帮助我们理解氧化应激。他说，要填满一个足球场，需要 976000 个捕鼠器。如果你将每个捕鼠器都竖起来并在里面塞一个白色的乒乓球，那么足球场看上去就完全是白色的——你所看到的都是乒乓球。如果你沿着球场边走，把一个乒乓球扔到球场上，它会碰到一个捕鼠器，这个捕鼠器会把它自己的球弹射出去：砰！现在空中有 2 个乒乓球，一个是你扔出去的，一个是捕鼠器刚刚弹出来的。这 2 个球又击中了 2 个捕鼠器：砰，砰！现在空中有 4 个乒乓球。砰！然后是 8 个，16 个，等等：砰，砰，砰，砰，砰，砰，砰，砰。你引起了一个不断弹射乒乓球的级联反应，这一反应在第一个球被弹射出去后会持续很长时间。

就像上面这个例子一样，在最初的刺激物引起炎症后，氧化应激就像有生命一样，呈指数级增加。抗氧化剂就如同你的灭火器一样，而你的炎症反应已经超过了其能熄灭的临界线。如果你继续"火上浇油"，使机体产生更多的炎症反应（例如，继续食用你敏感的食物），那么氧化应激就会继续加剧炎症反应，进而导致更多的组织损伤、功能障碍，最终导致疾病。

下面的数据告诉我们，通过合理的饮食可以减轻过度氧化应激。2004 年，一项发表在《英国医学杂志》（*British Medical Journal*）上的荟萃分析结果显示：当你选择健康的、富含抗氧化剂的饮食计划时（这样可以得到更多的"海绵"来清除自由基，减轻氧化应激），你的心血管疾病患病风险能降低 75%，整体预期寿命会增加 6.6 年，在无心血管疾病的情况下预期寿命可增加 9 年。建议每天食用的食物包括冷水鱼、黑巧克力（是的，你没看错，每天吃黑巧克力）、大蒜、杏仁、红葡萄酒，以及水果和蔬菜[8]。记住，是每天。光吃胡萝卜是不够的，饮食要多样化，还要吃点西蓝花、紫甘蓝以及番茄或者红辣椒。

从本书第 26 页开始，我们将通过萨曼莎的故事，了解自身免疫性疾病发展谱中的每个成分是如何对她产生影响的。不幸的是，在她的故事中，这一部分仅仅是个开始。

# 识别自身免疫性疾病

自身免疫性疾病有 80 多种，自身免疫性病症更是多种多样。"疾病"和"病症"有着显而易见的区别。病症是机体功能障碍的结果，而当功能障碍进展为器官损伤时，就导致了自身免疫性疾病。如果你的体内产生了针对自身组织的抗体，那么每种抗体都会引起不同的病症。例如，有 7 种抗体与系统性红斑狼疮相关，它们中的每一种都可通过不同的机制引起功能障碍，这就是系统性红斑狼疮患者会有多个器官或多种组织受累的原因。

美国国立卫生研究院统计发现，尽管许多自身免疫性疾病非常罕见，但有约 8% 的美国人受其困扰，也就是说有 2400 万人[9]，比癌症（900 万）和心脏病（2200 万人）患者还要多。按照杰弗里·布兰德医生的说法，实际的数字可能比这高得多，因为这个数字只是确诊患者的数量。据估计，在美国至少有 7200 万人（约占人口总数的 22%）患有自身免疫性疾病。请记住，总的来说，据估计在美国有 1/5 的女性患有自身免疫性疾病，在男性中这个比例是 1/7。

患有自身免疫性疾病的人通常有不止一种疾病。例如，超过 20% 的乳糜泻患儿有轻度的心脏功能障碍[10]，他们乳糜泻的诊断已经明确，而心脏疾病还处于早期，没有症状。这意味着如果你有自身免疫性病症，你的健康链条中可能还有其他的薄弱环节，如果你不能让炎症的级联反应停止，那么无论这些薄弱环节在哪里，它们都会受到损伤。

常见的自身免疫性病症如下。

● 脱发

- 阿尔茨海默病
- 肌萎缩侧索硬化
- 糖尿病
- 炎症性肠病（克罗恩病和结肠炎）
- 多发性硬化
- 肾脏疾病
- 神经病变
- 关节炎
- 帕金森病
- 银屑病
- 类风湿关节炎
- 甲状腺病

# 萨曼莎的故事

## 第一部分

萨曼莎是我的患者，也是我的同事兼好友，在世界知名的加利福尼亚大学洛杉矶分校风湿病研究中心里，她是最严重的系统性红斑狼疮患者之一。毫不夸张地说，萨曼莎曾在急诊室里两次死里逃生。由于必须进行积极的化疗和激素治疗，她患上了严重的骨质疏松症，导致后背中部多处骨折，身高减少了20厘米。最终萨曼莎战胜病魔，目前健康且充满活力。她的故事告诉我们：不仅要倾听身体传达给你的信息，还要有所行动。

在确诊系统性红斑狼疮前的15年，医生告诉萨曼莎，2周大便一次是"正常的"。早在她7岁的时候，她就有过严重的耳部感染、呼吸困难、极度疲劳。当妈妈提议一起出门做些事时，萨曼莎通常不太情愿，因为她总是很累而且感觉不舒服。但即使经常感觉很累，她也会打起精神跟妈妈一起去。

耳痛、过敏和疲劳的症状时好时坏，生活就这样继续着。而且她吃完饭就感觉不舒服。在青春期的时候，她患有难以控制的痤疮。13岁时，医生给她开了避孕药来控制月经量，但这些药物没能有效治疗她的痤疮。而后，皮肤科医生给她开了异维A酸。遗憾的是，这个药也没能消除痤疮反而让她情绪低落。

青春期时，萨曼莎认为："我只需要克服身体上的这些不适，这没什么大不了的。医生说我是个健康的孩子，我可以参加派对，我会玩得很开心。我要享受生活。"因此，尽管她感觉很糟糕，但她试图过上正常的生活。20岁时，她的身高180厘米，她非常活跃，打网球、跳芭蕾，有时直到小腿抽筋才停。一天早上，她起得很早，当她准备站起来的时候却摔倒在地。萨曼莎发现她的腿肿了。她找到全科护士，护士让她停用异维A酸，因为异维A酸会导致腿抽筋。为了保险起见，护士让萨曼莎到医院做了腿部的血管超声检查。

检查发现萨曼莎的小腿的血管中有血栓，这意味着她需要服用抗凝药。结果不到2周的时间，她小腿上的血栓脱落并进入肺部，导致了肺栓塞。这非常严重，可能危及生命。医生认为血栓是由抗磷脂综合征引起的，这种疾病的特征在于血栓形成的风险增加，可导致脑卒中和不明原因的流产。这让萨曼莎被诊断为自身免疫性疾病。南加利福尼亚大学医疗中心的血液病专家告诉她："你要终身服用华法林（一种抗凝药），否则会再次出现血栓，危及生命。"

那时，萨曼莎找到一位专门从事脊椎护理的按摩师。这一次萨曼莎也很幸运，这位按摩师建议她去找专攻功能医学的脊椎按摩师。

萨曼莎的经历很有代表性。她在很小的时候就处于自身免疫性疾病发展谱中，但是并没有人想到这一点。早在3岁时，她就患有严重的耳部感染。7岁的时候，她出现了胃痛、便秘。所有这些症状都是巨大的危险信号，告诉她免疫系统出了问题。她接受了常规医学的治疗，但从来没能解决根本问题。她的父母竭尽所能以及她积极的态度使她坚持下来，但最终各种各样的症状还是出现了，并造成了更严重的健康问题。

由美国自身免疫性相关疾病协会[11]提供的一份全面的疾病清单如下。我将其完整地展示给大家，以便你了解自身免疫性疾病发展谱上到底有多少种疾病和症状。

1. 急性播散性脑脊髓炎
2. 急性坏死性脑病
3. 艾迪生病

4. 无丙种球蛋白血症
5. 斑秃
6. 淀粉样变

7. 强直性脊柱炎

8. 抗肾小球基底膜性肾炎

9. 抗磷脂综合征

10. 自身免疫性血管性水肿

11. 自身免疫性再生障碍性贫血

12. 自身免疫性家族性自主神经异常

13. 自身免疫性肝炎

14. 自身免疫性高脂血症

15. 自身免疫性免疫缺陷

16. 自身免疫性内耳病

17. 自身免疫性心肌炎

18. 自身免疫性卵巢炎

19. 自身免疫性胰腺炎

20. 自身免疫性视网膜病变

21. 自身免疫性血小板减少性紫癜

22. 自身免疫性甲状腺病

23. 自身免疫性荨麻疹

24. 轴突和神经元神经病

25. 巴洛病

26. 白塞病

27. 大疱性类天疱疮

28. 心肌病

29. 巨大淋巴结增生症

30. 乳糜泻

31. 美洲锥虫病

32. 慢性疲劳综合征

33. 慢性炎症性脱髓鞘性多发性神经病

34. 慢性复发性多灶性骨髓炎

35. 变应性肉芽肿性血管炎

36. 瘢痕性类天疱疮

37. 科干综合征

38. 冷凝集素病

39. 先天性心脏传导阻滞

40. 柯萨奇病毒性心肌炎

41. CREST 综合征

42. 克罗恩病

43. 脱髓鞘性神经病变

44. 疱疹样皮炎

45. 皮肌炎

46. 视神经脊髓炎

47. 盘状红斑狼疮

48. 心肌梗死后综合征

49. 子宫内膜异位症

50. 嗜酸细胞性食管炎

51. 嗜酸细胞性筋膜炎

52. 结节性红斑

53. 特发性混合性冷球蛋白血症

54. 伊文思综合征

55. 实验性变态反应性脑脊髓炎

56. 纤维肌痛

57. 纤维化性肺泡炎

58. 巨细胞动脉炎

59. 巨细胞心肌炎

60. 肾小球肾炎

61. 肺出血－肾炎综合征

62. 肉芽肿性多血管炎

63. 毒性弥漫性甲状腺肿

64. 吉兰－巴雷综合征

65. 桥本脑炎

66. 桥本甲状腺炎

67. 溶血性贫血

68. 过敏性紫癜

69. 妊娠疱疹

70. 低丙种球蛋白血症

71. 特发性肺纤维化

72. 特发性血小板减少性紫癜

73. IgA 肾病

74. IgG4 相关性疾病

75. 包涵体肌炎

76. 间质性膀胱炎

77. 幼年特发性关节炎

78. 1 型糖尿病

79. 幼年型皮肌炎

80. 黏膜皮肤淋巴结综合征

81. 兰伯特－伊顿综合征

82. 皮肤白细胞破碎性血管炎

83. 扁平苔藓

84. 外阴硬化萎缩性苔藓

85. 结膜炎

86. 线状 IgA 大疱性皮肤病

87. 系统性红斑狼疮

88. 莱姆病

89. 梅尼埃病

90. 显微镜下多血管炎

91. 混合性结缔组织病

92. 蚕蚀性角膜溃疡

93. 急性痘疮样苔藓性糠疹

94. 多发性硬化

95. 重症肌无力

96. 多发性肌炎

97. 嗜睡症

98. 白细胞减少和粒细胞缺乏症

99. 瘢痕性类天疱疮

100. 视神经炎

101. 复发性风湿病

102. 链球菌感染相关的小儿自身免疫性
神经精神障碍

103. 副肿瘤性小脑变性

104. 阵发性睡眠性血红蛋白尿症

105. 进行性面偏侧萎缩症

106. 麻痹性臂丛神经炎

107. 睫状体扁平部炎

108. 天疱疮

109. 周围神经病变

110. 脑脊髓炎

111. 恶性贫血

112. POEMS 综合征

113. 结节性多动脉炎

114. 多腺体缺陷综合征

115. 风湿性多肌痛

116. 多发性肌炎

117. 心包切开术后综合征

118. 原发性胆汁性肝硬化

119. 原发性硬化性胆管炎

120. 自身免疫性孕酮性皮炎

121. 银屑病

122. 银屑病关节炎

123. 纯红细胞再生障碍性贫血

124. 坏疽性脓皮病

125. 雷诺病

126. 反应性关节炎

127. 反射性交感神经营养不良综合征

128. Reiter 综合征

129. 复发性多软骨炎

130. 不安腿综合征

131. 特发性腹膜后纤维化

132. 风湿热

133. 类风湿关节炎

134. 结节病

135. 原发性肾上腺皮质功能减退症

136. 巩膜炎

137. 硬皮病

138. 干燥综合征

139. 精子和睾丸相关的自身免疫性疾病

140. 僵人综合征

141. 亚急性感染性心内膜炎

142. 视网膜耳蜗脑微血管病

143. 交感性眼炎

144. 大动脉炎

145. 血栓性血小板减少性紫癜

146. 疼痛性眼肌麻痹

147. 急性脊髓炎

148. 溃疡性结肠炎

149. 未分化结缔组织病

150. 葡萄膜炎

151. 白癜风

# 关注乳糜泻和非乳糜泻性麸质敏感

　　乳糜泻是目前研究最多的自身免疫性疾病，也是唯一一种确定了环境诱因（小麦、黑麦或大麦中的麸质）的疾病。它是一种由麸质引起的慢性自身免疫反应，产生的自身抗体会攻击肠道和其他组织。肠道长 6 ~ 7.5 米，小肠黏膜表面附有微绒毛，这使肠壁看起来就像表面蓬松的地毯，微绒毛可以吸收营养物质；当这些微绒毛因为暴露于麸质中而产生磨损时，就会发生乳糜泻，肠道内表面变得像柏柏尔地毯（一种表面平坦的厚型毛毯）一样平坦，导致肠道不能很好地吸收营养（图 1-3）。不管你实际摄入了多少营养物质，最终都会导致营养不良。乳糜泻患者经常感到恶

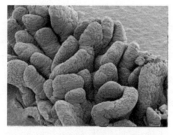
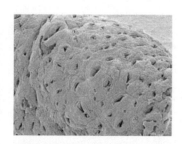

正常的小肠黏膜因为微绒毛的存在而看起来像表面蓬松的地毯，我们通过微绒毛来吸收营养物质

当微绒毛磨损时，蓬松肠黏膜表面变得像柏柏尔地毯一样平坦

**图 1-3　肠道黏膜微绒毛**

经允许摘自 Macmillan Publishers Ltd: The American Journal of Gastroentology, 2004.

心、疲倦和沮丧，也可能会饱受脑雾的困扰。芝加哥大学乳糜泻研究中心的科学家已经发现了超过 300 种与麸质敏感相关的症状和病症。在第四章中，你将接受一个简单的测试来确定你的症状是否与乳糜泻或非乳糜泻性麸质敏感有关。

乳糜泻的治疗需要严格遵循终身无麸质饮食原则。这种疾病让我们知道，如果能识别环境中的诱因并将其清除，就可能停止自身免疫的攻击。然而，如果你再次接触诱因，攻击会立刻卷土重来。

麸质敏感是一种有别于乳糜泻的麸质反应，主要是由细胞免疫反应引起的。麸质敏感和乳糜泻之间最显著的区别在于麸质敏感不会导致肠道微绒毛的磨损。然而，与乳糜泻相比，麸质敏感会带来与其相同甚至更多的炎症反应。最新研究表明，麸质敏感人群在自身免疫性疾病发展谱上的概率比乳糜泻人群要高得多。接触麸质后，麸质敏感的人群会产生像乳糜泻一样的症状，还有焦虑、头痛、脑雾、慢性疲劳、体重增加、抑郁和周身不适。这些症状是自身免疫性疾病的一部分，如果不加以治疗，将会继续发展，直至产生我们一直谈论的那些严重的疾病：肥胖、阿尔茨海默病、糖尿病、心脏病，等等。更多的人有非乳糜泻性麸质敏感而不是乳糜泻，他们即使在无麸质饮食时表现也一样糟糕。

2009 年发表在著名的《美国医学协会杂志》（*JAMA*）上的一篇研究报告，首次明确了区分乳糜泻和麸质敏感的重要性。这项研究分析了 351000 例肠黏膜活检结果。研究人员发现，有 46121 例患者位于乳糜泻疾病发展谱上，其中 29096 例，17025 例还处于早期（他们的肠道微绒毛还未完全磨损）。在研究中还发现有 13000 人，他们的肠道微绒毛并未受到磨损，血液检查也没有阳性发现，但是他们有麸质敏感以及炎症存在[12]。这是一项关于麸质敏感与死亡率相关性的大型研究。研究结果显示，乳糜泻使患者的早期死亡风险增加了 39%，而麸质敏感引发的炎症使患者的早期死亡风险增加了 72%。早期死亡风险最高的那组仅仅表现出了吸收不良的症状（如骨质疏松、贫血、疲劳）。由此可见，充分了解你在麸质敏感方面的风险是非常关键的一步，但很少有医生意识这一点到或对其进行研究。我现在告诉你这些事实，是因为你需要知道，倾听身体传递出来的信号并且重视健康是多么重要。

在胃肠专科医生接诊的患者中，肠易激综合征患者所占比例最高（20%）。2014 年发表在《美国胃肠病学杂志》（*American Journal of Gastroenterology*）上的一篇研究报告给出了非乳糜泻性麸质敏感的发生率[13]。研究表明，肠易激综合征合并乳糜泻的发生率约为 1%，而肠易激综合征合并非乳糜泻性麸质敏感的发生率高达 30%。剩余的 70% 肠易激综合征患者虽然没有明确的麸质敏感表现，但当采用无麸质饮食时，大多数患者的症状就消失了。遗憾的是，大多数胃肠专科医生并没有将这些研究结论应用于他们的实践中。

大多数对麸质有反应但未患乳糜泻的患者被确认为麸质敏感，但更准确的说法应该是对小麦敏感。虽然引起乳糜泻患者免疫反应的蛋白质存在于小麦、黑麦和大麦中，但对小麦的非乳糜泻性敏感可能是对小麦中任何一种成分的反应。患者可能是对小麦中的小麦胚芽凝集素敏感，这种凝集素被普遍认为能引发血栓形成；患者也可能是对小麦中一种叫作 FODMAP 的碳水化合物敏感，它可以导致腹胀、便秘和腹泻；患者还可能是对小麦中一种属于苯二氮䓬类的化学物质敏感（是的，小麦中有抗焦虑处方药中所含的成分，这也是很多人觉得碳水化合物能起到安慰作用的原因之一）。因此，我们将非乳糜泻性小麦敏感作为一个总的概念，并将麸质敏感归入这一范畴。

世界著名的神经学家马里奥斯·哈德吉瓦西利乌（Marios Hadjivassiliou）博士研究了麸质对乳糜泻和非乳糜泻人群大脑的影响，他认为麸质敏感与自身免疫性疾病有关，而乳糜泻只是其中一种表现。他已经证明，麸质敏感本身就是一种系统性自身免疫性疾病。哈德吉瓦西利乌博士是谢菲尔德教学医院 NHS 基金会的神经学专家，该医院是世界上第一个专门研究乳糜泻和非乳糜泻性麸质相关疾病的神经学表现的机构。哈德吉瓦西利乌博士对麸质相关性共济失调（表现为丧失自如行走的能力）进行了研究。20 世纪 90 年代，他在对一些患者无法解释的平衡和协调性问题进行研究后，首次提出上述理论。

2015 年，由意大利政府认证的三家麸质相关疾病中心共同发布的一项研究报告表明，非乳糜泻性小麦敏感与乳糜泻一样可导致自身免疫性疾病的发生，其诱发自身免疫性疾病的概率与乳糜泻相同，在某些情况下甚至更高，其中桥本甲状腺炎最为常见。此外，更令人惊讶的是，非乳糜泻性小麦敏感患者体内的抗核抗体（ANA）水平比乳糜泻患者高一倍[14]。

这表明，非乳糜泻性小麦敏感并不是同类风湿关节炎或银屑病一样的独立的自身免疫性疾病，而是许多系统性自身免疫性疾病的诱因。虽然这并不意味着所有患有系统性自身免疫性疾病的人都对麸质敏感，但二者之间确实有非常显著的相关性。麸质敏感症状表现多样，其中一些症状可能与乳糜泻相似，甚至更严重。如果持续接触麸质，患者可能会沿着自身免疫性疾病发展谱的轨迹进一步发展，从仅仅对麸质敏感进展为真正自身免疫性疾病。

最近的一项研究发现，乳糜泻患者中抗核抗体水平升高的比例是 24%，而在非乳糜泻性小麦敏感患者中这一比例是46%（是的，你没看错，几乎是乳糜泻患者的2倍）。抗核抗体会攻击患者体内的薄弱环节，如大脑、肾脏、肝脏、甲状腺等。乳糜泻患者相较于普通人群，患上其他自身免疫性疾病的概率要高10倍[15]。从上面的数据我们可以推测，非乳糜泻性小麦敏感人群比乳糜泻患者患其他自身免疫性疾病的概率还要高。

这项研究同时发现，50% ~ 55%的非乳糜泻性小麦敏感患者携带有我们认为的"乳糜泻基因"，而乳糜泻患者携带这种基因的比例为93% ~ 100%。这是否意味着这些基因实际上与更多种类的小麦敏感有关？我们至今还未发现NCWS与各种自身免疫性疾病的相关性。如果乳糜泻与超过300种自身免疫性病症相关，那么这些病症是否也与非乳糜泻性小麦敏感相关呢？只有时间和进一步的研究才能告诉我们。但现在可以肯定的是，对小麦的敏感性，无论是对麸质、小麦胚芽凝集素，还是对小麦的其他成分敏感，都会对身体带来严重的伤害，最终导致患自身免疫性疾病的风险增加。

在这里有必要说明一下，麸质相关疾病及乳糜泻的发病率升高并不意味着我们要倡导新的饮食风尚。但对小麦以及其他食物的敏感性，是真正的医学问题，因为它可以引起自身免疫性疾病。所以，尽管无麸质饮食可能成为一种时尚，但这并不是我的本意。我希望你能意识到麸质的问题，看看你的免疫系统是否对麸质敏感。

## 麸质的影响无处不在

根据芝加哥大学乳糜泻中心的研究，超过300种自身免疫性病症可能与麸质敏感有关。这些都可能是使你不适、肥胖、健忘或疲倦的原因。

以下以麸质敏感导致骨质疏松为例进行说明。如果你的肠道内壁因为乳糜泻的原因而平坦得如柏柏尔地毯，那么将无法吸收钙质，这样就会有发生骨质疏松症的风险。我并不是说所有骨质疏松患者都有乳糜泻，但我知道很多人都是如此，而且那些有乳糜泻的人应用标准的治疗骨质疏松的药物，如阿仑膦酸钠片，并不能达到预期的效果。其他研究者也这样认为。一篇发表在《内科医学档案》（*Archives of Internal Medicine*）上的文章指出，乳糜泻在骨质疏松患者中的发病率很高，文章作者建议所有骨质疏松患者进行乳糜泻相关血液检测[16]。进行这些检测对骨质疏松症患者是有益的，因为双膦酸盐类药物只能促进骨骼发育，而对于乳糜泻相关的钙和其他营养物质的吸收并无作用。阿仑膦酸钠片可刺激骨骼内部的支架——骨基质的形成，但如果机体不能吸收钙、镁、维生素K、锶和硼这些物质，支架就不能支撑起任何东西。所以我们毫不惊讶，绝经后患骨质疏松症的妇女是否服用阿仑膦酸钠片对于骨折发生的概率并没有影响，因为这种药物并不能治疗她们的营养物质缺乏。

# 接下来的内容

自身免疫性疾病的发生发展需要满足3个条件，即遗传易感性、环境暴露及肠道通透性增加。在第二章中，我们将详细讨论这3个条件。

请登录Glutenandautoimmunity.com，下载我的文章《麸质敏感和自身免疫性的难题——为什么检测结果常常是错误的》，以及一本指南《麸质的潜在来源》。

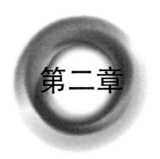

# 第二章

# 疾病之源：

## 遗传易感性、环境暴露及肠道通透性增加

虽然几乎所有退行性疾病背后的机制都是炎症，但是我们并不会仅仅因为进食含麸质的食物、奶制品或其他任何我们敏感的食物而患上疾病，疾病是由过度的炎症反应引起的。请记住，炎症本身对你并不是有害的，它是我们的身体保护自身免受入侵者伤害的一种机制；过度的炎症反应才是有害的。

炎症持续存在，并像我们前面提到的乒乓球那样，如同拥有自己的生命（不断地砰、砰、砰，产生级联反应），从而引起自身免疫性疾病，必须存在以下3个因素：遗传易感性、环境暴露及肠道通透性增加。现已证明这3个因素是大多数自身免疫性疾病发生发展所必需的。只要你从疾病版图上取下这3个中的任意一个，你的身体状况就会好转。

在本章中，你将学习到如何识别这3个因素，并确定它们是否会对你产生影响。后续的章节将告诉你如何改善甚至清除那些你自己可以控制的因素，这样你就可以重置你的免疫反应并阻止自身免疫过程的发展了[1]。

虽然分子模拟尚未被广泛重视，但它确实是导致慢性炎症的关键原因之一。了解这种机制是如何工作的将会帮你认识到，即使是最低剂量的毒性暴露也可能对你的健康产生广泛而长期的负面影响。

# 移动的目标：分子模拟

你需要了解两种类型的抗体：毒素抗体和自身抗体。我们在第一章中已经了解了毒素抗体。第二种抗体叫作自身抗体，即针对自身组织产生的抗体。

我们的体内每时每刻都在发生着细胞损伤。我们的细胞每 7 年就会更新一次。其中一些细胞更新速度很快，比如肠道内壁细胞每 3 ~ 7 天就更新一次；其他细胞更新速度会慢一些，比如骨骼细胞。身体会清除旧的受损细胞，以腾出空间供新细胞发育。

自身抗体的产生就是机体完成细胞更新的手段之一。免疫系统每天都要产生恰当数量的自身抗体，以清除特定的受损细胞。针对肺细胞、肾上腺细胞、髓鞘细胞、甲状腺细胞等都有不同的自身抗体。通过血液检测可以评估正在产生自身抗体的过程。当一切正常时，自身抗体水平会在正常范围内。这意味着你的自身抗体正在以适当的速度产生，也就是所谓的良性自身免疫。此时你非常健康。

现在，我们再回过头来讨论那些保护你的身体免受有毒物质侵害的抗体。当你暴露于毒素（有害的食物、霉菌、压力、激素、昆虫等）时，炎症循环开始于细胞免疫系统的激活，如果暴露程度超过它所能控制的范围，你的体液免疫系统就会接管这项任务。毒素抗体虽然功能强大，但不像自身抗体那样目标精确。想象一下，一个生化"终结者"在一辆移动的汽车中向车窗外疯狂地扫射，他可能会击中坏人，但也会可能伤及好人和建筑物。这就是所谓的免疫反应的附带损害。

附带损害可能带来炎症反应、氧化应激和组织受损。当器官组织受损时会导致器官功能障碍，进而会产生明显的症状。例如，当甲状腺组织受损时，会产生甲状腺功能紊乱，导致手足冰冷、体重无法减轻，或者早上醒来时想要再多睡 20 分钟。慢慢地你会感到疲劳、无精打采，最终前去就诊。大多数医生会检查甲状腺激素水平，如果结果正常，医生会把疲劳归咎于压力。但他们还应该检查你的抗甲状腺抗体水平。

我接下来要告诉你们的是大多数医生在学校里学不到的东西。准备好了吗？我要说的是：机体产生的抗体能够保护我们不受毒素侵害，但这些抗体工作时很容易出错，会破坏其他看起来很像毒素的分子。传染性病原体、食物等都有可能误导我们的免疫系统，因为它们在结构上与人体组织相似[2]。

为了简化问题，我们将麸质的蛋白质结构表示为"A-A-B-C-D"，每个字母代表不同的氨基酸。当麸质分子进入血液后，免疫系统开始产生抗麸质抗体。这些抗体随血液流动，寻找 A-A-B-C-D 结构，发现后即发射"导弹"。问题是，在血液流经的大脑表面或甲状腺的某个部分，也有类似的 A-A-B-C-D 结构。抗麸质抗体可以攻击任何具备 A-A-B-C-D 结构的物质，无论它存在于哪里。这种机制被称为"分子模拟"，它是由麸质引起的自身免疫级联反应的一种主要机制。分子模拟会诱发组织炎症反应，最终导致组织受损；如果分子模拟继续存在而不加以控制，将引起器官损害。这时机体开始产生自身抗体来清除受损的器官细胞。如果我们经常暴露于毒素中，抗体就会持续产生，那么这就是个问题了。如果是这样，器官会不断地受损，进而促进自身抗体的产生以清除受损的器官细胞，形成恶性循环。这时你不仅有症状出现，还启动了自身免疫机制（图 2-1）。

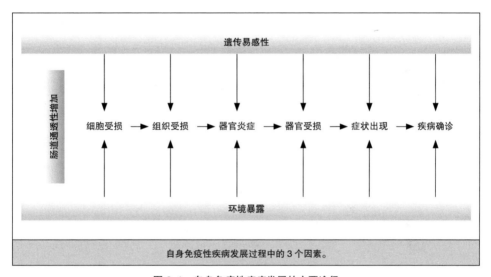

图 2-1　自身免疫性疾病发展的主要途径

A-A-B-C-D 氨基酸链是我们大多数组织的常见组成部分。从肾脏到胆囊、肌肉、骨骼、大脑、心脏，甚至是眼结膜，人体任何部位都可能发生 A-A-B-C-D 的分子模拟。这就是麸质过敏的症状在任何部位都可以表现出来的原因，因为免疫系统在试图对抗麸质时错误地攻击了自身的组织。我们健康链条中的薄弱环节决定了组织受损最严重的部位所在，而薄弱环节在哪里则取决于你的基因以及你的生活方式。这是导致自身免疫性疾病的 3 个必要因素中的 2 个。

# 影响因素 1：遗传易感性

如果你身处自身免疫性疾病发展谱中，那么我猜你的亲属中也有人在上面，只是他（她）可能与你所处的疾病发展阶段不同。我如此自信的原因是，遗传易感性是过度的炎症反应导致自身免疫性疾病所需的第一个因素。

遗传密码以不同的方式影响着你的健康。首先是最直接的方式：分子模拟导致免疫系统在识别抗原时出现错误，引起抗体水平升高和组织破坏。

免疫系统攻击自身组织的特定方式也取决于你独特的遗传倾向，也就是健康链条中的薄弱部位。在你的家族中，自身免疫性疾病的发展史似乎是一条直线（你的祖父和父亲都患有心脏病），或者看起来更像散点图（你的父亲患心脏病，你的妹妹有流产史，还有一个弟弟曾经发生脑卒中）。这两个例子都反映了自身免疫性疾病的遗传易感性。唯一的区别是，在散点图模型中，健康链条中的薄弱环节并不那么明确，至少一开始是这样。但是当你进行正确的测试时（在第五章中我们会对测试进行概述），你会发现这 3 个病症都属于抗磷脂综合征的范畴。

但是，并非家族中的每个人都在自身免疫性疾病发展谱上，原因有两方面——遗传易感性和你生活方式（包括饮食的选择、毒物的暴露、压力等）。虽然你们可能拥有相同的基因，但某些基因有的人表达了，而有的人则没有，这取决于生活方式。

如果你有某种自身免疫性疾病的遗传倾向，那么你体内很容易出现针对相关组织或器官的高水平抗体。例如，如果你的基因倾向于产生过多的 IgE，你可能会发生食物过敏。对于有些人来说，慢性炎症可能导致脑卒中、心脏病、糖尿病、阿尔茨海默病或者癌症，因为他们有这些特定病症的易感基因。同样，还有的人可能会出现痤疮或其他皮肤问题。然而，重要的是，你要记住，基因很少直接导致疾病。基因可能会告诉你，"这是你健康链条上的薄弱环节，如果因为体内过度的炎症反应而把链条拉得太紧，链条就会在此处断裂。"当你对链条施加压力时就可能出现疾病，链条会在你的薄弱环节处断裂。如果你有乳糜泻的易感基因，那么如果其他发病的必需因素也同时出现的话——环境诱发因素被（麸质）激活，肠道通透性也增加——你就会很容易患上乳糜泻。虽然乳糜泻的易感基因是你的遗传密码的一部分，但如果没有另外的两个必需因素，你是不可能患上这个病的。这两个因素会影响你的表观遗传学。表观遗传学是一门研究我们的环境和生活方式是如何影响我们基因表达的学科。

表观遗传学是一个庞大而复杂的话题，但最基本的解释是：决定健康或疾病状态的是你的基因所在的环境，而不是基因本身。

举例来说，咖啡对你是有益的吗？这个问题的答案并不是非黑即白的。很多科学研究结果是相互矛盾的：有的研究表明咖啡是有益的，而有的研究则认为是有害的，会使你患心脏病的风险增加。为什么会这样呢？答案就是在表观遗传学。

我们都有一个 *CYP1A2* 基因，它的表达产物能帮助我们分解有毒化学物质。它有两种分型，1A 和 1F。我们都从父母那里继承了这两种分型中的一个。如果你继承的是 1A，那么与喝咖啡相关的早发性心脏病的发生风险如下：

每天少于 1 杯咖啡——风险没有变化；

每天 1 杯咖啡——风险降低 61%；

每天 2 ~ 3 杯咖啡——风险降低 65%；

每天 4 杯咖啡——风险降低 19%。

由此可见，对于有 1A 类型基因的人来说，每天喝 1 ~ 3 杯咖啡是比较有好处的。

如果你继承的是 1F，那么与喝咖啡相关的早发性心脏病的发生风险如下：

每天少于 1 杯咖啡——风险没有变化；

每天 1 杯咖啡——风险增加 112%；

每天 2 ~ 3 杯咖啡——风险增加 143%；

每天 4 杯咖啡——风险增加 307%。

基因不能决定你是否得病，它们只是决定了你健康链条中的薄弱环节[3]。如果你拉紧健康链条（例如，如果你有 1F 型 *CYP1A2* 基因，同时还喝咖啡），这个链条就会有断裂的风险（50 岁之前心脏病发作）。

表观遗传学告诉我们，虽然基因会对我们的健康产生影响，但它们并不能决定我们的命运。如果同卵双胞胎在相同的环境中生活，随着年龄的增长，他们看上去还是一样的。但是如果他们各自的生活环境发生了改变，包括给予饮食不同、压力不同，其他生活方式也不同，那么这对双胞胎看起来就会不同，他们的健康状况也会不同。这些差异是由某种基因表达是否被激活造成的，这取决于以上这些外部因素。

即使在你的体内携带有增加自身免疫性疾病风险的基因，这些基因也不一定会导致疾病。例如，许多携带乳糜泻或非乳糜泻性小麦敏感基因的人终身都没有出现这些疾病的症状。而对于某些人来说，这些症状在出生后的第一年就会显现出来。有的人则会稍晚些出现症状。有的人进食含有麸质的食物很多年而没有任何症状，直到他们丧失了对麸质的耐受性，才激活基因，产生抗体（现在他们已经在疾病发展谱上了），导致疾病发展。研究人员发现，乳糜泻的发病率每 15 年左右会翻一番：

20 世纪 70 年代是 1/500，20 世纪 80 年代是 1/250，21 世纪是 1/100[4]。

如果理解了疾病的发展机制，我们就有机会来改变疾病的走向，让我们的身体朝着更健康的方向前进。杰弗里·布兰德博士在他的著作《基因工程》（*Genetic Engineering*）的最后写道：

归根结底，对你的健康、活力和功能影响最大的不是为你看过病的医生，也不是你吃过的药、做过的手术或接受过的其他治疗，而是你做出的关于饮食和其他生活方式的决定所带来的累积影响，以及这些决定对基因表达的影响。

生活方式决定了你激活的基因，决定了你是健康的还是病得很重，或者介于两者之间。基因检测可以确认你是否携带某种基因以及你的薄弱环节所在。

虽然我们无法改变自己的基因，但我们可以在参与自身免疫性疾病发病的另外两个因素上下功夫：肠道通透性增加和环境暴露。即使你有自身免疫性疾病的遗传易感性，也可以通过选择正确的生活方式来控制炎症（在第六章中讨论转变方案时，我们会对此进行详细的论述）。只有当遗传易感性和环境暴露同时发力时，才会使你在自身免疫性疾病发展谱上继续前进。

# 影响因素 2：环境暴露

当外来的抗原超过我们身体的应对极限，以至于身体不能轻松地说"哦，这是个不受欢迎的东西，但这没什么大不了的"时，就会导致过度的炎症反应，从而引起关节疼痛、体重增加、脑雾、疲惫以及许多其他情况。这些抗原就此进入自身免疫的循环，因为我们在第一章中讨论过的军队开始回应它们的入侵以保护我们自身。

不健康的抗原包括一些食物、霉菌、杀虫剂、防腐剂或添加剂，机体暴露于这些抗原下时产生的迹象有疲劳、注意力难以集中、疼痛、肌肉抽搐、皮疹、腹胀、慢性感冒或皮肤感染。高糖食品、乳制品和小麦对人体的毒性不亚于环境污染物。

身体会对某些食物产生免疫反应，导致食物过敏或食物敏感。食物过敏原可导致全身炎症反应，表现为皮疹、荨麻疹、鼻塞、流泪、呕吐、窒息、咳嗽、哮喘等。极端情况下，可能会引发机体内部炎症进而导致变态反应，这是一种严重的疾病，患者喉头水肿，呼吸困难。在美国，最常见的引起过敏的食物包括小麦、乳制品、玉米、花生、大豆、贝类、草莓和鸡蛋。

食物敏感看起来似乎与变态反应完全不同，但它们同样很难对付——它们都会引起过度的炎症反应。食物敏感通常表现为迟发反应：在进食敏感食物后的 72 小时内，身体可能都没有反应。这意味着你今天吃了某种食物后，可能 3 天后才出现反应。这种反应可以是轻微的胃痉挛、顽固的偏头痛，也可以是其他任何表现。

尽管你可能对几乎任何种类的食物产生敏感性，但含麸质的食物、乳制品和糖类通常是最常见的。如果一个人没能意识到食物敏感，继续进食这类食物，使过度的炎症逐渐累积，由此引起组织损伤，最终导致器官损伤，这样的时间越长，他（她）就越有可能患上自身免疫性疾病。遗憾的是，直到现在，相关测试仍不完善，所以很多人并不知道他们对哪种食物敏感。这就是那些对麸质敏感但仍在进食含麸质食物的人，患类风湿关节炎或桥本甲状腺炎等自身免疫性疾病的概率是普通人群 10 倍的原因 [5]。

然而，一旦发现并避免食用引起问题的食物，免疫系统就会开始恢复，身体状况也会开始好转。我曾亲身见证，一旦从患者的饮食中去除那些相对不健康的食物，患者的健康状况就会发生巨大的变化。避免食用不健康的食物从而抑制炎症的级联反应，对不孕症、类风湿关节炎、银屑病、幼年特发性关节炎、偏头痛、癫痫发作等疾病都有帮助。

# 不是所有麸质都会造成伤害

麸质是一类在许多谷物中都存在的蛋白质，这些谷物包括小麦、黑麦、大麦、大米、玉米、藜麦等。人类无法彻底消化的是小麦、黑麦和大麦中的"有毒"麸质。图2-2 显示：小麦族的谷物含有"有毒"麸质；而其余的含麸质食物，除非你对它们是敏感的，否则都是可以安全食用的。例如，我们知道 44% 的乳糜泻患者对玉米敏感 [6]。

美国农业部、美国食品药品监督管理局、美国营养与饮食学会、美国心脏协会和美国糖尿病协会一致认为，我们的饮食应该以谷物为主。而且，全球饮食中有50% 的能量来自小麦、玉米和大米。但我不同意这个建议。我的同事马克·海曼博士、大卫·珀尔穆特博士、威廉·戴维斯博士、杰弗里·布兰德博士、迪安娜·米尼奇博士、萨拉·戈特弗里德博士，以及世界各地成千上万的临床医生也强烈反对将谷物作为热量的主要来源。我个人认为，适度食用谷物对大多数人是有好处的，但过量食用谷物是造成当今全球肥胖症和糖尿病流行的一个重要原因。

现在我们来仔细讲一下小麦。由于人体内没有消化酶可以充分消化小麦、黑麦和大麦中的蛋白质，所以我们每次进食这些谷物时都会引起炎症反应和肠道通透性增加。我的朋友兼同事阿莱西奥·法萨诺博士在哈佛大学进行了一项研究，他在论

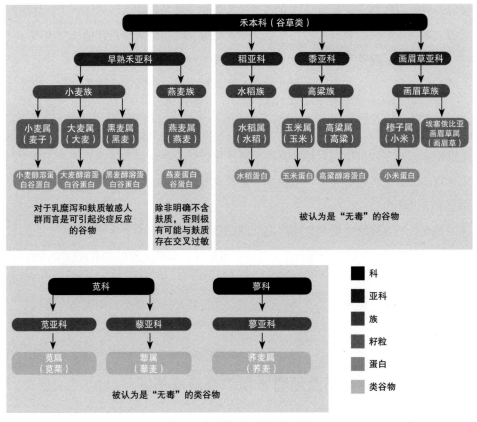

图 2-2 "有毒"和"无毒"谷物

文中指出：小麦中的麸质会导致我们每个人肠道的通透性增加。他的团队对 4 组人群进行了研究：近期确诊的乳糜泻患者（最近进食麸质）、缓解期的乳糜泻患者（至少 12 个月未进食麸质）、非乳糜泻性麸质敏感患者和对麸质不敏感的患者。法萨诺博士在他的研究报告中强调："所有人在暴露于醇溶蛋白（一种不易消化的麸质蛋白）后，肠道通透性都会增加[7]。"

我们的身体会产生一种酶，它把蛋白质切割成一个个氨基酸。而麸质的分子组成使这个过程变得很困难。当这种酶试图分解麸质分子时，组成麸质的氨基酸序列无法被识别。这就意味着，对人类来说，麸质没有任何营养价值，我们只是把它吃进去然后将其排泄出去。即使你终身不进食麸质，也不会有不良反应。

麸质消化不良可能没有任何后果。绝大多数人进食麸质后没能将其消化，也没有任何症状。然而，有些人会出现症状，因为他们拥有前述 3 个因素中的第一个——遗传易感性。对他们来说，他们现在已经有了 2 个因素——与麸质相斥的基因以及接触麸质。对这些人来说，麸质对肠道和免疫系统都是强烈的刺激。对许多麸质敏感的人来说，他们的大脑似乎特别脆弱，会出现记忆力减退、注意力不集中、难以专心做一件事、疲劳等症状。

# 莫莉的故事

莫莉3岁时，她的父母发现她的右眼长了个肿瘤（图2-3A）。莫莉的病史提示莫莉母乳喂养过早停止、对婴儿食物不耐受以及腹胀。在莫莉2岁时，她的耳部曾经反复发生感染，并接受了抗生素治疗。她的体重和身高都远低于同年龄组儿童的正常值。

莫莉的肿瘤被诊断为卡波西肉瘤，这通常发生在艾滋病患者身上。虽然莫莉的HIV抗体测试呈阴性，但她的麸质抗体水平很高，乳糜泻相关的内镜检查证实存在肠道微绒毛磨损。眼科医生建议对莫莉的眼睛进行活检，以明确肿瘤发生的原因，但莫莉的父母对此表示担忧，因为之前进行内镜检查时莫莉对全身麻醉有不良反应。他们希望可以等几个星期再活检。与此同时，他们开始让莫莉进行无麸质饮食。

2周后复诊时，莫莉眼睛上的肿瘤变小了（图2-3B）。连续坚持2个月无麸质饮食后，莫莉的肿瘤完全消失了（图2-3C）。

眼科医生对此感到震惊。在发表这个案例研究时，他们说："总之，在我们的案例中，一位乳糜泻患者患上了一个非常不寻常的结膜肿瘤，但在接受无麸质饮食后肿瘤完全消失了。在无麸质饮食期间结膜病变的迅速消退，提示病变可能与乳糜泻以及自身免疫过程有关。"

显然，对这个小姑娘来说，她健康链条上的薄弱环节是眼睛。这很可能与遗传缺陷有关，而进食麸质则是环境诱因。麸质敏感的表现取决于你的基因（它决定了你健康链条上的薄弱环节）以及环境诱因。

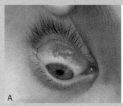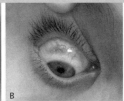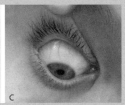

图2-3　莫莉右眼肿瘤的变化（A～C）

麸质引发的问题似乎越来越严重，你可能已经注意到大量的食品制造商已经加入无麸质的潮流中。多年来，谷物的麸质含量一直在增加。在过去的50年里，美国在小麦的商业化改良过程中通过杂交增加了其麸质含量，这使得如今的小麦更难以消化。因此，对于麸质敏感的人来说，坚持无麸质饮食绝对是有必要的。

医生会通过血液检查来判断你是否对麸质敏感。不过，你自己也可以通过饮食排除法来检测。方法是，在接下来的3周，你不吃任何含有麸质的食物，并评估自我感觉；然后重新进食含有麸质的食物，看看是否有反应。

## 糖类带来的麻烦

我们都知道，苏打水、甜点和点心中都含有糖，但你可能没有意识到，我们吃的每顿饭几乎也都含有糖。糖是两种主要的食品调味剂之一（另一种是盐）。此外，天然糖分是所有碳水化合物（包括谷物、水果和蔬菜）的基本组成部分。

食物中添加的糖由多种植物制成，这些植物将其作为一种储存能量的方式，就像我们把能量储存为脂肪一样。全世界每年生产约1.2亿吨精制糖，其中有70%来自甘蔗，30%来自甜菜。

自然界中的天然糖本身对你无害，但加工过的糖几乎没有什么健康益处，甚至没有什么营养价值。糖在其最自然的状态，如甘蔗中的糖，实际上是有一些营养价值的。在发展中国家，孩子们喜欢咀嚼甘蔗，他们都没有蛀牙。但是在美国，吃了很多含糖甜食的孩子最后会出现很多蛀牙。当儿童咀嚼甘蔗时，他们会摄取甘蔗这一植物中的维生素、矿物质、多酚、抗氧化剂以及蔗糖等物质。相反，我们的孩子们吃着加工食品里的精制糖。甜菜含有血红蛋白，众所周知，它是人类血液中用于携带氧气的蛋白质。然而，当甜菜经过加工后，生产出的产品中就没有血红蛋白了。不要愚蠢地认为红糖有益于健康，它只是添加了焦糖色素或糖蜜的精制糖而已。

如果你是一个"嗜糖者"，你可能已经意识到，每次身体渴望糖的时候，你可能就需要多吃一点来获得满足感。吃糖比吃甜水果更容易上瘾的原因在于糖被高度浓缩了。我喜欢吃不含麸质的罂粟子糕点，每3～4个月就吃1个，但如果我要提取罂粟子中的活性成分来享受这种味道，那就相当于在吃纯海洛因。吗啡是海洛因的副产品，海洛因是从罂粟中提取的。我最喜欢的电视节目之一《流言终结者》（*MythBusters*）曾证明，只需吃2个罂粟子面包圈就足以使吗啡检测呈现阳性结果。白糖是甘蔗或甜菜的提取物，就像海洛因与罂粟子的关系一样，吃白糖同样能令人上瘾。

摄入过量的加工过的糖，即摄入量超过身体能完全消化的量，是点燃全身炎症这把"火"的主要火引。在第一章中我讲到，我们需要通过免疫反应来清除衰老和受损的细胞，因此在我们的体内始终存在着炎症反应。糖是 10 种最容易引起炎症反应的食物之一，摄入过量的糖就如同"火上浇油"，它会把尚可控制的火苗变成熊熊燃烧的大火。高糖饮食也被认为是导致肥胖的主要诱因。

过量摄入糖分会抑制你的免疫系统，使免疫系统效率低下，尤其是当它必须对抗感染时。在摄入糖分后的大约 10 分钟后白细胞会受到抑制[8]。因此，举例来说，如果你感冒时吃了大量的糖，你的恢复时间会延长数天。

我们都听说过吃太多的糖会引发糖尿病。我们现在知道糖尿病有 3 种类型。1 型糖尿病一直被认为是一种自身免疫性疾病，当抗体破坏了足够的胰岛细胞，使其不能产生足够的胰岛素时，就会发生这种疾病。2 型糖尿病与长期过量摄入糖使得我们的糖调节系统功能衰竭有关。2 型糖尿病患者在早期一般不需要额外补充胰岛素，他们需要的是帮助胰岛素从血液进入细胞的药物。2 型糖尿病患者存在胰岛素抵抗，这是一种自身免疫机制。我们现在知道 2 型糖尿病的发病有很强的自身免疫色彩。胰岛素抵抗与一种特殊的 IgG 有关，这种抗体与炎症的增加相关，而炎症会产生过多的内脏脂肪组织。内脏脂肪组织堆积在腰间，如同一个轮胎，这是另一种自身免疫机制的结果。2005 年，研究人员发现了第三种类型的糖尿病，称为"3 型糖尿病"。3 型糖尿病患者大脑中存在胰岛素抵抗，并可导致痴呆。研究人员正在试图将 3 型糖尿病与阿尔茨海默病关联起来。在后两种类型的糖尿病患者中，过量摄入糖分使得大脑和身体调控胰岛素水平的能力受损，患者体内有大量的胰岛素，只是没有被正确地使用。

在过量摄入糖分的多种后果中，下述这些是自身免疫性疾病带来的生理影响，与炎症反应增加和对免疫系统的负面影响有关。

- 糖会使你体内的矿物质代谢紊乱，可导致铬和铜缺乏，干扰钙和镁的吸收。这些矿物质，尤其是铬，是产生抗体所必需的[9]
- 糖为癌细胞提供营养，并与乳腺癌、卵巢癌、前列腺癌、直肠癌、胰腺癌、胆管癌、肺癌、胆囊癌和胃癌的进展相关。用于对抗这些肿瘤的抗体消耗使得我们的免疫系统精疲力竭[10]
- 糖会引起许多胃肠道问题，包括消化道酸性增加、消化不良、功能性肠病患

者吸收不良，以及患自身免疫性疾病（如克罗恩病和溃疡性结肠炎）的风险增加 [11]

- 糖会导致早衰。我们的机体需要更多的抗体来清除衰老的细胞 [12]
- 糖可引起自身免疫性疾病，如关节炎、哮喘和多发性硬化 [13]
- 糖可导致胰岛素敏感性降低，从而使胰岛素水平异常升高，最终引发糖尿病（这通常是一种自身免疫性疾病）[14]
- 糖可降低维生素 E 水平，进而开启自身免疫反应 [15]
- 高糖摄入会使糖基化终产物（它可在人体内附着并破坏蛋白质）水平增高 [16]
- 糖会引起食物过敏 [17]
- 糖可导致妊娠期高血压疾病以及儿童湿疹 [18]
- 糖可引起动脉粥样硬化和心脑血管疾病 [19]
- 糖会破坏 DNA 的结构 [20]
- 糖可改变蛋白质结构，导致蛋白质在体内的作用方式发生永久性变化 [21]
- 糖可通过改变胶原蛋白的结构使皮肤老化 [22]
- 糖可引起肺气肿 [23]
- 糖会降低酶的功能 [24]
- 帕金森病患者的糖摄入量较高 [25]
- 糖可增加肾脏的体积，并导致肾脏病变，如肾结石的形成 [26]
- 糖会损害胰腺及毛细血管内皮细胞 [27]
- 糖可引起头痛，包括偏头痛 [28]
- 糖会增加患痛风的风险 [29]
- 糖会增加患阿尔茨海默病的风险 [30]
- 高糖饮食会增加自由基和氧化应激 [31]
- 糖使尿液电解质成分改变，不利于健康 [32]
- 糖可使肾上腺功能下降 [33]
- 糖可能诱发正常健康个体的异常代谢过程，并促进慢性退行性疾病发生 [34]
- 高糖摄入可导致癫痫发作 [35]
- 糖会导致肥胖人群血压升高 [36]
- 糖可能诱导细胞死亡 [37]
- 糖会导致牙龈疾病 [38]

吃高糖食物时，起初血糖水平会上升，你会感觉体内能量爆发。如果糖分过快地进入血液，身体无法迅速适应，血糖值就会升高并达到峰值，然后开始迅速下降，此时你可能会感到疲倦、易怒、注意力不集中或出现脑雾。

我的目标之一就是让你离开这个血糖骤升骤降的"过山车"。远离那些加工过的糖，你的大脑和身体就有机会重回正常状态。你可能会发现在完成 3 周的转变方案后，许多情绪问题，如焦虑、抑郁和易怒就会消失。一旦你开始了 3 周的转变方案，你需要避免摄入任何形式的加工糖，并学会平衡全天的总糖摄入量。你可能听说过，第一次进行低糖饮食时会感到烦躁不安，但我向你保证，我已经考虑到了这一点，你将要采用的方案比其他简单的"低碳水化合物方案"更完善。我的转变方案会专注于保持血糖水平全天稳定，因此你不会有不良反应。

虽然代糖不会增加饮食中的热量，但从长远来看，它们也会带来严重的问题，就像吃过量的加工糖一样危险。例如，阿斯巴甜、糖精和三氯蔗糖都能显著升高血糖水平 [39]，其发生机制是因为这些无热量的人造甜味剂改变了肠道菌群。我们将在第三章中详细讨论肠道和肠道菌群，但是现在我们需要明确血糖水平升高不仅会导致糖尿病，还会导致体重的过度增加 [40]。

升糖指数可以将某种特定食物提高血糖的速度进行量化（表 2-1）。使用纯葡萄糖作为这一指数的基数，其值为 100，其他碳水化合物的升糖指数都是相对于葡萄糖而言的，这取决于它们进入血液的速度：指数越低，需要的时间越长，血糖就越能够保持稳定；指数越高，你就越有可能感受到如同过山车般的血糖水平骤升骤降。

高升糖指数食物（升糖指数 > 60）包括冰激凌、面包、甘薯、香蕉、葡萄干、薯片、酒精饮料和白米等。根据畅销书《麦肚》（*Wheat Belly* ）的作者威廉·戴维斯医生的说法，小麦产品的升糖指数在所有食物中是比较高的。低升糖指数食物（升糖指数 < 45）被认为是更好的，其中包括大多数水果、蔬菜和豆类。

升糖指数无疑可以帮助你在食物方面做出更好的选择，它还指出了所谓的"健康选择"的一些差异。例如，全麦面包的升糖指数高达 69，比士力架巧克力棒还高，后者含有花生，升糖指数只有 41。

升糖指数的唯一缺点是，它只能反映单次进食后的情况。我的朋友，畅销书作家 J.J. 维珍在她的著作《J.J. 维珍的糖类食谱》（*J.J. Virgin's Sugar Impact Diet* ）中指出：与任何一种食物的升糖指数相比，你一天中摄入的所有糖的综合效果要重要得多。即使在一天中我们吃的各种食物中每种仅含有少量的糖分，但累积起来也会对你的健康产生巨大的影响。同我一样，她也建议不要摄入加工过的糖。虽然香槟油醋汁听起来很健康，但它确实很甜。如果将其加到沙拉上，你就在原本健康的膳食中添加了高升糖指数的糖。这本身不算什么问题，因为糖的量并不多，但如果你还吃了小餐包、意大利面以及餐后甜点，那么总的糖摄入量对血糖调节系统的影响就比较大了。

表 2-1　常见食物的升糖指数

| 类别 | 食品 | 升糖指数 |
|------|------|----------|
| 谷物早餐类 | 麸皮食品 | 51 |
| | 麸芽 + 车前子 | 45 |
| | 麸片 | 74 |
| | 麦片 | 74 |
| | 玉米脆片 | 83 |
| | 玉米麦片 | 83 |
| | 天然牛奶什锦早餐 | 54 |
| | 营养谷物棒 | 56 |
| | 传统燕麦片 | 48 |
| | 膨化小麦 | 67 |
| | 葡萄干早餐脆片 | 73 |
| | 米粥片 | 89 |
| | 碎麦片 | 67 |
| 零食类 | 巧克力棒 | 49 |
| | 玉米薯片 | 72 |
| | 羊角面包 | 67 |
| | 甜甜圈 | 76 |
| | 全麦饼干 | 74 |
| | 混合软糖 | 80 |
| | 救生员牌薄荷糖 | 70 |
| | 燕麦饼干 | 57 |
| | 比萨、奶酪和番茄 | 60 |
| | 必胜客至尊比萨 | 33 |
| | 微波爆米花 | 55 |
| | 薯片 | 66 |
| | 磅蛋糕 | 54 |
| | 能量棒 | 58 |

| 类别 | 食品 | 升糖指数 |
|------|------|----------|
| 零食类 | 苏打饼干 | 74 |
| | 奶油酥饼 | 64 |
| | 士力架巧克力棒 | 41 |
| | 青豌豆汤 | 83 |
| | 草莓酱 | 51 |
| | 香草威化饼干 | 77 |
| | 小麦薄饼 | 67 |
| 水果及果干类 | 苹果 | 38 |
| | 杏 | 57 |
| | 香蕉 | 56 |
| | 哈密瓜 | 65 |
| | 樱桃 | 22 |
| | 枣 | 103 |
| | 葡萄柚 | 25 |
| | 葡萄 | 46 |
| | 猕猴桃 | 52 |
| | 芒果 | 55 |
| | 橙子 | 43 |
| | 木瓜 | 58 |
| | 桃 | 42 |
| | 梨 | 58 |
| | 菠萝 | 66 |
| | 李子 | 39 |
| | 梅干 | 15 |
| | 葡萄干 | 64 |
| | 西瓜 | 72 |
| 饼干类 | 全麦饼干 | 74 |
| | 米饼干 | 80 |
| | 黑麦饼干 | 68 |
| | 苏打饼干 | 72 |
| | 小麦薄饼 | 67 |
| 谷物类 | 大麦 | 25 |
| | 白印度香米 | 58 |
| | 小麦 | 48 |
| | 玉米面 | 68 |
| | 粗麦粉 | 65 |
| | 小米 | 71 |

| 类别 | 食品 | 升糖指数 |
|---|---|---|
| 糖类 | 果糖 | 22 |
| | 蜂蜜 | 62 |
| | 麦芽糖 | 105 |
| | 蔗糖 | 64 |
| 面食类 | 意大利奶酪饺子 | 50 |
| | 宽面条 | 32 |
| | 扁面条 | 50 |
| | 通心粉 | 46 |
| | 意大利面，煮 5 分钟 | 33 |
| | 意大利面，煮 15 分钟 | 44 |
| | 意大利面（额外加入蛋白质） | 28 |
| | 细面条 | 35 |
| 豆类 | 烤豆类 | 44 |
| | 煮黑豆 | 30 |
| | 黄油煮豆类 | 33 |
| | 意大利白豆 | 31 |
| | 煮鹰嘴豆 | 34 |
| | 煮四季豆 | 29 |
| | 罐装四季豆 | 52 |
| | 绿色、棕色扁豆 | 30 |
| | 煮利马豆 | 32 |
| | 藏青色豆 | 38 |
| | 煮斑豆 | 39 |
| | 煮红扁豆 | 24 |
| | 煮大豆 | 16 |
| 汤类 / 蔬菜类 | 罐装甜菜 | 64 |
| | 黑豆汤 | 64 |
| | 煮新鲜胡萝卜 | 49 |
| | 甜玉米 | 56 |
| | 炸薯条 | 75 |
| | 青豌豆汤 | 66 |
| | 冷冻豌豆 | 47 |
| | 冷冻利马豆 | 32 |
| | 欧洲防风草 | 97 |
| | 煮新鲜豌豆 | 48 |
| | 煮新马铃薯 | 59 |
| | 烤红皮马铃薯 | 93 |

| 类别 | 食品 | 升糖指数 |
|------|------|---------|
| 汤类 / 蔬菜类 | 甜薯 | 52 |
| | 煮白皮马铃薯 | 63 |
| | 白皮马铃薯土豆泥 | 70 |
| | 火腿豌豆汤 | 66 |
| | 番茄汤 | 38 |
| | 山药汤 | 54 |
| 甜品类 | 巧克力饮料 | 35 |
| | 蛋奶沙司 | 43 |
| | 香草冰激凌 | 60 |
| | 冰香草牛奶 | 50 |
| | 脱脂牛奶 | 32 |
| | 豆奶 | 31 |
| | 豆腐冰冻甜点 | 115 |
| | 全脂牛奶 | 30 |
| | 水果酸奶 | 36 |
| | 纯酸奶 | 14 |
| 面包类 | 百吉饼面包 | 72 |
| | 法棍面包 | 95 |
| | 羊角面包 | 67 |
| | 黑麦面包 | 76 |
| | 汉堡面包 | 61 |
| 松饼类 | 苹果松饼 | 44 |
| | 蓝莓松饼 | 59 |
| | 燕麦葡萄干松饼 | 54 |
| | 皮塔松饼 | 57 |
| | 奶酪比萨饼 | 60 |
| | 粗黑麦松饼 | 49 |
| | 黑麦松饼 | 64 |
| | 酵母松饼 | 54 |
| | 小麦松饼 | 68 |
| | 白松饼 | 70 |
| 饮料类 | 苹果汁 | 40 |
| | 可乐 | 65 |
| | 佳得乐 | 78 |
| | 葡萄柚汁 | 48 |
| | 橙汁 | 46 |
| | 菠萝汁 | 46 |

如果你患有糖尿病，那么你应该已经知道你在处理过多的糖分方面存在问题。但如果你处于自身免疫性疾病发展谱中，你可能不会意识到糖分对健康的影响有那么大。稳态模型评估法是一种对血糖失衡很敏感的血液测试，在你患上糖尿病或出现其他血糖问题之前就会有阳性提示。你可以把腹部多余的脂肪归咎于过量的糖摄入，虽然糖不是导致腹围增加的唯一原因，但它可能是罪魁祸首。如果你的尿液有甜味，也说明你摄入了过多的糖分。

## 乳制品也存在问题

你在超市里看到的大多数乳制品都是精制的。为了延长乳制品的保质期，厂家做了两件事：巴氏灭菌和均质化。巴氏灭菌是将牛奶加热到一定的温度以杀死细菌的方法。但是在这个过程中，牛奶中的部分酶和维生素被破坏了。酸奶也不太可能含有其包装上标注的那么多有益菌，其原因之一就在于细菌无法在巴氏杀菌奶中大量繁殖。均质化过程使牛奶具有奶油般的稠度。它改变了乳脂的大小和形状，这会使其更容易吸收并在体内引起炎症。较小的乳脂分子还会附着在动脉壁上，然后身体通过产生一层胆固醇来保护这一区域，而胆固醇与心脏病有关。

在美国，许多大型奶牛场都会给奶牛注射激素，其中包括用于提高牛奶产量的转基因牛生长激素。而在欧洲和加拿大，由于人们担心这些激素会增加患雌激素相关癌症（如乳腺癌）的风险，因此禁用这些激素。

最广为人知的乳制品敏感是乳糖不耐受。肠道微绒毛可产生消化乳制品的酶——乳糖酶。当因为各种原因导致肠道内炎症增加时，比如麸质敏感者进食了麸质，乳糖酶的量就会急剧减少。这种酶的缺乏就导致了乳糖不耐受的产生。大约50%的乳糜泻患者同时存在乳糖不耐受，这可能就是他们接受无麸质饮食但症状却持续存在的原因[41]。如果在接受无麸质饮食的同时继续吃乳制品，他们将继续产生抗麸质抗体。这就是所谓的交叉反应。但是，如果他们能坚持1年无麸质饮食，炎症就会消退，乳糖酶的产量自然也会增加。在这种情况下，乳糖就可以被分解，乳糖不耐受的表现就会消失。

牛奶中80%的蛋白质以及人乳中20%~45%的蛋白质是酪蛋白。酪蛋白是一种难以消化的蛋白质，在肠道内分解需要数小时，这使得肠道能够整夜为肌肉提供少量的氨基酸。这就是健美运动员晚上睡觉前要喝酪蛋白奶昔的原因。免疫系统会以不同的方式对乳制品做出反应，这取决于机体将乳制品中的哪个成分视为刺激物。例如，酪蛋白类吗啡肽是一种不易消化的乳蛋白成分，这种成分可与大脑中的阿片类受体结合，与婴儿猝死综合征、食物过敏时组胺的释放、高脂肪食物摄入后的刺激以及多动症和自闭症的认知功能障碍有关[42]。当免疫系统将酪蛋白类吗啡肽视为异物时，就会产生相应的抗体。在一些乳类替代品（如米乳）中，会添加酪蛋白作为防腐剂。机体暴露于高水平的酪蛋白中将可能引起针对炎症的免疫反应，类似于免疫系统对麸质的反应。

乳制品可导致多种自身免疫性症状和病症，并可能在自身免疫性疾病发展谱上把你向前推进。摄入乳制品与痤疮、桥本甲状腺炎、系统性红斑狼疮以及糖尿病相关。对于 1 型糖尿病高危婴儿（通过家族史判断），我们建议在宝宝 1 周岁前避免喂食任何牛奶制品，否则宝宝患 1 型糖尿病的风险会更高[43]。

在 3 周的转换方案中，除了含麸质食物和糖类，我建议你也不要进食乳制品，因为很多人都对乳制品不耐受。如果你能按照转变方案安全地在饮食中添加乳制品，可以选择那些明确标有"有机"且不含转基因牛生长激素的产品。

## 脂多糖：沉默的炎症触发者

你能想象吗？在美国有一种疾病每年的致死人数比心血管疾病还要多，但你却从未听说过这个疾病。不同于我们前面讨论过的来源于食物的环境暴露，还有一种毒素暴露存在于我们体内。脂多糖是细菌的组成部分，主要存在于肠道中。脂多糖分子最初存在于某些细菌的细胞壁中。当这些细菌被肠道内的有益菌消灭后，它们的残留物就会游离在肠道内。如果这些残留物仅仅停留在肠道中，通常不会引起什么问题。但如果脂多糖突破了肠道黏膜屏障，进入血液，就会出现问题。

内毒素是体内产生的毒素，脂多糖就是其中之一，但由于它非常常见，以至于许多学者甚至一些字典都将脂多糖与内毒素混为一谈。当你了解更多关于排毒以及在体内创造一个更健康的环境的相关内容时，你就会接触到"内毒素"这个词。不要被它所迷惑，这个词一般都是指高浓度的脂多糖。

高脂肪饮食（包括但不限于大量食用棕榈油和玉米油）可以促进脂多糖进入血液，确切地说，脂多糖是骑在这些高脂肪食物分子的背上进入血液的。血液中少量的脂多糖引发的炎症会促进一种叫作"脂联素"（抗肥胖激素）的抗炎激素的产生。然而，大量的脂多糖引发的炎症会超出身体的处理能力，接下来就是炎症级联反应。防止脂多糖积聚的方法之一就是进行饮食调控。

已知有两种主要的化合物会导致肠道通透性增加：麸质和脂多糖。当脂多糖进入血液后，它会四处游走。如果它沉积在大脑，就会引发大脑的炎症（这就是我母亲的死因：中毒性代谢性脑病）。如果它沉积在关节，就会引发关节炎症（关节炎或类风湿关节炎）[44]。没有任何器官或组织能免受脂多糖的影响，而且它与许多慢性症状有关。你的薄弱环节在哪里？请记住，你的身体从不撒谎，去倾听身体的语言吧！

少量的脂多糖可能会引起发热、对细菌感染的抵抗力下降以及白细胞减少。美国疾病控制与预防中心指出，大量的脂多糖会导致组织血流量减少，每年可导致175000 ~ 200000人死亡；同时美国 CDC 还指出，每年可能有 50 万人受其困扰，但并没有人谈论这个问题[45]。这是因为处理脂多糖毫无利润可言——没有药物可以解决这个问题。

脂多糖是自身免疫性疾病的诱因。当脂多糖停留在肠道中时，它不会对健康造成什么影响。但它一旦进入血液，就会引发炎症反应。正如你从图 2-4 中所看到的，脂多糖可以通过相同的机制对许多疾病过程产生不利影响。随着脂多糖水平的升高，炎症不断加重，症状逐渐明显。如果不加以控制，这将是致命的。在第五章中，你将学习如何检测目前的脂多糖水平，然后你将了解如何通过改变生活方式来阻止这一机制的发生。

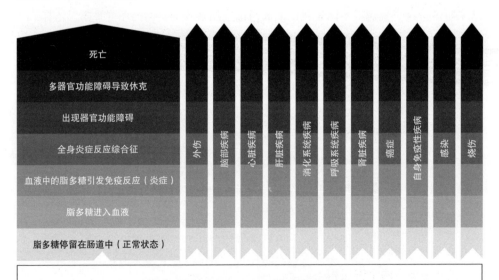

图 2-4　脂多糖是自身免疫性疾病的诱因

# 南希的故事

南希每次出门都要带一包纸巾。她患有慢性过敏症，却始终搞不清楚自己对什么过敏。她也一直在与抑郁症做斗争，而且总是感到腹胀，尽管她并不认为自己存在消化方面的问题。一盒甜甜圈、一盒冰激凌、一碗面条所带来的诱惑对她来说往往难以抗拒，并且似乎这些东西能平息她的焦虑情绪。在公共场合，她通过穿着来隐藏她肥胖的体形。她甚至没有考虑过约会。尽管只有 28 岁，但她已经对异性失去了兴趣。

对于普通医生来说，南希是一个典型的抑郁症患者，需要应用处方抗抑郁药，可能还需要一些抗焦虑药，以及合适的减肥和锻炼计划。但对于南希这样的患者，大多数医生都忽略了一点，那就是她的抑郁、焦虑和体重增加实际上是引起慢性炎症的免疫反应的结果。像许多女性一样，南希的一系列症状都指向一个罪魁祸首——全身炎症级联反应。

当南希来到我的诊室时，我对她进行了抗体检测以明确她的问题根源。我发现导致她自身免疫反应的罪魁祸首是对麸质和乳制品敏感，以及血液中升高的脂多糖。这些分子激活了她的免疫系统。但是这些分子是如何进入她的血液的呢？答案是：肠道通透性增加。

通过适当的检测和治疗、无麸质且无乳制品的饮食，以及针对肠道通透性增加的营养治疗，在 6 个月内，南希体内的抗脂多糖抗体水平下降了。随着炎症消退，她的症状在最初的 2 周内就开始减轻。6 个月内，她的衣服尺码小了两号，复诊时充满活力。

# 影响因素 3：肠道通透性增加

阿莱西奥·法萨诺博士说过：我们机体处于健康状态还是疾病状态是由我们本身（基因）和我们周围的环境共同决定的，而肠道正是这两个元素交汇的入口。

消化系统有两个密切相关的功能：一是消化食物，吸收其中的营养成分；二是将食物中的毒素或刺激物过滤掉，防止它们入血。如果肠道通透性增加（肠漏），某些未完全消化的物质和像脂多糖这样的毒素便会进入血液。究竟哪些物质可以

"偷渡"入血，取决于肠漏的程度。

想要了解肠漏，你必须了解小肠的解剖结构和功能。这里是真正进行消化和吸收的地方。在小肠中，食物被分解成分子，它们或是继续在消化道内向前推进，或是通过小肠黏膜进入血液。肠黏膜上皮细胞层只有一层，它的功能就像粗纱布，只有小分子物质才能通过。小肠之所以那么长，其中一个原因就是，有些食物很难被分解成足以穿过这层粗纱布的小颗粒。然而，当粗纱布因为炎症而被撕破时，大分子物质就会穿过粗纱布进入血液，而此时这些大分子物质还未被完全分解成可以被我们的机体利用的原料。

当这些大分子物质进入血液时，免疫系统会说："哇，这是什么"？我不觉得这些大家伙可以用来制造新的骨细胞或肌肉细胞，最好还是把它们消灭掉。于是身体开始产生对抗这些大分子物质的抗体。如果这个大分子物质来自番茄，你现在就有了抗番茄抗体。如果是麸质，你就会产生抗麸质抗体。虽然免疫系统又一次保护了你，但却在你的薄弱环节处造成了附带伤害。有人曾做过食物过敏测试，发现有15 种食物都呈现阳性结果，他们说："天哪，我吃的每样食物都让我过敏"。当然是这样。你的免疫系统正试图保护你，使你远离那些在被完全消化之前就进入血液的有毒大分子物质。

遗传易感性、环境暴露和肠道通透性增加，现在这 3 个因素都有了，你所面临的是引起自身免疫性疾病的炎症如潮水般涌来。在所有自身免疫性疾病的病例中，首先发生的似乎都是肠道通透性的增加。

阿莱西奥·法萨诺博士是马萨诸塞州综合医院儿童胃肠病科主任，他通过下面这个类比很好地描述了肠道通透性增加的发生机制：想象一下，城墙由一层细胞构成，修筑城墙是为了把敌人挡在外面，城墙上每隔几百米就设有一个检查站，人们可以在严密监控下从这里进出。在肠道中，这些检查站被称为"紧密连接"。当检查站正常工作时，就不会有敌人混进来。但是一旦检查站被破坏，不受控制的入侵者就会蜂拥而入。

当你不停地吃那些你不能消化的食物（比如含麸质的食物）时，你肠道内的炎症之火就会越烧越旺。这会使肠道内的有益菌减少，而有害菌则会增加，酵母菌也会过量。肠道内菌群环境的紊乱称为生态失调。这些细菌的变化导致食物在肠道中发酵而不是被消化，从而产生气体，引起腹胀。更糟糕的是，免疫系统会将新生细菌和酵母菌也视为入侵者，从而在消化道中引起新的炎症反应，进而导致组织损伤，结果肠黏膜上皮这层"粗纱布"被进一步撕破，通透性增加，血液中的免疫反应也增强，全身炎症加重，在你的薄弱环节处表现出更多的症状。

只要肠漏持续存在，你就会出现炎症和症状。低热、全身乏力和反复的腹痛是肠漏综合征的常见症状。在看似毫无诱因的情况下，你可能患上季节性过敏、皮疹，甚至类风湿关节炎、系统性红斑狼疮或桥本甲状腺炎等自身免疫性疾病。这些疾病发生之处，可能就是你的薄弱环节所在。

压力、麸质和过量的脂多糖已被证实可以导致肠漏。2015 年发表在《营养》(*Nutrition*) 杂志上的一篇研究报告指出，无论是否患有乳糜泻或是对麸质敏感，所有人在接触麸质时都会出现肠道通透性增加[46]。普通人群在进食麸质 5 小时内会引发一过性的肠漏。但对于乳糜泻或对麸质敏感的人来说，在进食后的 36 小时内，损伤都无法自行修复。身体中生长最快的细胞就是这些肠道上皮细胞（你的"粗纱布"）。它们不断地自我修复，每 3 ~ 7 天就更新一次。当你早餐吃烤面包的时候，"粗纱布"被撕破，然后自我修复；午餐时你吃了三明治，"粗纱布"再次被撕破，然后自我修复；晚餐时你吃了意大利面，"粗纱布"又被撕破，然后自我修复。肠道黏膜上皮细胞的损伤与修复循环就这样周而复始，日复一日。在美国，小麦的平均消耗量是每人每年 60 千克，而我现在一点也不吃。要知道，你每吃一口小麦都是在撕扯着你的"粗纱布"，虽然它会自我修复，但终有一天，你的"粗纱布"会再也无法修复了。

发生了什么？为什么你的身体让你失望了？研究人员将这种现象称为"口腔耐受性丧失"。你的身体再也无法适应你所接触毒素的程度——无论是食物、有毒化学物质、重金属，还是压力。现在你有了致病性的肠道通透性，也就是肠漏，现在你的自身免疫系统开始影响你的薄弱环节。

好消息是，肠道通透性增加是完全可逆的。你不必再忍受肠漏的症状或由此引发的全身并发症。通过我的转变方案，你将远离最常见的环境暴露，这将减轻你肠道内的炎症并使你的肠道上皮细胞恢复正常。你可以通过修复肠漏来阻止自身免疫性疾病的发展。

# 萨曼莎的故事

## 第二部分

在上一章中，我介绍了我的患者萨曼莎。我第一次见到她是在她被诊断为抗磷脂综合征和系统性红斑狼疮后，其中系统性红斑狼疮的诊断比抗磷脂综合征的诊断晚了3年。在她31岁时我开始和她一起工作。我做的第一件事就是询问她的家族史。我特别想知道她是否存在自身免疫性疾病的遗传易感性。萨曼莎告诉我，虽然她的父母也有其他自身免疫性疾病的表现，但是她的家人中既没有血栓史，也没有系统性红斑狼疮史。事实上，她的父母都有与麸质相关的疾病表现，但他们的症状与萨曼莎不同。

对此我毫不惊讶，因为我知道每个人都有不同的薄弱环节，一种基因在同一家族各个成员中的表达也可能不同。这就是表观遗传学的故事，即环境如何触发基因的表达。虽然萨曼莎和她的父母存在相似的基因，但她的父母受到环境影响时与她的表现不同，这是因为当萨曼莎的基因打开时他们的基因已经关闭了，或是正相反，这使得基因表达的疾病以不同的方式呈现。还记得我之前举过的关于同卵双胞胎的例子吗？道理是一样的。

我询问萨曼莎的食物敏感情况。我发现她对多种食物敏感，其中麸质食物对身体的损害尤其严重。萨曼莎告诉我，在停止食用麸质食物之前，她有严重的便秘和腹胀（还记得吗，她小时候就被告知每2周排便一次是"正常的"）。从小开始，她每天吃的饭中几乎都含有麸质。在远离麸质食物后，她的体重下降了很多，她认为是"运动获益"，但实际上是"无麸质获益"。她还注意到，在无麸质饮食时精力更充沛，头脑也更清晰。但当她不小心接触到交叉污染的麸质时，就会出现影响她思维的症状。

我发现她已经不喝牛奶了，但她认为自己喝山羊奶或绵羊奶是正确的。通过适当的诊断性检测，我确定她对酪蛋白会产生全身炎症反应，而所有动物奶中都含有酪蛋白。停止喝奶后，她感觉更好了。

我建议萨曼莎不要吃糖，但她说，早在2012年她就已经把糖从饮食中剔除了。她告诉我，每次她吃任何含糖的东西，包括水果在内，2～3天后，尿路感染就会暴发。我告诉她，对于患有慢性酵母菌感染的人来说，这是很常见的。这种情况下，一份水果就可能引发症状。我建议她继续保持对食物选择的警惕性。

我还评估了她的肠道通透性。她告诉我她小时候经常发生胃痉挛，但从未被诊断为肠漏综合征。我向萨曼莎保证，当她远离所有动物奶后，胃痛就会减轻。山羊奶中的蛋白质大小是人乳中蛋白质的6倍，非常难以消化。虽然山羊奶不像牛奶那么难消化，但消化起来也是非常困难的，尤其是对敏感的人来说。

我还向萨曼莎保证，她的整体健康状况将会改善，因为她终于找到了一位了解自身免疫性疾病发展谱的医生。她过去得到的建议虽然出发点是好的，但并不适合她。请记住，最新的研究成果需要经过17年的时间才能应用到临床实践中。关于自身免疫性疾病发展谱的研究成果每天都在更新，但大多数医生根本没有时间去阅读学习。我的工作就是把研究成果传递给他们，并最终带给你们。这样，就像萨曼莎一样，你也能得到高水平的治疗。请记住，享受充满活力的健康是你与生俱来的权利。

# 接下来的内容

肠道通透性增加是帮助我们了解为什么我们需要关注肠道健康以避免或逆转自身免疫反应的两个因素之一。第二个因素可以说同样重要，那就是我们体内微生物群落的状态，即我们肠道内的有益菌和有害菌的构成情况。在第三章中，我们将探索这个新的领域，看看你体内的微生物群落与你的外貌、感觉和思维方式之间有什么联系。

收听我的播客中关于麸质是如何与自身免疫产生关联的内容，或者观看我的网络幻灯片，请点击 AutoimmunityPodcast.com.

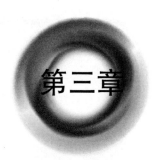

# 第三章

# 健康的微生物群落是绝对必要的

　　想象你是一位备受尊敬的家庭医生。你从医的时间非常长，你看着那些你救治过的小孩长大成人，也看着他们的父母在变老。你曾治疗过各种疾病，所以你认为你对人体的方方面面都很了解。然而，有一天你参加了一个研讨会，突然间你得到了惊人的新信息：研究人员刚刚发现了人体中的一个新的器官，它控制着你健康的方方面面。

　　随着科学家们对微生物群落的了解越来越多，上述情形在全国各地的医疗机构中不断地发生着。微生物群落指的是生活在肠道中的细菌、酵母菌和病毒等微生物的总和。在过去的 10 年里，人们开始认识到，微生物群落是影响整体健康的一个重要因素。随着科学技术的进步，研究人员发现微生物群落不仅仅是消化食物的关键，还是整个身体的控制中心。这句话听起来令人难以置信，但朋友们，事实就是如此！

　　微生物群落与维生素的合成、新陈代谢和血糖的调节相关，并且可对基因的表达和脑化学产生影响。大脑向肠道发送的每一条信息都会收到 9 条从肠道反馈回大脑的信息。这些信息影响着大脑对压力所做出的反应、大脑激素的产生、大脑自身免疫系统的激活、新的脑细胞生长（神经发生）、新生细胞的学习适应能力（神经可塑性）以及其他功能。

　　微生物群落是当今医学研究中最热门的话题。2007 年有 396 篇相关的新研究论文发表，2015 年则有 5512 篇。5512 个研究小组花了数月时间来研究这个主题，撰写论文，提交论文，然后发表。如果你现在在谷歌上搜索"微生物群落"，你会找到 19000 多项最近的研究，并且每年都会有新的发现。例如，我们现在知道，每个人都拥有一个独一无二的微生物群落，其中包括数万亿细菌。肠道内的绝大多数微生物被认为是有益的。肠道内的细菌主要分为两大类：一种是拟杆菌门，这是寄居在我们体内的主要菌群；另一种是厚壁菌门，我们并不希望这类细菌的数量占主导地位。厚壁菌门细菌并不危险，但浓度过高则会压制拟杆菌门细菌，成为我们肠道内的主要细菌。这种微生物群落失衡会导致健康问题，比如会导致难治性肥胖症。

你体内的微生物群落重量可以多达 2.25 千克，这几乎是大脑重量的 2 倍，其中的每一个细菌都是由细胞和基因组成的生物体。请记住：人类的 DNA 包含大约 23000 个基因，而在微生物菌群中发现的基因是这个数目的 100 ~ 150 倍。正因为如此，许多专家开始认为微生物群落不只像身体里的一个额外的器官，而更像一个独立的生命体。我们开始思考："我们究竟是体内存在大量细菌的人类，还是有着人类经历的细菌？"我们意识到，我们和我们体内的一个平行的文明共存，彼此互相帮助。

我们肠道中细菌细胞的数量比身体其他部位所有的细菌细胞加起来还要多 10 倍。我们之所以这样认为，是归因于我们肠道的形状。请记住，肠道是一根很长的管道，内有微绒毛。如果我们将肠道的所有微绒毛铺开，其表面积会有网球场那么大。我们确实需要这么大的表面积，因为许多工作都要在肠道内进行。细菌就分布在这个表面的每一寸土地之上，挤在微绒毛之间。

如果你是通过自然分娩出生的，那么你从你的母亲那里继承了你的微生物群落。在孕期的最后一个月里，母体的阴道中开始滋生大量的普雷沃细菌，在分娩时这种细菌会覆盖在婴儿体表。这些细菌将信息传递到婴儿的肠道，使其能够产生分解母乳的消化酶，使其能更好地吸收母乳。

如果你是通过剖宫产出生的，你出生后就会立即暴露在母亲皮肤上的以及产房空气里的大量外来细菌之中，而不是来自母亲的有益的普雷沃细菌，因此你的一生中患病的风险更高，也许智商会偏低 [1]。在迄今为止一项最新、最大规模的研究中，回顾分析了经剖宫产分娩的 750569 名儿童的出生信息，研究发现，无论是由紧急剖宫产还是选择性剖宫产出生的儿童，患哮喘、喉炎和肠胃炎（肠道炎症）的风险都增加了。通过紧急剖宫产出生的儿童患溃疡性结肠炎和乳糜泻的风险增加，而经选择性剖宫产出生的儿童患下呼吸道感染和幼年特发性关节炎的风险增加。选择性剖宫产对哮喘发病风险的影响高于紧急剖宫产 [2]。许多妇产科医生告诉我，当他们必须实施剖宫产时，他们会用类似于棉签的东西擦拭母体的阴道，然后再把它在新生儿的嘴里擦拭一下。他们试图在婴儿出生时尽可能地将一些保护性的"示范"微生物群（如普雷沃细菌）送入婴儿体内。虽然目前还没有针对这项技术进行长期研究，但我认为这项技术确实可以降低剖宫产婴儿未来患多种疾病的风险，包括自身免疫性疾病。诚然，如果从医学角度看当时剖宫产是必要的，那么保护婴儿和母亲的生命比担心未来潜在的健康风险更为重要。

我们全身70%的免疫系统存在于肠道中，而微生物群落是肠道免疫系统的基本组成部分。微生物群落是肠道免疫系统运作的调节器或者控制器。就像国民警卫队虽然是武装力量的一部分，但却以自己独特的方式发挥作用一样，微生物也是免疫系统的一部分，但以自己独特的方式发挥作用。

微生物群落也是由一系列细胞构成的，它们与肠道免疫细胞的功能是一致的，旨在促进健康；但当微生物群落失衡时，就会导致疾病的发生[3]。我们知道，每个人都有一个独一无二的微生物群落，它受到基因、环境和饮食选择的影响。位于同一肠壁上的肠道细菌和免疫细胞之间存在着密切的联系和信息交换。这是你用以控制入侵者的初始屏障。

你之前的生活经历对你的肠道微生物群落的组成和多样性有着重要影响，就像它对免疫系统的影响一样[4]。虽然有的人可能会告诉你，衰老与机体功能低下和疾病有关，但事实并非如此。调整微生物群落可促进许多与退化相关的疾病发生好转，例如，动脉粥样硬化、结直肠癌、器官萎缩和严重感染等。

# 当发生微生物群落失衡时

早在几千年前，希波克拉底就说过："所有的疾病都始于肠道"。我们现在能够证实他是多么正确。微生物群落既可以有助于形成健康的免疫反应，也可以使你容易罹患疾病[5]。当微生物群落缺乏养料状况欠佳时，有害的细菌和真菌会乘虚而入，使你更容易患上慢性病。当血液检测提示你处于自身免疫性疾病发展谱中时，这就意味着微生物群落失衡导致太多的致病菌（坏家伙）入侵，激活了炎症和肠道通透性增加的相关基因。

和我一样，阿莱西奥·法萨诺博士认为，引起自身免疫反应的主要原因就是微生物群落失衡。微生物群落失衡将增加我们患心脏病、癌症、脑卒中、阿尔茨海默病、糖尿病和其他危及生命的自身免疫性疾病的风险，也会导致抑郁、焦虑、记忆丧失、脑雾和情绪波动等。

基因不能预测疾病，但它们可以识别出你健康链条中可能出现疾病的薄弱环节。我们在上一章中已经讨论过表观遗传学，微生物群落的细菌基因正是通过表观遗传学影响我们自己的基因表达。例如，微生物群落中的细菌可以帮助我们消化食物中的氨基酸并将其转化为不同的大脑激素，即神经递质。神经递质控制着大脑运行速度、情绪及新陈代谢，这就将微生物群落与肥胖联系了起来：当限制热量摄入但仍旧无法减轻体重时，就需要检测是否存在特定类型的细菌。如果你认真地计算热量摄入或者努力地遵循特定的减肥计划但却没有得到你想要的结果，很可能是因为微生物群落中的有害菌阻碍了你的减肥计划。

微生物群落失衡会牵动我们的健康链条，使薄弱环节处发生断裂，并慢慢出现健康问题。这就是所谓的遗传易感性——并不是说你注定会患上这样或那样的疾病，而是说如果增加的炎症反应对链条的牵引力过大，那么你的遗传薄弱环节就会显现出来。更重要的是，微生物群落失衡导致的炎症反应会引起肠道通透性增加（肠漏），使食物大分子（如麸质）通过肠漏进入血液，从而引发针对该食物分子的免疫反应。即使饮食非常注意，异常的微生物群落也会引起炎症反应，并导致肠道通透性增加。这就是为什么有的人避免进食那些他们敏感的食物后不会马上感觉好一些的主要原因——他们的肠道中仍然持续存在着炎症级联反应，而这正是由微生物群落失衡引起的。微生物群落失衡是牵拉你健康链条的环境诱因。但是，当你改变你的饮食时，你的微生物群落在短短 3 天内就会开始发生变化。

表观遗传学控制着我们基因的表达方式，表观遗传表达的主要驱动因素就是微生物群落。微生物群落是我们每天面对的最大的"环境"。我觉得有趣的是，人类是地球上的主导物种，但人类的基因结构却是如此简单。举个例子，人类由大约23000 个基因组成，而蠕虫则有 90000 个基因，所以蠕虫比人类要复杂得多。但人类的行为能力远比蠕虫成熟先进。

那么，我们的成熟先进从何而来呢？答案就是我们实际上由两组基因组成：一组是人类基因组，它是固定的、基本的，我们无法改变它；另一组来自微生物群落，它包含的基因数量是人类基因组的 100 ~ 150 倍，这也意味着微生物群落对我们日常功能的影响是人类基因组的 100 ~ 150 倍。

# 认识皮马印第安人

皮马印第安人（下称"皮马人"）是美洲土著，他们一直生活在靠近墨西哥的美国西南部，他们引发了一个关于微生物群落及其对健康影响的有趣问题。这些土著已经在这个国家的干旱地区生活了数百年。如今当你开车经过这个地区时，仍然可以看到：沙漠里并没有什么能吃的东西，但是这些人生存了下来。有一种对他们生存的解释被称为"节俭基因理论"：皮马人在进化过程中对食物的摄取效率变得非常高并且能够优化他们摄入的热量。皮马人能充分利用他们摄入食物中的热量，或者将其储存起来供以后使用。当没有足够的食物时，你要么适应这种情况并通过努力获取食物以存活下去，要么就会营养不良、身体虚弱，并且很难存活下来。那些存活下来的人，其后代具有父母强大的基因，而那些不能很好利用热量的人则无法适应恶劣的环境。

成功存活下来的皮马人和那些没有存活下来的皮马人的主要区别在于他们肠道内的微生物群落。他们的生存依赖于肠道微生物群落中厚壁菌门细菌数量的增加，这是一种可以将热量囤积起来的细菌。随着时间的推移，这些厚壁菌门细菌对皮马人的基因产生了影响，因此他们的后代体内也会有高水平的厚壁菌门细菌。在这个例子中，"节俭基因"其实存在于细菌的基因中，而非皮马人的基因中。

如今，皮马人的饮食不再与他们的祖先相同，而是标准的美国饮食：他们靠便利食品和垃圾食品生活，没有多少蔬菜，摄入大量的糖和有害脂肪，等等。其后果是：皮马人体内还在囤积着热量，到 35 岁时，他们当中有 50% 的人患有糖尿病，在这其中又有 95% 的人体重超标，且患心血管疾病、高血压及痴呆的风险很高。尽管食物已不再稀缺，但皮马人肠道内微生物群落中的节俭基因仍旧在传递着信息，使得他们能够更有效地储存热量。这就是皮马人的糖尿病发病率远高于美国的平均水平的原因。

# 生态失调的根源

当肠道中的有益菌和有害菌处于平衡状态时，这种状态称为共生。当微生物群落失衡时，称为生态失调，这是肠道及身体其他部位炎症的主要原因。生态失调由有益菌的缺乏或是有害菌的过度生长引起，其中有害菌包括非友好细菌、酵母菌（念珠菌）和原生生物。微生物群落的组成受环境的影响很大，尤其是饮食选择，因为这些细菌会吃掉我们的残渣剩饭。

我们大多数人体内的微生物群落都是不正常的，其原因在于低营养饮食和久坐不动的生活方式。你所吃的食物将会对你体内肠道菌群的类型及其行为产生巨大的影响。这反过来又会影响你对能量的利用和储存，也会决定你产生大脑激素的数量，进而控制你的情绪和行为，以及患病的风险。例如，含有麸质、酪蛋白（乳制品中的一种蛋白质）的食物以及玉米被认为具有内毒素样作用，可导致生态失调。更重要的是，在常规的西方饮食中，大约75%的食物对微生物群落的益处有限，甚至没有益处，尤其是对于下消化道的细菌。因为大部分食物是由精制碳水化合物组成的，且已经被上消化道吸收，致使最终到达大肠的部分只含有少量的矿物质、维生素以及维持菌群所需的其他营养物质[6]。

人体内的每一个细胞都会自我繁殖，我们的机体每7年就会更新一次。有些细胞繁殖速度很快，有些则很慢。体内生长繁殖最快的细胞存在于肠道黏膜。每3～7天，肠道黏膜上皮细胞就会彻底更新一次，新的细胞会迅速取代旧的细胞。这些细胞繁殖所需的"燃料"叫作丁酸。

丁酸是以植物纤维为食物的有益菌在消化过程中产生的副产品。如果你没有吃足够的蔬菜，或者你没有适合的微生物群落，你就不能生产足够的丁酸。这也是我们要吃各种蔬菜的一个非常重要的原因——为我们体内的有益菌提供所需的食物，并生成丁酸。

如果你体内没有足够的丁酸，细胞仍然会繁殖，但却如同在用稻草而不是砖块建造房子。每天仍旧会有新的细胞生成，但是新生的细胞将会很脆弱。适当数量的丁酸可以：①生成强壮、健康的结肠细胞，使其能更加正常地工作；②使肠道黏膜上皮细胞和肠道免疫细胞不再异常活跃，维持平静状态以"时刻准备着在需要时保护我们的机体"；③减少导致肥胖的主要诱因——炎症反应[7]。许多研究表明，体内缺乏丁酸与结肠癌的易感性有关。适量的丁酸可以预防这类癌症的发生。

还记得自身免疫性疾病发展的三大要素吗？其中包括肠道通透性增加。你的饮食在决定你是否有足够的丁酸方面起着重要的作用，而足量的丁酸有助于治疗肠道通透性增加，而肠道通透性增加正是自身免疫性疾病发展的"门户"。

自身免疫性疾病在西方国家尤其普遍，因为他们的饮食已经严重损害了他们肠道内的微生物群落。2010年，在意大利的一项研究中，研究人员将非洲部落儿童的粪便样本与生活在欧洲的儿童进行比较，发现两者之间存在巨大差异。非洲部落的孩子们仍然以他们祖先的方式进食，他们不会患上常见的自身免疫性疾病，如过敏、哮喘、湿疹、痤疮、类风湿关节炎、银屑病或多发性硬化等。造成两者之间巨大差异的原因在于微生物群落的不同。非洲部落儿童肠道内有益菌比例非常高，并且他们拥有一种欧洲儿童完全缺乏的有益菌。研究人员认为，非洲部落儿童肠道内的微生物群落在保护他们免受炎症侵害的同时，也使得他们可以最大限度地从植物纤维食物中摄取能量[8]。

从图3-1中我们可以看到，欧洲儿童肠道内储存热量的厚壁菌门数目较非洲部落儿童增加了4倍。非洲部落儿童具有较多的拟杆菌门细菌（健康菌群的重要组成部分），这些细菌使他们发生自身免疫性疾病的风险降低。因此，微生物群落的平衡是抵御疾病、保持身材和健康体魄的关键。

## 生态失调的症状

- 餐后饱胀感
- 闭经
- 餐后嗳气、胃烧灼感
- 慢性肠道感染
- 慢性阴道炎
- 非酒精性面颊及鼻部毛细血管扩张
- 疲劳
- 大便黏腻
- 消化不良、腹泻、便秘
- 铁缺乏
- 服用营养素后恶心和腹泻
- 青春期后痤疮或皮肤过敏（包括酒渣鼻）
- 直肠瘙痒
- 皮肤容易擦伤
- 进食后出现全身反应
- 粪便中含有未消化的食物
- 指甲脆弱或断裂

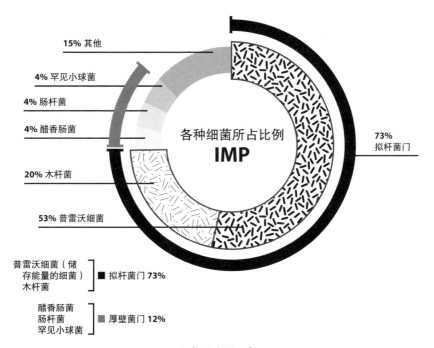

非洲部落儿童

各种细菌所占比例
IMP

15% 其他

4% 罕见小球菌

4% 肠杆菌

4% 醋香肠菌

20% 木杆菌

53% 普雷沃细菌

73%
拟杆菌门

普雷沃细菌（储
存能量的细菌）
木杆菌 ▮ 拟杆菌门 73%

醋香肠菌
肠杆菌
罕见小球菌 ▮ 厚壁菌门 12%

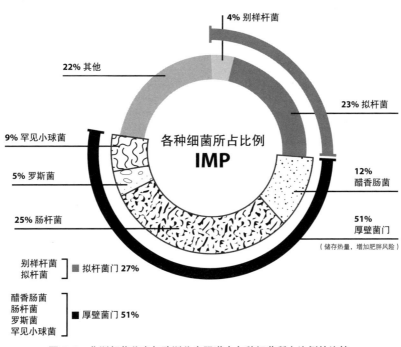

欧洲儿童

各种细菌所占比例
IMP

4% 别样杆菌

22% 其他

23% 拟杆菌

9% 罕见小球菌

5% 罗斯菌

25% 肠杆菌

12%
醋香肠菌

51%
厚壁菌门

（储存热量，增加肥胖风险）

别样杆菌
拟杆菌 ▮ 拟杆菌门 27%

醋香肠菌
肠杆菌
罗斯菌
罕见小球菌 ▮ 厚壁菌门 51%

图 3-1　非洲部落儿童与欧洲儿童肠道内各种细菌所占比例的比较

# 抗生素与生态失调

使用抗生素可引起生态失调。服用抗生素就像往你肠道内的菌群上扔炸弹：这类药物会破坏或击毁它所遇到的一切，包括有益菌和有害菌。随着时间的推移，有害菌会对抗生素产生抗药性并"繁荣发展"，使肠道内的环境失衡，引发全身性的炎症。在一项针对4373篇论文的荟萃分析中，研究人员指出，应用抗呼吸系统或泌尿系统感染的抗生素会使细菌对其产生耐药性，耐药性在治疗后1个月最为显著，但也可持续长达12个月[9]。因此，如果你反复出现耳部、鼻窦或肺部感染，这可能是由于细菌产生了耐药性。

抗生素能有效地治疗细菌感染，但是如果过度使用抗生素，可能会带来更多的问题，因为抗生素杀死了所有的细菌，无论是有益菌还是有害菌。

不幸的是，在过去的30年里，医学界和传统农业都在过度使用抗生素，这导致了肠道内有益菌的系统性损耗。人体内70%的免疫系统都存在于肠道中，我们抵御普通感冒、流感、病毒、癌细胞以及其他疾病的主要保护措施本应来自肠道中的有益菌。当有益菌因为抗生素的使用而逐渐减少时，炎症反应会增加，肠道通透性也会增加，我们感染和罹患疾病的风险就更高。

抗生素常常被用于治疗那些它们并不能治疗的疾病，例如，普通感冒或酵母菌感染。许多儿童耳部感染时应用抗生素治疗无效，原因就是14%~28%的耳部感染是由真菌或酵母菌引起的，而不是细菌[10]。

我们所有人都接触过抗生素，无论是否吃过处方药。农民用抗生素喷洒蔬菜，也给牛和鸡等动物喂抗生素以使它们更强壮。这些抗生素会残留在肉、蛋、蔬菜等当中。我们很难理解，本应保护我们健康的一些机构是如何允许在许多不必要的情况下滥用这些强力药物的。每次我们吃这些喷洒了抗生素的蔬菜时，就在炎症之火中浇上了汽油，这也是为什么所谓的健康食品对我们来说变得并不健康的另一个原因。

抗生素存在的另一个问题是它们会刺激细菌产生生物膜，这是细菌为了保护自己而产生的一种聚合物，这种聚合物可以阻止抗生素触及细菌。2013年，美国疾病控制与预防中心的一份报告显示，仅在美国每年就有超过23000人死于耐药菌感染。生物膜是产生超级细菌或者产生对抗生素具有耐药性细菌的主要原因。美国国立卫生研究院表示，如果一种细菌具有强大的生物膜，那么杀死该细菌所需要的抗生素剂量是标准剂量的100倍。人体内的有害菌存在的时间越长，生物膜形成的可能性就越大。

## 保罗的故事

　　我的朋友保罗在接受了牙科手术后，医生给他开具了抗生素，以免发生感染。不久之后，保罗发现他的健康状况出现了一些令人不快的变化。他开始常常感到腹胀，每4～6周就会患一次感冒，消除疲劳感的时间也越来越长。

　　保罗每况愈下的健康状况使他失去了锻炼的动力，他的体重增加了4.5千克。当他的关节开始持续疼痛时，他认为这是由于缺乏运动引起的。他每天最想做的事情就是待在家里看电视。当他连续2天都待在沙发上不愿离开时，他的妻子送他来到了我的诊室。

　　保罗告诉了我事情的经过，我意识到他疼痛的原因在于关节处的炎症，而这正是由抗生素引起的肠道通透性增加进而导致脂多糖沉积在关节处引起的。保罗没有意识到他所服用的抗生素在他的肠道内引发了生态失调，导致肠道通透性增加，最终脂多糖进入血液并沉积在他的薄弱环节——关节上。

　　经过检测，我们证实保罗体内的脂多糖水平显著提高。尽管保罗不认为他对乳制品或麸质过敏，我还是让他在3周内避免进食这两种食品，看看效果如何。令他惊讶的是，在坚持无麸质、无乳制品、无糖的饮食方案不到3周时，他的关节疼痛就已经减轻，并且他又能开始锻炼了。在6周后，他的体重减轻了。他告诉我："奥布赖恩医生，我终于又找回了自己。当你让我倾听我的身体时，我明白你在说什么了。"

## 压力与生态失调

　　最后一点，生态失调也可能是由压力引起的，此处的"压力"既包括环境暴露（如环境污染、接触化学品、辐射以及低品质且缺乏营养的食物等），也包括日常生活中的压力（如应对不适感）。压力已经成为我们日常生活中的一部分，也难怪我们的微生物群落会一团糟。

　　汉斯·塞利博士首次提出了压力及其对身体的影响，他是匈牙利的一名内科医生，同时拥有有机化学博士学位。20世纪50年代，塞利博士首次提出：肾上腺是我们抵御压力的第一道防线。当我们面对心理或是生理压力时，肾上腺可以让我们以一种健康的方式做出应对。它们负责决定何时激活著名的"战斗、逃跑或恐惧"反应。

当时，塞利博士和其他科学家已经知道我们体内有两个不同的神经系统：交感神经系统和副交感神经系统。当你处于压力状态时，就会开始出现战斗、逃跑或恐惧反应，然后交感神经系统被激活。塞利博士指出，我们的身体和数万年前生活在非洲热带大草原上的我们的祖先是一样的，这意味着我们面对生活中的压力做出的反应跟我们的祖先也一样。举个例子：战斗、逃跑或恐惧反应的生理表现之一就是皮肤血流量减少。当我们的祖先处于紧张的状态时（例如狩猎、与动物搏斗时），交感神经系统占主导地位，皮肤的血流量减少。为什么会这样？因为这样我们就不会在战斗时流血过多。现在把时间快进到如今我们每天充满压力的生活中。当处于交感神经主导状态时（我们大部分时间都处于这种状态），我们皮肤的血流量就会减少。那么这一点是如何体现的？表现为痤疮、银屑病或白癜风。在交感神经支配的状态下，我们身体的每一个系统都可以做出类似的自救和保护反应。但我们不应该24小时全天候都保持这种状态。

我们的祖先面临巨大的压力，需要做出战斗、逃跑或恐惧反应的频率如何呢？并不是很频繁，他们只是偶尔会处于危险之中或需要高度警觉。那时他们生活在热带气候中，一年四季都只有有机食品，这就是我们对含有化学物质的食品及转基因食品会产生应激反应的原因。在冬天，我们的祖先并不需要外套来保暖，所以当我们感到寒冷时，就会施压于体内系统，激活肾上腺反应。

我们应该过一种相对平静的生活，尽可能地不要激活肾上腺反应。在一对肾上腺都非常健康的情况下，每个腺体的大小相当于一个核桃。如果我们一直都处于压力之中，我们的肾上腺会不会变得像心脏一样大呢？

现如今，我们承受着巨大的生活压力，身体几乎一直处于被交感神经支配的状态。在对因病去世的人进行尸检时，我们发现他们的肾上腺完全被过度使用，萎缩到花生的大小。然而，在对死于创伤（如车祸）但没有疾病的同年龄人群进行尸检时发现，他们的肾上腺有核桃那么大。只有花生那么大的萎缩的腺体，怎么能支撑我们疯狂的生活呢？并不能。由于巨大压力破坏了我们体内的应激反应系统，无论健康链条的薄弱环节位于何处，我们都会为此付出代价。

在塞利博士还是一名医学生时，他发现患有不同疾病的患者往往表现出相同的症状和体征。用他的话来说，他们"压力很大"。严重的肾上腺应激反应症状包括站立过快时头晕、即使在阴天也需要戴墨镜、脉率增加、呼吸急促以及反复发作的肌肉紧张等。

后来他发现了一般适应综合征，即身体对外界环境变化产生的一种反应。塞利博士是第一个指出压力可诱发激素水平波动的人。随着时间的推移，如果激素水平波动过度，便可引起身体的变化。他是第一个发现过度的压力会导致身体疲劳并引发疾病的人。对于"压力"，他的定义是，任何能激活交感神经系统的物质，无论是化学性、生理性还是情绪性的。

在 1955 年发表在医学期刊《科学》（Science）上的一篇文章中，塞利博士谈到了压力导致的肾上腺负荷过重是如何对关节炎、脑卒中和心脏病产生影响的。他的研究是在小鼠身上进行的，他展示了通过反复增加压力来改变小鼠的生活环境是如何改变它们身体状况的。一只小鼠在实验室里正常生活。而另一只小鼠则不断地被放在仓鼠轮上，或者被扔进没过头顶的水里，游泳到筋疲力尽。研究结果发现：正常生活的小鼠，毛发非常漂亮；而处于压力中的小鼠看上去很瘦削，只有正常生活小鼠的一半大，并且早早就得病去世了。

塞利博士还明确了肾上腺功能变化的各个阶段。正常的肾上腺反应被称为交感优势。当战斗、逃跑或恐惧反应日复一日地发生时，我们的肾上腺会进入肾上腺疲劳状态。当战斗、逃跑或恐惧反应继续存在时，我们就会从肾上腺疲劳过渡到肾上腺衰竭。当战斗、逃跑或恐惧反应进一步持续存在时，我们就进入了肾上腺耗竭的状态，无法做出反应。此时，我们无法通过应激激素来疏解压力，这就会给我们的身体带来全力的打击。也就是说，当你的生活充满压力、肾上腺已经耗竭时，就需要其他的器官来应对每个特定的压力。对部分人来说，这项工作由甲状腺接管，但紧接着你又开始压榨你的甲状腺，尤其是当甲状腺是你健康链条中的薄弱环节时。如果你体内不能再产生足量可处理糖类的糖皮质激素时，那么就需要由血糖调节系统中的胰腺来收拾残局，胰腺就会通过分泌更多的胰岛素来应对压力。随着时间的推移，你会产生胰岛素抵抗，然后患上糖尿病，你也就此进入了自身免疫性疾病发展谱之中。

我们本应在副交感神经支配的状态下生活，但由于现如今的生活方式，交感神经系统一直处于主导地位。在日常生活中，我们一直处于紧张状态，以至于大多数人，尤其是那些被诊断为自身免疫性疾病的人，经历了从肾上腺疲劳到肾上腺衰竭再到肾上腺耗竭的过程。最后，压力对你的身体造成的损伤越来越大。如果你感到精疲力竭，这就是原因所在。如果一直没有恢复到副交感神经支配的状态，你就会变得非常容易患病，而所患疾病则取决于你健康链条的薄弱环节。

　　整体控制着我们机体对生活压力做出反应的器官是哪个？从上述讨论中你可能很快会想到是肾上腺。而直到 5 年前，医生才开始相信这一点。现在我们知道微生物群落是控制"微生物－肠－脑"轴的"中央计算机"[11]。微生物群落通过脊髓和血流将化学信号发送到大脑。这些信息指导下丘脑如何对感知到的压力做出反应。下丘脑告诉脑垂体，哪些应激源是要优先处理的，然后垂体会向各个器官发布指令，告知其需要分泌的激素。

　　举个例子：今天是 4 月 14 日（在美国，4 月 15 日是联邦政府要求人们提交所得税申报表的截止日期），你还没有准备好你的纳税申报，你的胃里有一种下沉的感觉，醒来时发现自己汗流浃背。同时你可能会注意到，当你尝试着制订一个完成这项工作的方案时，你的脉率在加快。在你的体内，健康的微生物菌群开始起作用。它向下丘脑发送信息，下丘脑向脑垂体发送信息，脑垂体向肾上腺发出信息，以产生更多的糖皮质激素。你需要这些糖皮质激素，因为其含量的增加有助于提神，这样你可以有更多的脑力去熬夜完成你的纳税申报。当你在做纳税申报的时候，你会发现胃部的下沉感已经消失了。你的微生物菌群不再发出压力信息，因为你已经深受应激反应影响，并采取了适当的行动。

　　然而，如果你的微生物菌群失去了平衡，你醒来时伴随的焦虑感就不会消失，在你填写申报表时这种感觉甚至可能加剧。事实上，当你没有适合的微生物群落时，应激反应的严重程度要高出 2.8 倍，并会产生应激激素[12]。

　　你可以通过减轻压力来降低肠道通透性。正如我们在第二章中所了解到的，神经系统的激活增加了肠道的通透性。

　　应激激素使肠道通透性增加，肠道内的脂多糖就会穿过细胞壁进入血液循环，进而刺激更多的免疫细胞，这反过来又向大脑发出信息，产生更多的压力，激活免疫反应，产生更多的炎症。我们的身体被设计成可以像"劳斯莱斯"一样可以顺畅运行，但我们的生活方式却让它们如同"漫步者"一样缓慢行进。

　　所有医生都告诉患者要减少生活中的压力，但我们有孩子、有工作，不可能在一夜之间摆脱生活中的所有压力。如果计划得当，我们可以慢慢减少生活中的压力。然而，当我们调整生活中的压力时，我们还可以加强微生物群落，以便在有压力出现时，我们可以更好应对，迅速恢复。如果你能让你的身体更健康，你的身体就会让你更有效地管理你的压力。

　　举个例子，曾经我的睡眠不是很好，通常每晚只睡 5 个小时。从健康角度来看，我最关心的问题之一就是我的睡眠，因为我知道睡眠对细胞再生至关重要：当你睡觉的时候机体就会进行自我修复，所以如果你不睡觉，就无法很好地恢复。当我的微生物群落平衡后，我的睡眠状况改善了。我现在无须在生活方式上做出任何改变，就可以实实在在地睡上 6 ~ 7 个小时。因为我休息得更好，所以我的身体能更快地恢复，我就可以更好地处理日常生活中的压力。

## 微生物群落在控制脂多糖中的作用

微生物群落可以保护我们免受脂多糖的侵害，脂多糖对免疫系统的健康而言是有害的。在关于不健康的微生物群落可能对身体产生的各种影响中，脂多糖是被研究最多的，同时也是最具破坏性的。微生物群落的主要工作之一是控制脂多糖。当我们失去了微生物群落中有益菌的保护性优势时，产生的脂多糖量对身体来说是超负荷的，这就会引起炎症。

健康微生物群落的一个基本特征是它能产生抑菌素——一种能杀死有害菌的酶。当今的生活习惯或抗生素的使用所导致的肠道内微生物群落的生态失衡，引起了脂多糖的猖獗增加。现在你的肠道里如同一团乱麻，脂多糖穿透肠壁，引发全身炎症级联反应。那么我们该如何防止这种情况的发生呢？答案就是重建一个健康的微生物群落。

## 建立一个健康的微生物群落

最近在一次采访中我被问到这样一个问题："如果想要专注于保持健康，你最需要做的一件事是什么？"

我的建议是专注于建立一个更加健康的微生物群落。所有易于实现的小步骤叠加起来将会创造一个健康的微生物群落。没有什么比身体功能更重要的了，微生物群落有着绝对的控制权。没有什么比微生物群落更能影响你的组织和器官，它简直就是大魔法师。

幸运的是，微生物群落很容易重新达到平衡。只需调整一两天的饮食，就可以开始改变并减轻生态失调。最重要的是，避免吃你敏感的食物。当你对食物敏感时，免疫系统会在肠道中产生炎症级联反应。即使你吃的时候不觉得难受，但你所吃的每一口食物都可能对你的肠道菌群产生有害的影响。炎症级联反应杀死了有益菌，致病菌开始大量繁殖，使肠道环境失去平衡。例如，一项针对乳糜泻儿童的研究表明，39% 的儿童肠道内存在异常的细菌生长，其中许多细菌以前从未在人类体内发现过（图 3-2）。当停止进食含麸质的食物 2 年后，81% 的孩子体内未知的细菌消失了[13]。这表明，当你把那些你会产生反应的食物（首先是麸质、乳制品和糖）从饮食中去掉，将会对你的微生物群落产生积极的影响。

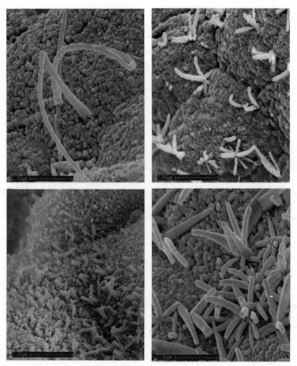

图 3-2　杆状细菌以前是人类所未知的，但经常出现在乳糜泻儿童体内

经允许摘自 Macmillan Publishers Ltd: The American Journal of Gastroentology,2004.

## 方法 1：选择有助于健康菌群形成的食物

有助于健康菌群形成的食物分为以下 4 类。

1. **富含多酚的食物——色彩丰富且富含纤维的水果和蔬菜**。多酚是在颜色鲜艳的水果和蔬菜中发现的微量元素，对微生物群落非常有益[14]。你可能听说过红葡萄酒中含有的白藜芦醇，以及黑巧克力或绿茶的益处。这些食物的诸多益处正是由多酚带来的。多酚含量高的那些水果和蔬菜通体都是深色的。虽然茄子的外皮颜色很深，但果肉是白色的，所以它并不是一种多酚含量高的食物。深色绿叶蔬菜，如菠菜或羽衣甘蓝，是最佳选择。

　　研究表明，多酚和微生物群落之间的干预是双向的：肠道微生物会影响多酚的吸收，而多酚则会影响细菌的生长，这些细菌可以使心血管疾病的发病率降低75%[15]。2003年，《英国医学杂志》（ *British Medical Journal* ）发表了一篇题为《一项可将心血管疾病减少80%以上的策略》的论文。这篇论文的作者们做了一项荟萃分析，汇总了不同药物的益处，最后得出结论：由1种可降低胆固醇的他汀类药物、3种降压药、1种婴儿用阿司匹林以及叶酸组成的"复合制剂"可以将心血管疾病的风险降低80%以上。这篇文章刊登在全国大多数报纸的头版。更有趣的是，作者们已经为这种复合制剂申请了专利。8个月后，又有一篇论文发表在《英国医学杂志》上，题为《复合饮食：一种更天然、更安全且可能更味美（与复合制剂相比）的方法，可将心血管疾病风险降低75%以上》。通过同样的逻辑分析，研究人员证明，每周吃4次冷水鱼，同时每天吃黑巧克力、大蒜、杏仁、蔬菜和红葡萄酒等富含多酚类食物，可以将患心血管疾病的风险降低75%。无心血管疾病的预期寿命在男性和女性中分别增加了9年和8.9年[16]。

　　在第七章，你将会得到关于在日常饮食中添加多酚的完整指导，包括富含绿色蔬菜以及爽脆且颜色鲜艳的十字花科蔬菜的沙拉。正是这些蔬菜中的不溶性膳食纤维使细菌茁壮成长，促使身体变得纤瘦而健康。其他富含多酚的食物也可以每天食用，但要适量，例如，新鲜的大蒜、新鲜的未加工杏仁和含70%或更多可可的黑巧克力。可可已被证明可以通过增加有益菌的相对丰度对微生物群落产生影响，使微生物群落更有利于健康[17]。更重要的是，人们认为巧克力可以改善肠道免疫状态，降低IgA[18]。

## 来吧，天天吃巧克力

　　每天吃一点黑巧克力可以增加多酚和益生元的摄入量。拿一块最好的黑巧克力（至少含70%的可可）放在舌头上或舌头下。别让它碰到你的牙齿。让它待在那里而不去咀嚼，这样它就可以在你的嘴里慢慢熔化。通过这种方式，你会满足你的味蕾，并将"这里有巧克力"的信息经口腔丘脑束（从口腔直达大脑的通道）传送到你的大脑。巧克力能刺激内啡肽和脑啡肽的产生。在刺激大脑中的愉悦感传感器方面，内啡肽和脑啡肽比吗啡强200倍。

> 每天吃一块巧克力，让它在嘴里熔化2分钟，你可能会很有满足感。如果你想要更多的满足感，那就再来一块，每人2块巧克力足矣。这样，你就可以每天都吃黑巧克力，而不会增加体重，也不会引起血糖失衡。

**2. 正确的碳水化合物**。避免加工过的碳水化合物，例如，薯片、薯条、面包、白米饭、曲奇、薄脆饼干、其他甜点和糖等。这些食物会使你的身体长期处于饥饿、新陈代谢受损以及储存脂肪的模式。这些食物还有增加肠道通透性的风险，并可能改变微生物群落组成，破坏有益菌和有害菌之间的平衡。

与之相反，吃正确的碳水化合物实际上可以通过增加有益菌来减轻体重。2006年，微生物学家赵立平博士在自己身上进行了一项实验，以复制在小鼠身上发现的肥胖和微生物群落之间的联系。当时，赵大夫体重超标，健康状况不佳。他采用的饮食包括全谷物（糙米）和两种传统中医药膳（山药和苦瓜）。山药和苦瓜都含有一种特殊的难以消化的碳水化合物（一种益生元，可以促进有益菌普氏粪杆菌的形成）。他监测了自己的体重变化以及微生物群落情况。2年后，通过体内有益菌的恢复，他总共减掉了19.8千克[19]。2016年，在伦敦国王学院双胞胎和遗传流行病学研究部门的一项研究中，发现吃同样的食物后产生的细菌（普氏粪杆菌）可显著降低人体脆弱程度[20]。人体脆弱程度是评估整体健康状况欠佳的一个有效指标，该指标描述了生理储备能力丧失和对抵抗压力能力降低的程度。

含有人工甜味剂的碳水化合物会促进肠道有害菌生长，导致肥胖。一项研究指出，糖精可以改变肠道中115种不同途径的功能，导致肥胖，其原因在于微生物群落可以控制人体的葡萄糖耐量。在消化过程中那些帮助消化糖精的细菌把能量转化为身体脂肪，并改变肠道菌群[21]。

**3. 草饲红肉和健康脂肪**。当你食用健康脂肪（如牛油果、橄榄油、椰子油、坚果、鱼、散养家禽和草饲牛肉所提供的脂肪）时，我们没有发现脂筏转运（我们在第二章中讨论过）的证据，而脂多糖正是通过脂筏转运进入血液的。在第七章，你将了解到更多关于如何在我们的饮食方案中选择健康脂肪的内容。

**4. 发酵食品**。100年前，人们认为酸奶对健康是有益的，但却并不知道为什么。现在我们知道这是因为牛奶中的细菌发酵了：每当你喝酸奶的时候，你就会得到一些有益菌。然而，因为很多人对乳制品敏感，同时因为大多数零售商出售的巴氏杀菌酸奶到达你手中时，品质都已不保并且有益菌含量也很低，所以我们可以选择发酵蔬菜和饮品［如开菲尔（一种发酵牛奶）、KeVita（一种发酵椰汁）和康普茶（一种发酵茶）］，以促进肠道有益菌的生长。

发酵食品是指那些在其内或在其表面有细菌生长的食物，这些食物中的有益菌能够吸收多种毒素和重金属。古老的发酵方法可从食物中"解锁"营养物质，分解一些淀粉，并在你吃的每一口食物中添加有益的细菌和酶。发酵食品是比非处方益生菌更好的选择，可以提供更多种类、更多数量的有益菌。一份发酵食品相当于一整瓶高效益生菌。每天你只需要吃一点点发酵蔬菜，比如一勺德国酸菜或韩国泡菜，它们的原料都是白菜。你可以购买发酵的蔬菜，或者按照第十章的食谱自己进行制作。如果你在吃了发酵蔬菜后发现有排气或是腹胀情况，那么这就是生态失调（肠道异常细菌过多）的生物标志。这并不意味着发酵食品对你有害，而是说明你应该减少用量。在你的沙拉中加入沙拉酱的同时加 1 汤匙酸菜汁，这样味道就不那么强烈了。第 2 周时每天尝试加 2 汤匙。这是一个过渡的例子——你正在准确地评估身体目前的功能状况，并使其朝着更好的方向前进。

## 方法 2：选择益生菌

益生菌是指肠道内的有益菌。对于一个健康的微生物群落来说，肠道中的大部分细菌应该是益生菌。益生菌的类型有成千上万种，每一种都根据它的属（例如乳酸菌）、种（例如鼠李糖）和菌株名称（通常是字母或数字的组合）来进行定义。

目前益生菌的使用仍处于初级阶段，尚不清楚如何使用它们来创造一个更健康的微生物群落。我们确实知道益生菌可以通过保持肠道环境健康使免疫功能平衡，减少炎症反应。它们可以作为营养素，增加肠道内的有益菌，减少有害菌。它们还可以治疗肠道通透性的增加。

益生菌在与高膳食纤维的饮食相结合时最有效，后者指每天摄入很多蔬菜的饮食。植物纤维对丁酸的生成至关重要，而丁酸是体内生成速度最快的细胞——肠道黏膜上皮细胞的原料。这是一个重要的概念，也是我不鼓励服用纤维营养素的原因，因为我从未见过有关纤维营养素可以增加丁酸含量的研究。正确的纤维可以作为一种养料，促进微生物群落中益生菌的生长和增殖。此外，由于益生菌与消化系统之间的相互作用，每一种菌株在特定的肠道环境中都有不同的表现。这意味着一种益生菌并不适用于所有人。为了找到最适合你的，可以选择广谱、高效的益生菌。"广谱"意味着它含有多种益生菌。你可以尝试不同的搭配来找到最适合你的。第五章中的测试结果可以指导你根据自己的不足进行益生菌的选择。

在购买益生菌时，请遵循国际益生菌和益生元科学协会的指导。他们建议你在包装上寻找以下关于益生菌成分的信息。

- 菌株
- 每份食物中有多少活微生物？产品什么时候到期？产品的包装应能保证保鲜期或保质期期间活菌的有效水平
- 建议用量
- 对于健康的益处
- 适合的储存条件
- 公司联系方式

# 萨曼莎的故事
## 第三部分

我的患者萨曼莎在青春期为治疗痤疮而接受的抗生素和其他药物，对她体内的微生物群落产生了直接的影响。后来，在治疗系统性红斑狼疮期间，激素和化疗药物把她的微生物群落推到了危险的边缘。当我遇到萨曼莎的时候，她的压力很大，这也加剧了这个问题。除了食物敏感所造成的不适外，她还经常感到腹胀，这是肠道微生物群落失衡的直接结果。虽然她并不是真的超重，但她告诉我，她总是感觉自己很重，几乎是笨重。

我对萨曼莎实施了一项简单的计划，即在她的饮食中加入发酵食品。我告诉她并不需要食用很多，每天只需要一点点。对于发酵食品来说，太多就会过量，太少则毫无帮助。成人通常食用的起始量是每天1汤匙，可以交替着选择发酵食品：一天德国酸菜，一天韩国泡菜，一天味噌汤，等等。

萨曼莎对发酵食品反应良好。当我问她感觉如何时，她告诉我："我每天午餐时吃半杯德国酸菜，它对我很有帮助，也很有营养，在某种程度上还能排毒。这让我能够慢慢地在我的饮食中添加我以前不能吃的食物。现在我的肠胃功能更加平衡了，我又可以吃某些水果而不再感到腹痛或腹胀了。我的朋友们发现我的身材失去了一些曲线，但我觉得更轻松了。"

我还建议萨曼莎配合服用益生元。益生元和益生菌有助于在肠道内创造一个碱性环境，以减少炎症反应。

## 方法 3：选择益生元

即使是最好的饮食方案也可能会引起问题，例如，无麸质饮食就可能会引起生态失调。当你接受无麸质饮食时，就意味着你在饮食中去掉了许多有益菌生长所必需的碳水化合物。不含麸质的食物中不含健康的益生元，除非你用益生元来代替麸质，否则你实际上是在让自己的细菌挨饿。

益生元是食物中的一种成分，不能被人体消化，但可以被有益菌利用，帮助有益菌发挥作用。巧克力或可可被认为是富含多酚的益生元[22]。

# 接下来的内容

既然你已经了解了影响免疫系统的各种因素，那么现在我们可以看一下你可能正在面临的健康问题了，即使它们可能还处在自身免疫性疾病发展谱的起始阶段。第四章有两个小测试——别担心，它们很有趣。我们的首要目标是明确你的体内正在发生什么，并且我们越早做到这一点越好。然后你将了解如何在诊断为疾病之前阻止损伤的发展。第四章中的测试对于你将如何取得最佳的治疗效果至关重要。

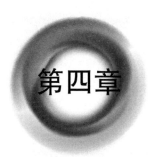

# 第四章

# 明确你在自身免疫性疾病发展谱中所处的位置

想要明确你是否已经处于自身免疫性疾病发展谱上，以及是否正在形成肠漏，第一步要做的就是评估你当前的健康状况。我所推荐的评估方法是基于功能医学的。这一点很重要，因为并不是所有的健康评估都能起到同样的作用。

我认为功能医学方法是解决健康问题最全面的方式。功能医学通过系统导向的方法来研究疾病的根本原因，这意味着我们要评估你体内的每一个系统，明确其是否对健康问题产生影响。为此，我们努力在患者和医生之间建立一种全面的合作伙伴关系。通过这种方式，我们就可以同时治疗疾病的"标"和"本"。例如，我在功能医学研究院的工作就是教授肠道通透性增加（肠漏）的相关内容——它的成因、诱发因素以及解决方法。

功能医学从业者包括针灸师、心脏病学家、脊椎指压治疗师、心理学家、营养学家和内分泌学家等。无论你的医疗服务提供者最初的专业领域是什么，他们都可以接受功能医学方面的培训。这方面的培训将教会他们倾听患者的既往史和家族史，并寻找基因、环境和生活方式三种因素之间的相互作用，这些因素可能引起健康问题并导致复杂的慢性病。通过将以疾病为中心（治疗疾病的症状）转变为以患者为中心，功能医学针对的是患者整体，而不仅仅是一组孤立的症状。

功能医学和常规医学之间的差异正如同在乘坐飞机的不同阶段所看到的景色之

间的差异。当你刚开始坐在飞机上的时候，你可能会看向窗外。你能看到的就是你旁边登机口的那架飞机，也可能会看到行李搬运工在把行李扔到传送带上。总之，你的视野是有限的，除了眼前的这些你看不到其他的。你有限的视野正代表了常规医学——专家和学者们有他们各自擅长的专业领域，比如心脏病学、儿科学、内科学、精神病学等。这些医生在观察他们的专业和领域时，看到的就是他们眼前的事物。

但是当飞机离开登机口时，你再从窗户往外看，就可以看到跑道了。也许现在是秋天，刚刚经过的跑道旁的树叶开始变黄。当飞机起飞的时候，你会注意到机场外面有一片你之前看不到的森林。哦，快看，还有一个湖泊，还有远处的天际线。当飞机爬升到空中时，你的视野不断扩大，你会看到更广阔的画面。最后，在巡航高度，你将拥有我所说的30000英尺的视野。现在你可以观察地形了。你对眼前的事物有了一个总体的了解。这就是功能医学：通过30000英尺高的视野观察患者当前的机体功能状况或是功能的欠缺，并找到问题的根源。

功能医学使我们能够以一种比常规医学更全面的方式来看待自身免疫。同样的症状可能源于许多不同的原因。例如，肠道通透性增加可能是由慢性便秘引起的，但为什么会出现慢性便秘呢？对某些人来说，便秘可能是由一个简单而明显的原因引起的，例如对食物敏感。对另一些人来说，他们过去可能受到过身体或情感上的折磨，体内持续不断地产生大量的应激激素，导致肠道紧张，从而引起长期便秘。然而对其他一些人来说，童年时期使用抗生素治疗复发性耳部感染的经历，可能导致了肠道微生物群落功能不良，即缺乏丁酸，导致结肠运动欠佳。如果我们用缓泻药治疗便秘，这在短期内是有效的，但导致便秘的根本原因仍然存在，并且随着时间的推移肠道中可能产生更严重的症状。

在自身免疫性疾病发展谱的另一端是疾病，这也可以从功能医学的角度来解释。如果你被诊断患有自身免疫性甲状腺病，比如桥本甲状腺炎，那么常规的治疗方法很可能包括应用甲状腺激素，以缓解甲状腺功能不良的症状。额外补充的激素确实可能对改善你的症状有帮助，但通常不会首先解决导致甲状腺功能障碍的根本原因。

功能医学可以从日常生活的角度解决你的健康问题，例如，从日常生活的角度分析导致你甲状腺出现问题甚至使甲状腺无法正常工作的原因。通过挖掘甲状腺问题背后的原因，我们可能会发现几种不同的导致甲状腺功能障碍的原因，并且每一种都是可以解决的。

- 麸质敏感。研究发现，被诊断患有桥本甲状腺炎的患者中有 43% 也对麸质敏感[1]。食用含有麸质的食物可能使自身免疫性疾病之火越燃越旺。一旦饮食中不再有麸质，你的甲状腺功能就可能会恢复，而不需要额外的激素治疗

- 对氯（甚至仅仅是饮用水中的微量氯）的敏感性。经过多年的氯积累后，不仅会显著影响甲状腺功能[2]，也会影响胎儿、婴儿、幼儿的大脑发育[3]。如果你发现自己对氯敏感，一些小小的生活方式调整就可以帮助你的甲状腺更好地工作，比如安装一个饮用水氯过滤器，或者在淋浴喷头上安装一个氯过滤器。在用热水淋浴时，我们会吸入水蒸气，此时氯就会直接通过肺进入血液

- 因核辐射，而暴露在少量 $^{131}I$ 中。在美国已经进行了 1054 次核试验（包括 216 次大气、水下和太空试验），这些实验无意中使许多 1946 年以后出生的美国人患桥本甲状腺炎以及最终患甲状腺癌的风险升高[4]。在苏联的切尔诺贝利也有过核辐射暴露，最近的核辐射暴露则是发生在日本的福岛。大气中少量的 $^{131}I$（核辐射性微尘）属于环境诱发因素，可以促使自身免疫性甲状腺病的发展。如果这是导致你出现健康问题的原因，那么排毒方案对你来说是有益的，可降低你体内升高的碘水平

## 认清现实!

当我问我的患者他们的感受时，大多数人会说："还好。"然后我问："你的精力怎么样？"他们仍然说："还好。"然后我会问我最喜欢的问题："如果 10 分是你认为你应该拥有的精力，5 分是这个程度的一半，那么 1 ~ 10 分之间，你给自己打几分？先等一下，打分时要除外意志力的因素，你现在打几分？"

当我让他们去除意志力因素时，他们脸上的表情令人吃惊。他们脸上的微笑消失了，因为事实证明他们的得分通常是 5 分或更少。这并不是很好。拥有你认为你应该拥有的精力的一半是你需要认清的现实。此时你已经开始步入自身免疫性疾病发展谱了。

所以当你填写这一章的测试时，不要满足于"还好"。

了解各种疾病的病因有时会让人头大。这就是为什么作为一名患者，要对自己

有一个宏观的认识，并且在你的医疗团队中应该有一位功能医学医生，他可以在特定领域为你提供帮助。你必须首先确定问题的根源，以便彻底解决问题，而不是暂时缓解症状。

# 准备好做出改变了吗?

我知道做出改变不容易，但也不是不可能。我们的转变方案中生活方式的改变需要承诺和耐心。我们都想要变得更健康，我们也知道为了变得更健康必须得做些什么。你购买了这本书（谢谢你！），可能是因为你的生活中有些事情有点不对劲。请记住，改变是一个持续的过程。

20多年前，酗酒研究人员卡洛·C.迪克莱门特博士和詹姆斯·O.普罗查斯卡博士引入了一种模型，以帮助专业人士了解他们有成瘾问题的研究对象，并促使他们的研究对象做出改变。他们的模型并不是基于抽象的理论，而是基于对人们如何改变生活方式行为（尤其是吸烟、暴饮暴食和酗酒）的个体观察。功能医学医生也会使用这个模型，因为它与改变生活方式非常相关，可以促进健康。

在他们的著作《改变，为更好的自己》（*Changing for Good*）中，迪克莱门特博士、普罗查斯卡博士和约翰·C.诺克罗斯博士描述了他们对1000多人进行研究后得出的结论，这些研究对象不需要心理治疗就能积极地、永久地改变自己的生活方式。他们发现，改变并不是取决于运气或意志力，而是一个可以由任何理解其工作原理的人成功实现的过程。一旦你确定了你所处的变化阶段，你就可以创造一种可以发生积极变化的氛围，保持动力，将挫折转化为进步，并使你新的有益的习惯成为你生活中永久的一部分。

做出改变的五个阶段如下。

- 无打算阶段。在这个阶段，人们甚至不会考虑改变自己的行为。他们还没有意识到他们的生活方式会影响他们的健康
- 打算转变阶段。在这个阶段，人们愿意考虑他们可能存在健康问题，此时有做出改变的愿望。然而，在此阶段，人们往往是非常矛盾的，他们在观望。如果一个人表现出了怀疑（"我不相信这个，但我愿意了解更多的信息"）而不是玩世不恭（"我不相信，这是不真的"），我可以判断他（她）最终会获得成功。思考让他们正在朝着正确的方向，即向做出改变的方向前进，但

这并不是一种承诺

- 准备转变阶段。在这个阶段，人们将在不久的将来做出认真的尝试，以改变他们的生活方式。他们已经准备好并承诺采取行动，因为他们已经获得了足够的信息（通过阅读本书以及完成本章中的测试），现在他们相信行为的改变可以改善他们的健康状况

- 行动阶段。在这个阶段，人们将计划付诸行动，通过转变方案改变他们的饮食习惯。几周后，他们开始看到效果，并感受到健康方面的积极变化

- 保持/巩固阶段。我总是告诉我的患者，人类在发现一些做法是正确的之后，却会又停止继续做下去，地球上人类是唯一会这样做的物种。改变需要随着时间的推移建立一种新的行为模式并坚持下去。当你感觉很棒的时候，你会忍不住想吃一块生日蛋糕或蓝莓松饼，这很正常。然而，当你吃了之后，我敢打赌你不会再感觉这么好了。搞砸了又回归旧的习惯，这是人之本性。之后我们感觉很糟，再次回到正轨，又会感觉好些了。当你一次又一次地摔倒了再爬起来之后，生日蛋糕的诱惑（"我就吃一口"）就会消失。在坚持了6个月的新生活方式后，研究人员发现，旧的生活习惯已不再会构成严重的危险或威胁

## "准备做出改变"的测试

"准备做出改变"的测试（见下页）可以帮助确定你是否真的准备好了开始做出改变。这个测试可以让你评估你想要改善健康状况的渴望程度、接受度和承诺力度。

我们通常认为我们将尽一切努力保持健康，但事实上并非如此。你可能想要变得更健康，但却在前面提到的"打算转变阶段"停滞不前。要想在这个计划中取得成功，你的意愿需要与你的决心保持一致。如果你能积极地回答这些问题，你就知道你已经准备好做出改变了。如果你的答案显示出你并不情愿，你则需要探究是什么原因阻碍了你。

我的许多患者发现自己处于自身免疫性疾病发展谱时，他们就不再犹豫，而是坚定地加入了这个计划中。对我来说，当我发现我的大脑中有3种抗体的水平升高时我就不再犹豫了。虽然我非常惊讶，但我明白这些抗体水平的升高有可能导致多发性硬化、脑萎缩和小脑变性等。

请回答下面的问题，选择最接近你现在感受的答案。然后你就可以了解到，对

于这些可以改善健康状况的最佳做法，你的常见反应是什么。

## "准备做出改变"的测试

为了改善你的健康状况，你愿意做以下事情吗？

在饮食方面做出显著改变
_____ 非常愿意
_____ 比较愿意
_____ 都可以
_____ 不太愿意
_____ 根本不愿意

每天服用营养素
_____ 非常愿意
_____ 比较愿意
_____ 都可以
_____ 不太愿意
_____ 根本不愿意

记录你每天的饮食情况
_____ 非常愿意
_____ 比较愿意
_____ 都可以
_____ 不太愿意
_____ 根本不愿意

定期参加锻炼

_____ 非常愿意
_____ 比较愿意

_____ 都可以
_____ 不太愿意
_____ 根本不愿意

改变你的生活方式——例如工作要求
_____ 非常愿意
_____ 比较愿意
_____ 都可以
_____ 不太愿意
_____ 根本不愿意

改善睡眠习惯
_____ 非常愿意
_____ 比较愿意
_____ 都可以
_____ 不太愿意
_____ 根本不愿意

练习放松技巧
_____ 非常愿意
_____ 比较愿意
_____ 都可以
_____ 不太愿意
_____ 根本不愿意

你对自己制订和实施健康相关计划　　_____ 比较支持
的能力有多大信心?　　　　　　　　_____ 一般
　　_____ 很有信心　　　　　　　　_____ 不太支持
　　_____ 比较有信心　　　　　　　_____ 根本不支持

你生活中的重要人物对你做出这些
改变的支持程度如何?
　　_____ 非常支持

# 你是否处于自身免疫性疾病发展谱中

自身免疫对机体的影响因人而异, 这取决于你的健康链条上的薄弱环节在哪里。有超过 300 种疾病与自身免疫相关（见第一章）, 但是如果你处于自身免疫性疾病发展谱的早期阶段, 你可能还没有任何症状。第 88 页的小测试重点提到了可以引起自身免疫级联反应最常见的炎症症状。在这个小测试中, 你将解读自身的感受。你需要关注在健康方面出现的微小变化, 因为它们通常是更严重的健康问题的警示信号。请记住, 即使你的症状很轻微, 你也可能已经处于自身免疫性疾病发展谱之中。例如, 在阿尔茨海默病发展过程中的前 20 多年里, 人们并没有"感觉到"疾病的存在。

我的朋友亚历克斯最近给我发了以下这封电子邮件, 他完美地总结了他的"无打算阶段", 以及识别体内失衡的细微指标的重要性。

奥布赖恩, 在过去的 3 周, 我开始注意到我的身体有些不对劲, 并且出现了胸痛。每年体检我和医生都在推测我的问题是出在肠胃还是心脏, 所以我的医生化验了我的胆固醇和甘油三酯, 但它们都是正常的。（仅供参考, 在致命性心脏病患者中, 有 50% 的人胆固醇含量并不高, 那么为什么医生只把胆固醇作为心脏病高风险的标志物呢？）

2 周前, 当我和我的孩子们在拉斯维加斯时, 我发现自己从酒店走到汽车上有些费力。慢慢地, 当我搬运行李的时候, 胸痛开始了, 我不得不坐下来休息几分钟。在周末, 我确保自己的活动范围小一些, 尽可能坐着。当周末结束的时候, 我在搬运我的行李时感到强烈的胸痛。我不得不坐上一段时间。

上周一打高尔夫球时，我一直感到胸痛，但我努力坚持打了一段时间，并且打得很好。我一直认为是肠胃出了问题。但是接下来在上周日的晚上我又感觉有点不舒服。星期二凌晨 3 点 30 分，我从睡梦中醒来，胸痛得很厉害。我给内科医生打了电话，医生让我尽快赶到医院。我坐上车，一路闯着红灯，大约 5 分钟就狂奔到了医院，把车停在急诊门口，请求马上就诊。

他们带我去见急诊医生，医生给了我一个贴着硝酸甘油标签的药，服用后疼痛逐渐消失。但之后疼痛又出现了，我想："发生了什么事？"我意识到我一直否认自己有心脏问题。"我不可能有心脏问题。我很肯定。"他们给我用了另一种药物，是抗凝的，然后把我送进了病房。他们安排我做血管造影。当我感觉自己的心脏要跳出身体时，我变得很不耐烦。然后我就开始祷告，臣服于神秘力量，并一遍又一遍地重复着我的祈祷。当他们把我推进手术室时，我听到了身后传来安德烈·波切利的歌声。搞什么啊！！不知怎的，我完全放弃了，如果我死了，那就是上天注定的，就这样吧。

整个手术过程中我都是清醒的。1 个小时后，医生告诉我，他们发现我的心脏有一条主要的动脉被堵塞了 99.9%。这也许可以解释为什么在过去的 48 小时里，我从一个房间走到另一个房间都觉得很困难。他们通过血管成形术置入支架，以使动脉重新开放。在接下来的 1 个小时左右，我能感受到自己的心脏，并且在想："他们做得对吗？"

过了一会儿，我开始感觉到血液再次流动了。下午 5 点出院回家后，我感觉自己好多了，好像我身体里一个狭窄的地方被冲开了。

所以这次差一点点就变成心脏病发作了，他们称之为"心脏事件"。我将接受一系列的药物治疗，其中一些可能需要长期服用。

我现在需要重新评估我的健康生活，并感激我所拥有的一切。但这次的事件是一个警钟，似乎我的生活中经常需要这样的警钟。我一直在想，我无数次觉得你是个讨厌的人，但其实你一直在努力挽救我的生命。


那么我想告诉亚历克斯什么呢？我试着教他识别当处于自身免疫性疾病发展谱时身体发出的微小信息，但由于他还是处于将信将疑的"无打算阶段"，他拒绝听我的，也不愿意听他的身体在说什么。如果他以前做过这些简单的测试，然后通过正确的检查来证实，他就会发现炎症正在拉扯着他的健康链条上的薄弱环节，即他的心脏血管。

下面这个全面且易懂的测试将告诉你：你的薄弱环节在哪里，以及你在自身免疫性疾病发展谱中的位置。这个测试来自功能医学研究院。这与我给患者所做的测试是一样的。请尽最大努力来回答这些问题。根据你最近几个月的感受，用这个量表对下列症状进行评分。

---

0 没有或几乎没有症状

1 偶尔有，症状并不严重

2 偶尔有，症状严重

3 经常有，症状不严重

4 经常有，症状严重

---

## 医学症状测试

头

_____ 头痛

_____ 晕厥

_____ 头晕

_____ 失眠

_____ **合计得分**

耳

_____ 耳部痒感

_____ 耳痛，耳部感染

_____ 耳内流液

_____ 耳鸣，听力受损

_____ **合计得分**

鼻

_____ 鼻塞

_____ 鼻窦问题

_____ 花粉过敏

_____ 打喷嚏

_____ 鼻涕过多

_____ **合计得分**

眼

_____ 流泪或眼部痒感

_____ 眼睑肿胀、发红或黏腻感

_____ 眼袋或黑眼圈

_____ 视物模糊或视野狭窄（不包括近视或远视）

_____ **合计得分**

肺

_____ 胸闷

_____ 哮喘，支气管炎

_____ 呼吸急促

_____ 呼吸困难

**_____ 合计得分**

口 / 咽

_____ 慢性咳嗽

_____ 干呕，经常需要清嗓子

_____ 喉咙痛，声音嘶哑，失声

_____ 舌头、牙龈、嘴唇肿胀或变色

_____ 口腔溃疡

**_____ 合计得分**

消化道

_____ 恶心，呕吐

_____ 腹泻

_____ 便秘

_____ 饱胀感

_____ 打嗝，嗳气

_____ 胃灼热

_____ 胃痛

**_____ 合计得分**

皮肤

_____ 痤疮

_____ 荨麻疹，皮肤干燥

_____ 脱发

_____ 潮红，潮热

_____ 多汗

**_____ 合计得分**

心脏

_____ 心律不齐或心脏漏搏

_____ 心动过速或心跳剧烈

_____ 胸痛

**_____ 合计得分**

体重

_____ 暴饮暴食

_____ 渴望特定食物

_____ 超重

_____ 强迫性进食

_____ 水潴留

_____ 体重过轻

**_____ 合计得分**

关节 / 肌肉

_____ 关节疼痛

_____ 关节炎

_____ 僵硬或活动受限

_____ 肌肉疼痛

_____ 虚弱感或疲惫感

**_____ 合计得分**

精力 / 活力

_____ 疲劳感 / 懈怠感

_____ 冷漠 / 嗜睡

_____ 多动

_____ 躁动不安

**_____ 合计得分**

思维 / 精神

_____ 记忆力差

_____ 困惑 / 理解力差

_____ 注意力不集中      _____ 愤怒，烦躁，有攻击性

_____ 身体协调能力差      _____ 抑郁

_____ 决策困难      _____ **合计得分**

_____ 口吃或结巴

_____ 言语不清      其他方面

_____ 学习障碍      _____ 经常生病

_____ **合计得分**      _____ 尿频或尿急

     _____ 生殖器瘙痒或阴道分泌物多

情绪      _____ **合计得分**

_____ 情绪波动

_____ 焦虑，恐惧，紧张      _____ **总分**

# 查看你的测试结果

计算测试中每个类别的得分，然后把这些分数加起来，得到一个最终得分。总分小于 10 分是最佳的，超过 40 分说明有明显的炎症在牵拉你的健康链条。得分最高的类别即可能是你健康链条中的薄弱环节。

# 画出你的时间轴

功能医学检查涵盖了你健康的每一个细节——你的出生情况，婴儿期、童年期和青年期的健康状况，疫苗接种史，发热史，抗生素使用史，等等。功能医学检查包括所有可能对今天的"你"产生影响的每件事情。当你研究如何阻止你体内正在发生的发病机制时，到目前为止你所经历过的一切是非常关键的信息，可能对于制订一个独特而理想的计划以逆转自身免疫性疾病发展谱非常有意义。

我会给我的每一位患者画出一个时间轴，这样我们就可以很容易地想象出患者体内失衡的发展过程。很多时候，一个有着自身免疫性疾病症状的成人来到我的诊室时，我们可以追溯到他很小的时候的第一个症状。了解你的时间轴可以让你明确自己在自身免疫性疾病发展谱上的位置，你会发现早期症状是如何随着时间的推移而逐渐发展的。当患者意识到这一切是如何联系在一起时，他们通常会瞠目结舌。

他们目前的健康问题早在许多年前就开始出现了。

在我的诊室里，当患者做了本书中第 88 页的医学症状测试后，他们会填写一份 26 页的问卷，此时我的诊疗工作才正式开始。问卷中的问题不仅涵盖了他们的既往史和现病史，也包括他们的家族史，因为遗传学是理解疾病的关键。患者会列出他们目前和过去的饮食、人际关系和情绪状态。然后我从问卷中提炼数据，创建一个时间轴。当我的患者看到他们的健康问题是如何在时间轴上显示出来的时候，他们就会明白他们的炎症症状是如何随着时间的推移而发展的，以及这些症状之间是如何相互联系的。向他们展示这个时间轴是赋予患者权利的最好方式之一，因为他们可以认识到，如果他们承诺改变生活方式，正如同我们后面在转变方案中将要讨论的，那么治愈疾病就是可能的。

你可以画出一个完整的时间轴，然后找到一个功能医学医生，他们知道如何针对你和你的时间轴做出处理。访问 LivingMatrix.com/TheAutoImmuneFix 获得更多信息，以便为你的家人画出属于自己的时间轴，并通过 theDr.com 找到一个功能医学医生。

### 我的时间轴

你可以根据表 4-1 列出的内容来画出自己的时间轴。首先，填写你从前面的医学症状测试中发现的症状。看看你是否能够确定症状是什么时候开始的，以及随着时间它们是如何变化的。然后，把注意力转移到任何慢性或反复出现的症状上，或者让你烦恼的小毛病上。通过医学症状测试所得的答案可以指引你去探索相应的健康问题。请努力回忆你最初、最细微的症状是何时发生的。

然后再回想一下你的青少年时期，将每一个重大或轻微的生理或心理的健康变化在时间轴上记录下来，同也记录下你每次应对健康问题所采取的措施。你也可以向你的亲戚打听一下，他们是否了解你母亲怀孕和分娩的情况。一些关键事件很快就会浮现在你的脑海中，比如耳部感染、反复发作的链球菌性咽炎或扁桃体切除。

如果表格中的空间不够，你可以把表格抄到本子上。

#### 表 4-1　记录关键事件

| 年龄 | 关键事件 | 治疗及预后 |
|---|---|---|
|  |  |  |
|  |  |  |
|  |  |  |

| 年龄 | 关键事件 | 治疗及预后 |
|---|---|---|
|  |  |  |
|  |  |  |
|  |  |  |
|  |  |  |
|  |  |  |
|  |  |  |
|  |  |  |

然后将这些信息转换成线性图，如图 4-1 所示。

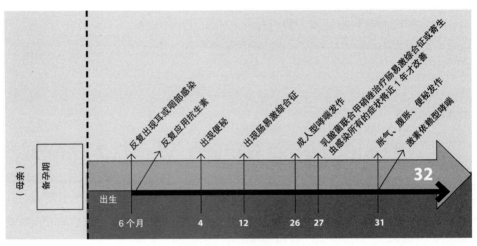

图 4-1　时间轴示例

经允许摘自 Lisa Klancher K2Studios, LLC.

# 诊断乳糜泻与非乳糜泻性麸质（小麦）敏感

麸质是诱发炎症反应的主要原因，而炎症反应会增加肠道通透性并促进自身免疫性疾病发展谱的发展。近年来发表的重要研究清晰地指出，所有人在消化来自小麦、黑麦和大麦中的"有毒"麸质蛋白时都存在问题，无论吃的时候是否有症状。我们通常错误地认为，如果我们在吃的时候没有不舒服，那么我们吃这种食物就没什么问题。我们不会把早上醒来时发生的头痛、高血压、脑雾或学习时缺乏思考能力等这些问题与我们前一天吃的食物联系起来。但重要的是要意识到，食物敏感症状可能并不会在我们刚吃完食物后就那么明显，也可能并不会出现在我们的肠道中，而是可以出现在身体的任何部位。

从首次出现症状到明确诊断为乳糜泻所花费的时间平均是 11 年——因为这些症状可能非常轻微，也可能被认为是由其他疾病造成的。更糟糕的是，很多人一生都没能被确诊。直到不久前，做出乳糜泻完整诊断的唯一方法还是进行内镜检查，活检显示存在自身免疫性损伤才可确诊。现在我们有比以往更敏感的血液检测，我们将在第五章中进行讨论。

内镜下病变分级为 Marsh Ⅰ、Marsh Ⅱ、Marsh Ⅲ（a、b、c）。

- Marsh Ⅰ——炎症增多。微绒毛仍然存在，但是肠道内充满炎症反应，而且在微绒毛间充斥着很多细胞因子
- Marsh Ⅱ——微绒毛受到磨损，基膜肿胀
- Marsh Ⅲ——微绒毛完全被磨损，直至出现全微绒毛萎缩，Marsh Ⅲ包括 3 个阶段：①部分微绒毛萎缩；②大部分微绒毛萎缩；③全微绒毛萎缩

还有很多人可能患有与麸质相关的疾病，症状与乳糜泻一样，但内镜检查却没有发现任何损伤。2009 年，一个瑞典研究小组在《美国医学协会杂志》上发表了一项关于乳糜泻及其死亡率的研究，这是迄今为止在这方面最大规模的研究。研究人员回顾了 350000 份活检报告，发现有 39000 人被诊断患有乳糜泻，诊断依据是全微绒毛萎缩。他们还发现有 3700 人，他们的血液中乳糜泻相关标志物升高，但没有微绒毛萎缩。他们的抗体水平升高，但并没有阳性的活检结果。最后，他们又发现了 13000 人，他们的血液检测和内镜检查结果均为阴性，但是他们肠道内的炎症反应是增加的。

对所有这些人都进行了超过 25 年的随访后，研究人员发现，那些被确诊患有乳糜泻的人（无论他们是否遵循无麸质饮食）与没有乳糜泻的人相比，过早死亡的风险增加了 39%。那些血液检测呈阳性但内镜检查结果呈阴性的人过早死亡的风险增加了 35%。所以对于乳糜泻患者而言，已经出现了全微绒毛萎缩还是只是血液检测阳性而没有微绒毛萎缩，这真的重要吗？如果你关注的是过早死亡的风险，那么这并不重要，增加的百分比几乎是一样的。更重要的是，那些只存在肠道内炎症反应的人（即血液检测和内镜检查结果均为阴性）过早死亡的风险增加了 72%[5]，几乎翻倍。这是一个非常重要的观点，但很少有医生知道。

很多医生会告诉他们的患者，如果他们的内镜检查结果提示已经恢复正常（没有微绒毛萎缩），那么就可以吃小麦。然而，这项迄今为止规模最大的研究表明：即使内镜检查恢复正常，微绒毛没有被磨损，但如果血液检测结果为阳性，过早死亡的风险还是增加了35%。因此，无论是否存在微绒毛萎缩，我们都必须认真对待血液检测的阳性结果。

但是，为什么在内镜检查和血液检测结果都为阴性的情况下，过早死亡的风险会增加一倍呢？原因在于很少有医生会检测肠道的炎症情况——因此炎症之火愈演愈烈，导致肠道通透性增加，从而打开全身性炎症反应的闸门。你健康链条上的薄弱环节在哪里，损伤就在哪里开始产生。如果在大脑，你可能最终会患痴呆或阿尔茨海默病；如果在心脏，将来你可能会患心肌炎或充血性心力衰竭，或者像我的朋友亚历克斯一样，患有动脉粥样硬化；如果在肾脏呢？那么就是肾炎或复发性膀胱感染。

那么我们应该在什么时候采取行动，并开始尝试无麸质饮食呢？那么很显然，答案就是现在。

## 家庭试验：麸质相关疾病的常见症状 （不论是否患有乳糜泻）

如果你现在有或者曾经有过下列症状中的任何一项，请与你的医生谈谈，并完善关于乳糜泻或与麸质相关疾病的全面检测（将它们添加到你的时间轴中）。

- 铁治疗无效的缺铁性贫血
- 骨密度问题，包括从骨量减少（轻度）到骨质疏松症（严重）
- 长期焦虑或抑郁
- 长期腹泻或便秘
- 长期疲劳
- 青春期延迟
- 成长迟缓或身材矮小
- 肝脏及胆管疾病（如转氨酶升高、脂肪肝、原发性硬化性胆管炎等）
- 关节疼痛
- 大便发白、恶臭

- 口腔溃疡

- 周围神经病变

- 反复出现腹胀和腹痛

- 被确诊为疱疹样皮炎的皮疹

- 腿部刺痛和麻木

- 牙齿变色或牙釉质脱落

- 不明原因的不孕症、复发性流产

- 不明原因的体重减轻

- 呕吐

如果你的前额过大，也是你需要做乳糜泻相关检查的另一个信号。研究表明，患有乳糜泻的成人中，有 86% 前额较大[6]。前额增大比上述任何一种常见症状更能提示乳糜泻可能。以下是研究人员对其重要性的论述。

乳糜泻患者的头面部形态显示出头面部生长模式的改变。这种改变应当属于乳糜泻的肠外表现。它与贫血、身材矮小等其他体征和症状发生的概率近似，比复发性阿弗他口炎（口角唇疱疹）、复发性流产、牙釉质发育不全等体征更能提示乳糜泻的发生[7]。

理想的人脸比例分为三等份（图 4-2），前额应该占面部的上 1/3。但你可以清楚地看到图 4-3 中的男孩前额的范围（从他眼睛的顶部到他的发际线）比另外两部

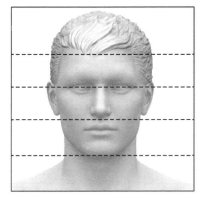

图 4-2　理想的人脸比例
经允许摘自 Lisa Klancher K2Studios, LLC.

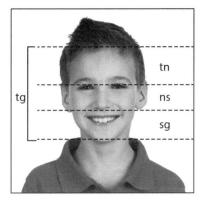

图 4-3　异常的人脸比例
tn- 眼睛顶部到发际线的距离；ns- 鼻子底部到眼睛顶部的距离；sg- 下巴到鼻子底部的距离；tg- 下巴到发际线的距离
经允许摘自 Lisa Klancher K2Studios, LLC.

分要大。

图 4-4 是我的照片。正如你所看到的，我的前额很大。前额是否过大可以通过一个简单的方法进行测量：你仅仅需要一个软尺。拍摄一张自己面部的照片，然后测量从下巴到鼻子底部之间的距离、鼻子底部到眼睛顶部的距离、眼睛顶部到发际线的距离。你可能会发现，就像我一样，你的前额也很大。

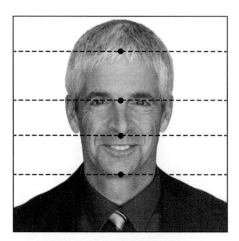

**图 4-4  奥布赖恩的面部照片**
经允许摘自 Lisa Klancher K2Studios，LLC.

# 接下来的内容

当你明确自己在自身免疫性疾病发展谱中所处的位置时，第五章所列举的血液检测将会证实你的发现。然后开始实施转变方案。3 周过后，你可以重新进行血液检测。对我的绝大多数患者来说，此时他们意识到自己感觉好多了。如果你仍然感觉到没有预想的效果好，那么请继续进行第 2 阶段，完成后再做一次血液检测。到这个时候，你应该能看到真正的改善，并能准确地指出哪些食物会让你感到健忘、不适、肥胖或疲倦。

只有日复一日选择正确的食物并且照顾好自己的身体，才能帮助你逆转自身免疫性疾病。但是如果你不去寻找自己健康问题的根源，你就永远不知道什么时候该行动。这就是这本书的任务，打开一个充满问题的新世界，找到健康问题的根本原因，而不是只是让医生"对症治疗"。

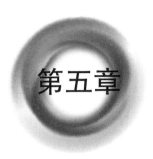

# 第五章

# 预测性自身免疫领域

在上一章，我们了解了如何识别自己是否有自身免疫性疾病发展谱中的症状。但是，如果能在组织损伤累积到足以引发症状之前就发现问题，是不是更好呢？这就是预测性自身免疫的领域。在本章，你将学习如何检测影响免疫系统产生自身抗体的各种因素。

我坚信，要尽早发现自己体内正在"酝酿"着的问题。知识就是力量，尤其是当你把知识和行动结合起来的时候。随着科学的发展，我们已经可以早在自身免疫性疾病引起明显症状之前就将其识别。当我们能够确定我们体内正在发生失衡时，那么无论我们现在是否有症状，我们都有机会做出明智的决定："我该怎么办？我能阻止这个过程吗？它可以被逆转吗？"这就是预测性自身免疫的价值所在。

据世界著名的自身免疫领域的医学专家、医学博士耶胡达·肖恩菲尔德教授介绍，自身免疫性疾病的潜伏期从短至几年到长达40年不等。这也就是说，患者在出现足够强烈的症状以促使其去就诊之前，会经历如此长的时间，而且通常需要多次就诊才能确诊。例如，患者平均需要忍受11年的痛苦，以及拜访5名不同的医生，才能得到正确的乳糜泻诊断。

自身免疫性疾病可以通过检测自身抗体水平来确定，自身抗体可以帮助医生在某种疾病尚在"酝酿"时就将其发现，也就是说，可以在组织损伤足以引发症状的数年之前将其发现。我将这些自身抗体视为未来的信使。2003年，梅丽莎·阿巴克尔博士的开创性研究（我在第一章中介绍过）表明，在确诊系统性红斑狼疮等自身免疫性疾病之前的数年，自身抗体通常就已经存在。此外，这些自身抗体的变化过程是可预测的，即使患者并无症状，但在发病前这些特异性自身抗体是逐渐积累的[1]。我们在第一章中转载的阿巴克尔博士的图表告诉我们：系统性红斑狼疮相关的自身抗体在发病几年前就已经存在了。

各种类型的抗体水平也被称为生物标志物，因为它们可以衡量身体的功能状况。医生已经使用生物标志物来预测许多疾病。例如，炎症的生物标志物（超敏 C 反应蛋白）相比于高胆固醇可以更准确地预测心脏疾病。这些检测佐证了为什么我们能确定你不会一觉醒来就突然患上心脏疾病或阿尔茨海默病：在疾病出现的数年之前，生物标志物就已经存在了。

当我们要判断自身免疫性疾病的早期阶段时，生物标志物检测为我们提供了阳性预测值（positive predictive value，PPV）。预测性自身免疫的生物标志物就如同你免疫系统仪表板上的温度计。有些汽车只有一盏热度指示灯，当引擎过热时才会亮起，而有一些汽车则有一个仪表盘，指针会缓慢地移向红色的区域。当你看到指针向红色区域移动时，这就提醒你要停下来检查引擎了。但是如果你的仪表盘上只有一盏热度指示灯，你就不会预先得到警告，直到引擎冒出浓烟你才会知道出现了问题。这些"浓烟"就是你的症状。

预测性自身免疫看起来似乎很神奇，但它并不是算命。实际上它并不能预测未来会是什么样子，但是它能识别你的健康趋势。你所选择的生活方式与你的遗传易感性相互作用，从而决定你的免疫系统是否被激活。例如，一项研究表明，如果你体内针对甲状腺的抗体水平升高，尤其是在产后，那么你在 7 年内患桥本甲状腺炎的阳性预测值为 92%。现在你可能还没有出现甲状腺功能障碍的症状，但是如果你体内针对甲状腺的自身抗体检测结果为阳性，那么这些症状将来就会出现。

如果你肠道中的抗酿酒酵母抗体水平升高，那么你在 3 年内患克罗恩病的阳性预测值接近 100%。获得了这些信息之后，你就有机会提前做点什么了。

在表 5-1、5-2 中，阳性预测值显示了你患上某种特定疾病的可能性。在"临床诊断所需时间（年）"一栏中，你可以看到从第一次发现升高的抗体到被诊断出某种特定的自身免疫性疾病所需的时间。

### 表 5-1　系统性自身免疫性疾病举例[2]

| 疾病名称 | 抗体 | 阳性预测值（PPV） | 临床诊断所需时间（年） |
|---|---|---|---|
| 抗磷脂综合征 | 抗核小体抗体<br>抗心磷脂抗体<br>抗 $\beta_2$ 糖蛋白 1 抗体 | 100% | 11 |

| 疾病名称 | 抗体 | 阳性预测值（PPV） | 临床诊断所需时间（年） |
|---|---|---|---|
| 类风湿关节炎 | 类风湿因子<br>抗环瓜氨酸肽抗体 | 52% ~ 88%<br>97% | 14 |
| 硬皮病 | 抗着丝点抗体<br>抗拓扑异构酶 I 抗体 | 100% | 11 |
| 干燥综合征 | 抗 Ro 抗体和抗 La 抗体 | 73% | 5 |

**表 5-2 器官特异性自身免疫性疾病举例 [3]**

| 疾病名称 | 抗体 | 阳性预测值（PPV） | 临床诊断所需时间（年） |
|---|---|---|---|
| 艾迪生病 | 抗肾上腺皮质抗体 | 70% | 10 |
| 乳糜泻 | 抗组织谷氨酰胺转移酶抗体<br>抗肌内膜抗体（HLA-DO2 抗原或 DO8 抗原） | <br>50% ~ 60%<br>（100%） | 7 |
| 克罗恩病结肠炎 | 抗酿酒酵母抗体 | 100% | 3 |
| 桥本甲状腺炎 | 抗甲状腺过氧化物酶抗体（产后） | 92% | 7 ~ 10 |
| 原发性胆汁性肝硬化 | 抗线粒体抗体 | 95% | 25 |
| 1 型糖尿病 | 抗胰岛细胞抗体、抗胰岛素抗体、抗 65kD 谷氨酸脱羧酶抗体、抗酪氨酸磷酸酶样蛋白抗体 | 43%、55%、42%、29% | 14 |

# 密切关注你的薄弱环节

预测性自身免疫能让我们找到目前你健康链条中的薄弱环节。如果导致疾病和死亡的头号原因是免疫系统攻击你自己的身体，你难道不想知道你的免疫系统正在攻击什么吗？如果你想保持健康并预防疾病，不能完全依赖常规的医学检测，这种检测只能识别疾病——此时大多数医生会说，逆转疾病为时已晚。除非当自身免疫性疾病破坏了它所攻击的大部分组织或腺体，否则常规医学无法将其诊断。而在此时，你已经从自身免疫性疾病发展谱的前端发展到末端并患上自身免疫性疾病。正如马克·休斯敦博士所说："你不能再仅仅依靠危险因素（如吸烟、超重等）来判断疾病，你必须衡量早期指标。"他指的就是表 5-1、5-2 中所列出的生物标志物（抗体）。

本章中所述的血液检测通常并不包含在每年例行体检时所做的检测中。然而，我相信它们是常规医学检测的重要补充，我相信每个人都应该进行一套基本的生物标志物检测，即使你目前没有出现症状。这是革命性、开创性的检测方案，可以消除数年甚至数十年的困惑和失望。

虽然并不是说必须要花钱完成实验室检测才能进行我的"3周转变方案"，但对于最终确认第四章中的测试结果来说，准确、科学的血液检测是一个很好的方法，并且可以最终确定你在自身免疫性疾病发展谱中所处的位置。你也可以通过持续监测自身抗体来追踪你的疾病进程。许多人认为，一旦他们的感觉好转了，他们的健康问题就会消失。在自身免疫的世界里，事实远非如此。虽然消除症状是首要目标，但即使症状被缓解，我们仍然可能"身处"疾病发展谱中。想要明确你体内的自身免疫级联反应是否已经停止，唯一的方法就是重新检测抗体。我们不应该认为，既然我们的症状得到了控制，那么我们就不必再听从医生建议了。多年来，我已经见到过很多次"意外"复发的情况，似乎不知从哪儿就冒出来了。原因就在于，当身体还没有完全愈合而一种刺激物（如麸质）重新进入体内时，炎症级联反应就又开始了。

一个经典的例子就是乳糜泻，尽管很多患者说他们感觉明显好转，但仅有8%的人能通过坚持无麸质饮食而痊愈。2009年发表在《营养药理学与治疗学》（*Alimentary Pharmacology and Therapeutics*）期刊上的一项研究表明，65%的乳糜泻患者感觉有好转，但仍然存在潜在的、过度的肠道炎症，造成肠道通透性增加，为其他自身免疫性疾病的发展打开了"门户"，尽管他们也遵循着无麸质饮食[4]。其余患者即使遵循无麸质饮食也没有痊愈（可能存在其他的需要解决的多种诱发因素）。因此，对于所有乳糜泻患者，建议重新对造成肠道通透性增加的生物标志物进行检测。如果不进行重新检测，你永远不知道你是否已完全康复。如果你的肠道通透性增加的状况没有得到逆转，对健康的损害将继续在你的薄弱环节或另一个薄弱环节上发生着。

---

### 生物标志物可以……

● 在症状出现前辅助医生的诊断

● 预测特定器官的受累

---

- 预测疾病的复发
- 识别具有临床意义的疾病亚型
- 预测并监测对治疗的反应
- 描述器官或组织损伤

每一个曾与我交谈过的人，一旦理解了这个基本的前提，就会想知道自己健康链条上的薄弱环节在哪里。

# 多种自身免疫反应的筛查

阿里斯托·沃吉达尼博士是一名研究人员，专注于自身免疫，在探索如何利用免疫系统的生物标志物来明确健康链条中的薄弱环节、哪个环节正在被剧烈拉扯（抗体升高）以及如何监测治疗方案的进展方面，他是我的导师。沃吉达尼博士毕生致力于监测我们体内"武装力量"的行动。

在过去，针对自身抗体水平是否升高的血液检测每次只能检测 1 ~ 2 种抗体，而且检测成本非常高。沃吉达尼博士发明的检测方法，首次可以针对多种不同的组织（健康链条中的多个薄弱环节）做检测，而成本却大大降低了。但他的血液检测板专利也并没能覆盖所有的自身免疫性疾病，而是只针对 24 种最常见的疾病。

## 马克的故事

马克第一次来我这儿就诊时，他 44 岁。他的父亲在 44 岁时死于心脏病发作。他的两个哥哥也在 40 岁出头时死于严重的心脏病。当他的最后一个哥去世时，马克已经 30 多岁了，他的心脏病医生为了避免他可能发生的遗传命运，给他开了一种他汀类药物，尽管马克看起来很健康。

马克按照医生的指示，服用了 10 多年的药。当他来到我的诊室时，他的体脂含量为 16%，很健康，并且告诉我他经常锻炼。马克说："奥布赖恩医生，我自我感觉很好，我的医生也说我身体状况良好，但我听说了预测性自身免疫，我想做这些检测。"

我支持马克的决定，我们进行了血液检测。结果是，尽管马克服用了他汀类药物并坚持锻炼，但他仍然有 3 种针对心脏的抗体水平升高了。抗体水平升高会引起组织炎症反应。我告诉马克，检测结果显示他的心脏正在慢慢被免疫系统杀死。他汀类药物可以阻止肝脏产生额外的胆固醇，但不能阻止免疫系统攻击心脏而造成组织损伤。这可能是他的父亲和他的两个哥哥在 40 多岁时死于心脏病的原因：未被抑制的炎症反应拉扯着链条（在他们身上，薄弱环节是他们的心脏），直至断裂。

通过这些预测性抗体检测可以让我们探究他的免疫反应。同样的血样检测显示，他对小麦中的许多多肽都有较高的敏感性，而且他的肠道通透性增加。马克的遗传基因告诉我们他有心脏病史；而血液检测则告诉我们，他的"门户"是开放的，自身免疫对他全面"开火"，影响着他健康链条上的薄弱环节，也就是他的心脏。我立即让马克执行我的转变方案，包括无麸质、无乳制品、无糖饮食。我还建议他服用益生菌、益生元和营养素来治疗他的肠道。

1 年后，马克回来复诊时，我们又做了一次血液检测。这一次，他所有的针对心脏的抗体水平都降到了正常范围。这意味着他的炎症已经消退，他的身体正在康复。马克对我说："医生，你救了我的命。"

下文介绍的血液检测必须由具有资质的医疗人员开具。再次强调，无论你是否存在症状，它都可识别你是否已处于某种特定的自身免疫性疾病发展谱上，以及在你的免疫系统攻击机体组织的地方，自身免疫反应是否已经开始发生。

你的医生可能不熟悉这些检测。在我的网站（theDr.com）上，你可以下载相关信息，在与医生讨论这些内容时可以提供帮助。

下面是我们目前在筛查中最常用的抗体列表。再次强调，这不是一个完整的抗体列表，只是包含了一些最常见的。这些抗体可能会识别出那些不仅可以诱发症状、同时还会使你处于疾病发展谱中的因素。如果你已经被诊断出患有某种疾病，这个测试可以作为一个起始点，你可以在 6 个月或 1 年之后重新检测，看看你的治疗方案是否有效。如果自身抗体水平降低说明治疗有效。

# 第 1 类：消化系统

## 抗胃壁细胞抗体和抗 ATP 酶抗体

胃中的壁细胞会产生盐酸（hydrochloric acid，HCl），这对于分解我们所吃的食物至关重要。随着年龄的增长，壁细胞常常不能生成足够的盐酸。抗胃壁细胞抗体水平升高时会引发炎症反应，从而导致细胞功能的减弱以及盐酸产生的减少。这是维生素 $B_{12}$ 缺乏最常见的原因，且可能引发自身免疫性胃炎或恶性贫血[5]。11% 的乳糜泻患者已被证明具有较高水平的抗胃壁细胞抗体[6]。这就解释了为什么有些乳糜泻患者会有胃部疾病、蛋白质和维生素缺乏、其他与胃酸过少相关的症状以及神经系统问题。

这只是众多揭示胃酸缺乏影响自身免疫性疾病发展谱例子中的一个。多项研究显示，类风湿关节炎患者胃功能障碍（特别是胃酸和胃蛋白酶分泌减少）的发生率很高。这些报告提示，仅仅补充"缺失的"胃酸和胃蛋白酶，而不做任何其他改变，就可以使许多类风湿关节炎患者的症状得到显著改善[7]。

**胃酸过少的相关疾病**

- 艾迪生病
- 哮喘
- 乳糜泻
- 慢性自身免疫性疾病
- 慢性荨麻疹
- 疱疹样皮炎
- 糖尿病
- 湿疹
- 胆囊疾病
- 格雷夫斯病
- 肝炎

- 甲状腺功能亢进或减退
- 系统性红斑狼疮
- 重症肌无力
- 骨质疏松症
- 恶性贫血
- 银屑病
- 类风湿关节炎
- 酒渣鼻
- 干燥综合征
- 甲状腺毒症
- 白癜风

**胃酸缺乏常见的症状**

- 痤疮
- 餐后立即出现腹胀、嗳气、灼烧感和肠胃胀气

- 慢性念珠菌感染
- 面颊和鼻部血管扩张（非酒精性）
- 消化不良、腹泻或便秘
- 铁缺乏
- 直肠周围瘙痒

- 对多种食物过敏
- 服用营养素后恶心
- 粪便中有未消化的食物
- 上消化道胀气
- 指甲脆弱，易脱落和断裂

如果你怀疑你可能已经有消化系统症状，无论是轻微的还是较严重（如胃灼烧感或胃食管反流）的症状，请不要在没有经过胃酸检测的情况下使用标准的"胃酸抑制剂"。虽然我强烈支持在有明确需要时应使用药物，但如果只是为了看看这些药物是否会减轻你的症状，确实很危险。从长远来看，这类药物——质子泵抑制剂的副作用有很多。举几个例子：这类药物可使心脏病发作的风险增加34%（不伴有其他风险因素，比如高胆固醇[8]），18岁以下儿童患骨质疏松症的风险增加16%，18～29岁的年轻人患骨质疏松症的风险增加39%[9]。

通常情况下，当患者来找我们做功能医学检查时，已有医生给他们开出了针对"胃酸过多"的处方——质子泵抑制剂，但他们并没有接受过胃酸检测。在给这些患者服用伴有严重副作用的药物之前，医生并未安排相应的检测。质子泵抑制剂是世界上销量最高的10种药物之一，年销售额超过60亿美元。

最常见的质子泵抑制剂如下。

- 雷贝拉唑
- 埃索美拉唑
- 兰索拉唑

- 奥美拉唑
- 泮托拉唑
- 右兰索拉唑

如果你怀疑自己有消化系统问题，并且可能是由胃酸缺乏引起的，较为安全的做法是去找一名功能医学医生，他可以为你检测胃酸缺乏的生物标志物。如果目前无法做到这一点，可以尝试一下许多功能医学医生都在使用的方法，该方法可以使药物副作用风险降至最小，具体方法见下。

首先服用1粒350～750mg的盐酸甜菜碱胶囊，然后配合富含蛋白质的餐食。这些药物很容易在药店或健康食品店中买到。健康人这么做之后的正常反应是出现胃灼烧感。如果你没有这种感觉，则提示你体内没有过多的胃酸使消化系统"超负荷"工作，而且你可能存在胃酸缺乏，因此需要应用辅助消化剂。为了补足胃酸，你可以在开始时每餐配合服用 2 粒胶囊。如果 2 天后没有反应，将每餐的胶囊数量增加到 3 粒。继续每 2 天增加一次胶囊的数量，直至每餐最多服用 8 粒胶囊。这些剂量可能看起来很大，但是功能正常的胃确实会产生相当多的胃酸。一旦你出现胃痛、胃灼烧感或其他任何不适，那么就说明你服用的胶囊太多了，每餐减少 1 粒胶囊。之后如果仍然感到不适，停止服用胶囊并咨询你的专业医疗人员。当你感到胃痛、胃灼烧感或任何不舒服的症状时，你也可以在一杯水或牛奶中加入 1 茶匙小苏打，以中和胃酸。

无论剂量多少，只要你能忍受且没有症状出现，就继续在进食富含蛋白质的餐食时应用该剂量的胶囊。当餐量减少时，你可能需要较少的盐酸，那么你可以减少服用胶囊的数量。中度胃酸缺乏患者的症状通常可以迅速得到改善，并且出现对该剂量不耐受的早期迹象。在这种情况下，将剂量减少到症状水平以下，直到你不再需要额外的补充，这通常表明胃酸的分泌恢复正常了。而一般情况下，胃酸或胃蛋白酶过少的人通常不会经历如此迅速的改善，所以为了最大限度地吸收你所摄入的营养并从中获益，坚持补充胃酸是很重要的。

## 抗内因子抗体

内因子对于维生素 $B_{12}$ 的吸收非常重要。如果你体内存在抗内因子抗体，你可能无法正常吸收维生素 $B_{12}$。来自弗雷明汉后代研究的数据显示，在 26 ～ 83 岁之间的人群中，40% 的人体内血浆维生素 $B_{12}$ 水平处于较低的正常范围内 [10]。维生素 $B_{12}$ 缺乏通常会引发麻木、老年人神经退化、类似阿尔茨海默病的记忆丧失以及萎缩性胃炎（可导致胃酸缺乏和恶性贫血）。

## 抗酿酒酵母抗体和抗中性粒细胞胞质抗体

抗酿酒酵母抗体是克罗恩病明确的早期生物标志物，也是乳糜泻常见的生物标志物，大约 7% 的乳糜泻患者体内存在抗酿酒酵母抗体。抗酿酒酵母抗体似乎是麸质相关的，并且与严重的乳糜泻症状有关：当你从饮食中去除麸质时，抗酿酒酵母抗体通常就会恢复到正常水平 [11]。这是消除了环境诱发因素使得自身免疫级联反应平息的一个典型例子。抗酿酒酵母抗体对于 3 年内发生克罗恩病具有高达 100% 的阳性预测值。这意味着如果你体内的抗酿酒酵母抗体水平升高，你很可能在 3 年内患上严重的肠道自身免疫性疾病——克罗恩病 [12]。

抗中性粒细胞胞质抗体会攻击最常见的白细胞——中性粒细胞的内部。当这些抗体水平升高时，你的免疫系统就会受到损害。几年前，我们失去了一位伟大的演员——哈罗德·拉米斯，他在银幕上和现实生活中都有一颗金子般的心。他死于一种与该抗体相关的疾病——系统性血管炎。我希望在他患有自身免疫性疾病的那些年里我能接触到他，我真诚地相信功能医学的方法对于他来说是有价值的。这种抗体也与一种常见的炎症性肠病——溃疡性结肠炎有关[13]。

### 抗原肌球蛋白抗体

假设你正在建造一座摩天大楼。如果你愿意的话，想象一下，钢梁构成了建筑的结构，也就是构成了我们体内的"肠道"。原肌球蛋白是细胞内部的骨架，被称为细胞骨架，它将细胞连接在一起，并帮助细胞维持形态。当抗原肌球蛋白抗体水平升高时，可能会影响体内的所有细胞。虽然抗原肌球蛋白抗体主要与肠道疾病有关（有 95% 的溃疡性结肠炎患者体内抗原肌球蛋白抗体升高），但它也会影响其他任何人体系统[14]。如果细胞失去了细胞骨架的支撑，它就无法正常工作。这可能就是抗原肌球蛋白抗体水平升高与癌症发展直接相关的原因。许多研究表明，在正在转化为癌细胞的细胞中，原肌球蛋白发生了特定的变化。这些结果都表明，在细胞转化过程中（正常细胞变为恶性细胞），原肌球蛋白的缺失是一个关键步骤[15]。

# 第 2 类：甲状腺

### 抗甲状腺球蛋白抗体和抗甲状腺过氧化物酶抗体

这两种不同的抗体与甲状腺和甲状腺自身免疫性疾病有关。在 5 种甲状腺自身免疫性疾病中它们是最常在患者体内出现的，也常出现于特发性黏液水肿、内分泌性突眼和无症状性甲状腺炎患者体内[16]。甲状腺自身免疫性疾病是仅次于 2 型糖尿病和乳糜泻的第三大常见的自身免疫性疾病。

如果你不能减掉最后的 5 千克体重，或者感觉迟钝或有抑郁的症状，你的医生经常会检测你的甲状腺激素水平。即使你的激素水平在正常范围内，医生通常也会给你开甲状腺激素。虽然你可能会感觉症状好转一点，但你不会达到非常好的身体状态，因为这是错误的做法。大多数医生并不会去检测针对甲状腺的抗体，因为抗体水平的升高不会改变他们的治疗建议：他们仍然会开甲状腺激素，而不会去治疗升高的抗体。大多数医生都不知道通过功能医学的方法可以降低这些升高的抗体。

即使患者做了检测并发现针对甲状腺的抗体升高，但几乎每个医生都会说："嗯，看起来你有一点自身免疫的问题，所以你应该服用一些甲状腺激素并进行监测。"可问题是，甲状腺激素与正在攻击你甲状腺的免疫系统毫无关系。这个治疗方案太陈旧了。这和 20 世纪 60 年代的处方是一样的，而现在他们还在这么做。一种更现代的方法是研究为什么你的免疫系统会攻击你的甲状腺——一种功能医学的方法。通过使用这种方法，医生可能会发现：如果你处于乳糜泻的疾病发展谱上，乳糜泻相关的抗体水平升高，你就很容易受到分子模拟反应的影响，并开始产生针对甲状腺的抗体[17]。这意味着你可能会因为对麸质敏感而患上自身免疫性甲状腺病。患有桥本甲状腺炎的患者可以通过从饮食中去除麸质来减少 49% 的甲状腺激素药物剂量（当然，这需要医生的许可）[18]。

我们所在的环境中有一些化学物质会干扰我们体内的甲状腺激素与甲状腺激素受体结合以及后续进入细胞的过程。如果甲状腺激素不能接触到受体结合位点，它就不能进入细胞内，你就会出现"功能性甲状腺功能减退"的症状。会有什么表现呢？你是否曾经因为怀疑自己的甲状腺功能减退而进行了血液检测，虽然结果提示是正常的，但医生还是给你开了甲状腺激素？等一下，你想，你的血液检测提示你体内有足够的甲状腺激素，但医生还是让你服用更多的甲状腺激素。为什么？医生也没有一个很好的解释，他可能会说："呃，更多的甲状腺激素似乎能对你有所帮助。"但是，尽管额外的激素确实有助于缓解症状，但这些药物并不能解决功能障碍的潜在机制，这种失衡可能会持续下去。这种无法解决的功能障碍通常与环境中的化学物质有关。当接触到这些化学物质时，大多数人可以自然地将它们从体内清除；但有些人不能，对这些人来说，这些化学物质会在体内积聚。如果积累的化学物质可以与甲状腺激素受体结合，那么你体内的一部分甲状腺激素就无法与甲状腺激素受体结合，也就不能进入细胞内。因此，你会出现"功能性"甲状腺功能低下（甲状腺功能减退），虽然血液中甲状腺激素水平是正常的。

那么，哪些化学物质会干扰你体内的甲状腺激素受体呢？如果你正在酒店里乘坐电梯，当电梯门打开时，你是否能够马上知道这一层有个游泳池？你能闻到什么气味吗？氯是三种能干扰甲状腺激素受体功能的化学物质中最常见的一种。另外两种是溴和氟。如果电梯中其他人没有像你一样闻到氯的味道，那说明你的身体可能对这种化学物质过于敏感——并且你的体内可能积累了更高水平的氯，这或许会干扰你的甲状腺激素受体功能。氯进入人体最常见的方式是淋浴——水蒸气通过我们的肺部进入血液。如果你安装一个氯过滤淋浴头，你就可能会在几个月内发现你的甲状腺功能得到改善。还有一个额外的好处是，你的头发看起来会更亮。在这个例子中，我们常常开具的处方——不进行深入研究就给予甲状腺激素——是美国作为一个国家在整体医疗质量上排名倒数第二的原因之一 [19]。

## 第 3 类：肾上腺

### 抗 21-羟化酶抗体

抗 21-羟化酶抗体与你的肾上腺有关。你承受的压力越大，肾上腺就越难以分泌应激激素。你可能会出现艾迪生病（一种自身免疫性肾上腺病）。你还可能会出现自身免疫性内分泌紊乱，也就是激素失衡。然后你体内开始产生针对不同激素的抗体，因此，你可能会患上糖尿病、格雷夫斯病、桥本甲状腺炎和白癜风（皮肤色素脱失而出现白斑），这些都是由针对肾上腺的抗体升高所引起的。

## 第 4 类：心脏

### 抗心肌肽抗体和抗 α-肌球蛋白抗体

心肌病、风湿性心脏病、重症肌无力、自身免疫性心肌炎以及急性风湿热都可能与抗心肌肽抗体和抗 α-肌球蛋白抗体有关。我们曾在马克的故事中提到这些抗体。接受无麸质、无乳制品、无糖饮食后马克体内升高的抗体水平恢复了正常。

### 抗磷脂抗体和抗血小板糖蛋白抗体

这两种抗体与心血管功能障碍和内分泌功能障碍（激素失衡）有关。这些功能障碍可以表现为抗磷脂综合征，就像我的患者萨曼莎一样。抗磷脂抗体是复发性流产和妊娠期并发症最常见的危险因素。每个有流产家族史（包括母亲、姨母、姐妹等）的育龄期女性都应该在准备怀孕前做血液检测。如果你的抗磷脂抗体水平升高，你将有机会来扭转这种情况——通常只需要接受无麸质饮食即可。

凯西曾有过 2 次流产（分别是在 30 岁和 31 岁）经历，并且开始出现不明原因的晕倒症状。住进医院后，正当她手足无措时，她很幸运地遇到了一位医生，这位医生对她进行了全面检查。检查结果提示她存在很多问题。

- 反复发作的缺铁性贫血。口服铁剂效果不佳，但静脉注射铁剂有效（这立即提示我们她的肠道出现了问题——她无法吸收营养）

- 胰酶升高

- 炎症标志物升高

- 抗核抗体水平升高（自身免疫反应发生的标志）

- 系统性红斑狼疮的生物标志物呈阳性

- B 族维生素水平低下

- 针对甲状腺的抗体升高

- 导致流产风险升高的抗体升高

- 尿液中有血细胞及颗粒管型

由于她的各种症状提示对铁和 B 族维生素吸收不良，她接受了麸质敏感性检查。果不其然，她患有乳糜泻。此后她开始接受无麸质饮食，6 个月之内，她所有的自身免疫相关的生物标志物就恢复正常了。24 个月内，那些使她流产风险升高的异常标志物也恢复了正常。我们并没有采取其他的治疗措施，除了无麸质饮食和适当的监测。

抗磷脂抗体升高可以引起 2 型糖尿病或系统性红斑狼疮，同样，抗血小板糖蛋白抗体升高也可以引起自身免疫性血小板减少症、心血管疾病或冠状动脉疾病。如果你的心脏病专家建议你做心脏搭桥手术，那么首先去做这个血液检测是非常有必要的。在不解决潜在炎症的情况下治疗动脉阻塞是一种低效的治疗方案。

# 第 5 类：生殖系统

## 抗卵巢抗体和抗睾丸抗体

性别特异性抗体会导致性腺功能减退、过早绝经、卵巢功能早衰及其他内分泌紊乱。

# 第 6 类：骨骼肌肉

## 抗 Fibulin 蛋白抗体、抗胶原复合物抗体、抗关节炎肽抗体

这些抗体与胶原蛋白的形成，以及肌肉、肌腱、韧带和关节的状态有关。这些抗体的水平升高可导致系统性红斑狼疮、硬化症、骨关节炎或类风湿关节炎。这些抗体也与动脉粥样硬化有关，特别是抗 Fibulin 蛋白抗体会导致动脉粥样硬化。

## 抗骨细胞抗体

抗骨细胞抗体是骨骼炎症的生物标志物，其水平升高可导致骨质疏松的发生[20]。

# 第 7 类：肝脏

## 抗肝细胞色素 P450 抗体

肝脏至少有 350 种不同的功能。当针对肝脏的抗体升高，肝脏产生炎症时，可使体内许多不同的系统均受到影响，导致糖尿病、乙型肝炎、慢性丙型肝炎、癌症、肾脏疾病、消化性溃疡、癫痫、充血性心力衰竭等许多疾病的发生[21]。

# 第 8 类：胰腺

## 抗胰岛素抗体和抗胰岛细胞抗体

医生常用这两种抗体来诊断 1 型糖尿病和不明原因的低血糖。在第二章，我们讨论了当婴儿属于 1 型糖尿病的高风险人群时，建议父母在婴儿出生后的第 1 年内避免喂养牛奶制品。因为如果对牛奶过敏，就很容易产生抗胰岛细胞抗体。

# 第 9 类：大脑

## 抗谷氨酸脱羧酶抗体

抗谷氨酸脱羧酶抗体是针对大脑的抗体，也与乳糜泻、非乳糜泻性麸质敏感、1 型糖尿病、僵人综合征、小脑性共济失调（平衡控制和肌肉运动出现问题）相关。当这种抗体升高时，也可引起失眠和焦虑，无麸质饮食已被证明对这两种病症有效。

## 抗髓鞘碱性蛋白抗体

这是与多发性硬化、自闭症、系统性红斑狼疮以及链球菌感染相关性儿童自身免疫性神经精神障碍（pediatric autoimmune neuropsychiatric disorders associated with Streptococcal infections，PANDAS）有关的针对大脑的抗体。在我的临床实践中，我对我的患者进行了一项非正式的研究。我对 316 名患者（年龄在 2 ~ 90 岁）的抗麸质抗体、抗乳制品抗体及针对大脑的抗体进行了检测，包括抗髓鞘碱性蛋白抗体。在抗乳制品抗体升高的患者中，有 32% 的人抗髓鞘碱性蛋白抗体也会升高。这是一个环境因素引发自身免疫反应的例子。

髓鞘是包裹你脑神经和体内其他神经的"保鲜膜"，它就像电线周围的保护性绝缘层。当抗髓鞘碱性蛋白抗体升高时，神经周围的保护层被破坏，通过这些保护层传递的信息就会间断。这就是多发性硬化出现的原因。除了治疗症状，你还必须集中精力阻止电线受损。

### 抗无唾液酸神经节苷脂 GM1 抗体

无唾液酸神经节苷脂细胞在体内许多不同的神经中起作用。这就是为什么许多症状都与抗无唾液酸神经节苷脂 GM1 抗体水平的升高有关。这些针对大脑的抗体会导致慢性炎性脱髓鞘性多神经病、脑卒中、颅脑外伤、吉兰 - 巴雷综合征、运动神经元疾病、阿尔茨海默病、多病灶运动神经病变、多发性硬化、重症肌无力、链球菌感染相关性儿童自身免疫性神经精神障碍、类风湿关节炎以及系统性红斑狼疮等多种疾病。

### 抗微管蛋白抗体

微管蛋白是一种结构蛋白，是细胞内部结构（微管）的重要组成部分。这种结构在许多神经功能中起着重要作用。抗微管蛋白抗体升高可见于酒精性肝病、脱髓鞘疾病、新近发作的 1 型糖尿病、格雷夫斯病、桥本甲状腺炎、链球菌感染相关性儿童自身免疫性神经精神障碍、类风湿关节炎以及毒素（包括汞等重金属）暴露。这又是一个环境因素（过度接触重金属）引发神经系统自身免疫性疾病的例子。

### 抗小脑抗体

小脑是脑部控制运动和平衡的部分。在小脑皮质内有一种叫作浦肯野细胞的大神经元。抗小脑抗体检测其实就是针对抗小脑浦肯野细胞抗体进行检测的。这种抗体与自闭症、乳糜泻、麸质相关性共济失调和副肿瘤性小脑退化综合征有关。

当人们上了年纪，有时在上下楼梯时感觉走不稳，其原因常常与此类抗体水平升高有关。并不是因为他们变老了，而是因为他们的小脑正在萎缩，这是由于抗小脑浦肯野细胞抗体水平升高，慢慢地杀死浦肯野细胞所致。我做过一项研究，在抗麸质抗体升高的患者中，有 26% 的人抗小脑浦肯野细胞抗体水平也会升高。对于这部分人来说，他们的小脑由于多年食用的一种食物而萎缩，而只是因为这种食物在食用时没有引起胃痛，所以他们就认为食用它（小麦）没有问题，但在小脑处，这种食物引发了免疫反应。这是一个分子模拟的例子：免疫系统在攻击麸质，在这种情况下，小脑组织看起来与麸质肽类似，所以小脑也会受到攻击。

有一天，我的患者山姆来就诊，他感到双脚走不稳。我们对他进行了检查，发现他对麸质过敏，磁共振成像显示脑部存在炎症，但他没有肠道症状。他的小脑在磁共振成像上看起来很正常，只是有些炎症。他拒绝按照建议在饮食中去除麸质。7年后，山姆又来复诊，但这一次他几乎走不动了。原因就是针对他健康链条薄弱环节处（小脑）的抗体在增加，不断杀死小脑细胞，导致小脑萎缩。这时他的病情再也无法得到控制或是扭转了。

### 抗突触蛋白抗体

突触蛋白是一种参与神经递质调节的大脑蛋白质，存在于中枢和外周神经系统的大部分神经元中。抗突触蛋白抗体会导致脱髓鞘疾病（如多发性硬化），以及身体各个部位的麻木感和刺痛感。抗突触蛋白抗体还会抑制神经递质的释放，导致系统性红斑狼疮、情绪障碍和抑郁。

# 如何对结果进行解读

杰瑞来我这儿就诊的时候才16岁。他曾看过很多医生，最近一次接诊的医生是一位内分泌科专家，就诊原因是杰瑞的身高长时间没有增加。他身高只有155厘米，而且他想加入学校的摔跤队。内分泌专家发现杰瑞患有乳糜泻，而且他有家族史：他的父亲患有乳糜泻，母亲对麸质敏感。确诊后，杰瑞全家立即开始遵循严格的无麸质饮食。

几个月后，杰瑞长高了9厘米，但随后他的身高增加突然停止了。血液检测显示，杰瑞的乳糜泻抗体仍然超过正常上限的15倍。就在那时，他来找我了，打算尝试功能医学的治疗方法。我们绘制了他的自身免疫检测结果图表，发现在杰瑞体内，不仅乳糜泻相关抗体升高，而且常见的24个组织抗体中有18个都升高了。这个检测结果告诉我们，尽管杰瑞看起来是个健康的年轻人，但他有多种自身免疫反应综合征。他的体内有18种不同的抗体在攻击他的组织且遍布全身，我知道他的健康之路会比较坎坷。

表5-3是杰瑞的第一次自身免疫检测结果。你看，有许多抗体结果都显示"超

出正常范围"。这就解释了整个故事——因为他只有 16 岁，身体强壮，所以除了身高没有增加之外并没有任何其他明显的症状，但他将来会出现许多健康方面的问题。至于问题究竟会出现在甲状腺、心脏、大脑、肠道还是血糖方面，没有人能确定他的健康链条上哪一个薄弱环节会首先出现问题。

表 5-3　杰瑞的第一次自身免疫检测结果

| 检测项目 | 检测结果 | | | |
| --- | --- | --- | --- | --- |
| 多种自身免疫反应筛查 | 在正常范围内 | 在可疑范围 | 超出正常范围 | 参考范围（ELISA法检测数值） |
| 抗胃壁细胞抗体和抗 ATP 酶抗体 | | | 2.15 | 0.1 ~ 1.4 |
| 抗内因子抗体 | 0.87 | | | 0.1 ~ 1.2 |
| 抗酿酒酵母抗体和抗中性粒细胞质抗体 | | | 1.55 | 0.2 ~ 1.4 |
| 抗原肌球蛋白抗体 | 0.96 | | | 0.1 ~ 1.5 |
| 抗甲状腺球蛋白抗体 | | 1.12 | | 0.1 ~ 1.3 |
| 抗甲状腺过氧化物酶抗体 | | | 1.36 | 0.1 ~ 1.3 |
| 抗 21- 羟化酶抗体 | 0.85 | | | 0.2 ~ 1.2 |
| 抗心肌肽抗体 | 1.07 | | | 0.1 ~ 1.5 |
| 抗 α - 肌球蛋白抗体 | | 1.24 | | 0.3 ~ 1.5 |
| 抗磷脂抗体 | | | 2.44 | 0.2 ~ 1.3 |
| 抗血小板糖蛋白抗体 | | 1.30 | | 0.1 ~ 1.3 |
| 抗卵巢抗体和抗睾丸抗体 | | 1.17 | | 0.1 ~ 1.2 |
| 抗 Fibulin 蛋白抗体 | | 1.44 | | 0.4 ~ 1.6 |
| 抗胶原复合物抗体 | 0.91 | | | 0.2 ~ 1.6 |
| 抗关节炎肽抗体 | | 1.25 | | 0.2 ~ 1.3 |
| 抗骨细胞抗体 | | 1.34 | | 0.1 ~ 1.4 |
| 抗肝细胞色素 P450 抗体 | 1.19 | | | 0.3 ~ 1.6 |
| 抗胰岛素抗体和抗胰岛细胞抗体 | | | 1.85 | 0.4 ~ 1.7 |
| 抗谷氨酸脱羧酶抗体 | | 1.38 | | 0.2 ~ 1.6 |
| 抗髓鞘碱性蛋白抗体 | | 1.37 | | 0.1 ~ 1.4 |
| 抗无唾液酸神经节苷脂 GM1 抗体 | | 1.26 | | 0.1 ~ 1.4 |
| 抗微管蛋白抗体 | | | 1.93 | 0.4 ~ 1.4 |
| 抗小脑抗体 | | | 1.44 | 0.2 ~ 1.4 |
| 抗突触蛋白抗体 | | | 1.30 | 0.1 ~ 1.2 |

经过 4 年严格谨慎的治疗（包括加强微生物群落、遵循严格的无麸质饮食、防

止最常见的交叉污染、寻找其他环境诱因），杰瑞的免疫系统终于平静下来，没有使用任何药物。最终他的血液检测结果显示他的健康状况很好，最重要的是，在他20岁时，他的身高达到了175厘米。表5-4是杰瑞的最后一次自身免疫检测结果，你可以看到他所有的生物标记物都在正常范围内。

### 表 5-4　杰瑞的最后一次自身免疫检测结果

| 检测项目 | 检测结果 | | | |
|---|---|---|---|---|
| 多种自身免疫反应筛查 | 在正常范围内 | 在可疑范围 | 超出正常范围 | 参考范围（ELISA法检测数值） |
| 抗胃壁细胞抗体和抗 ATP 酶抗体 | 0.56 | | | 0.1 ~ 1.4 |
| 抗内因子抗体 | 0.54 | | | 0.1 ~ 1.2 |
| 抗酿酒酵母抗体和抗中性粒细胞质抗体 | 0.84 | | | 0.2 ~ 1.4 |
| 抗原肌球蛋白抗体 | 0.54 | | | 0.1 ~ 1.5 |
| 抗甲状腺球蛋白抗体 | 0.59 | | | 0.1 ~ 1.3 |
| 抗甲状腺过氧化物酶抗体 | 0.60 | | | 0.1 ~ 1.3 |
| 抗 21- 羟化酶抗体 | 0.57 | | | 0.2 ~ 1.2 |
| 抗心肌肽抗体 | 0.68 | | | 0.1 ~ 1.5 |
| 抗 α - 肌球蛋白抗体 | 0.73 | | | 0.3 ~ 1.5 |
| 抗磷脂抗体 | 0.67 | | | 0.2 ~ 1.3 |
| 抗血小板糖蛋白抗体 | 0.66 | | | 0.1 ~ 1.3 |
| 抗卵巢抗体和抗睾丸抗体 | 0.57 | | | 0.1 ~ 1.2 |
| 抗 Fibulin 蛋白抗体 | 0.65 | | | 0.4 ~ 1.6 |
| 抗胶原复合物抗体 | 0.67 | | | 0.2 ~ 1.6 |
| 抗关节炎肽抗体 | 0.64 | | | 0.2 ~ 1.3 |
| 抗骨细胞抗体 | 0.73 | | | 0.1 ~ 1.4 |
| 抗肝细胞色素 P450 抗体 | 0.81 | | | 0.3 ~ 1.6 |
| 抗胰岛素抗体和抗胰岛细胞抗体 | 1.07 | | | 0.4 ~ 1.7 |
| 抗谷氨酸脱羧酶抗体 | 0.73 | | | 0.2 ~ 1.6 |
| 抗髓鞘碱性蛋白抗体 | 0.87 | | | 0.1 ~ 1.4 |
| 抗无唾液酸神经节苷脂 GM1 抗体 | 0.85 | | | 0.1 ~ 1.4 |
| 抗微管蛋白抗体 | 0.53 | | | 0.4 ~ 1.4 |
| 抗小脑抗体 | 0.76 | | | 0.2 ~ 1.4 |
| 抗突触蛋白抗体 | 0.78 | | | 0.1 ~ 1.2 |

# 把这本书拿给你的医生看

我建议你立即做一次多种自身免疫反应筛查，如果你确实有健康问题，请遵循我的转变方案，并且应每年重新对抗体进行检测以追踪你的变化。如果你想让你的医生给你做这个检测，可能会有一些困难。医生可能会说："不可能在一次检测中检查所有这些抗体。"向医生解释一下这是可以的，并把这本书拿给你的医生看。如果你的医生拒绝为你做这个测试，你可以在我的网站（theDr.com）上了解更多关于订购这个检测的信息。

我在美国功能医学研究院（网址：functionalmedicine.org）任教。如果想要在你所在的地区找到像我这样的合格的功能医学医生，请访问该网站进行查找。功能医学医生所提供的服务大多在医疗保险范围内。此外，功能医学认证培训对于指导此类治疗而言更为重要。

应对自身免疫性疾病的疗法往往能体现常规医学的局限性。内分泌科专家检查激素的分泌情况，风湿病学专家检查肌肉骨骼疾病（如关节炎），所有人都知道如何在自己的专业领域内应对自身免疫问题，但很少有人接受过全面的培训。

常规医学的医生通常只治疗症状，也很少把饮食当作解决方案。想象一下，你的孩子患有癫痫，你带着孩子拜访了多位专家，但是通过药物仍然不能控制癫痫发作，这叫作耐药性癫痫。在患有耐药性癫痫的儿童中，有50%可以通过无麸质饮食让症状得到缓解。为什么我们的神经学专家不了解这种解决方案？这是因为这项研究结果没有发表在神经学杂志上，而是发表在一本全科医学杂志上[22]。

在当今这个时代，新的科学以指数级的速度发展，你的医生需要跟上发展的步伐。抗体检测这个方法的创新之处在于，我们正在通过检测各种抗体水平以判断炎症发生的部位。

通过适当的生活方式干预（无麸质饮食、减少环境暴露、减压、加强运动等），你不仅能感觉到明显的改善，抗体的水平也会降低。抗体水平的降低至少需要6个月的时间才会在血液检测中有所体现。这就是为什么你必须在开始干预后的6个月或1年之后再重新进行抗体检测。如果复查结果没有好转，这就意味着我们需要做更多的检测。就像剥洋葱一样，找到最重要的触发因素也需要时间。此外，你的症状不太可能完全消失。你也许可以通过应用强效药物来掩盖症状，但潜在的病理改变仍在继续。请不要误解我的意思：我认为缓解症状的药物有时对人体非常有帮助，但一味强调症状的缓解和消失并不可取。

# 测试结果提示麸质敏感的普遍性

比尔去看医生，因为他感觉自己很难集中精神，且开始出现头痛。医生建议他应用处方量的酚麻美敏片（泰诺）来治疗头痛，然后他的就诊结束了。

比尔试了一下这种药物，但似乎并没有缓解他的症状，反而加重了他的头痛。医生也无能为力了，就建议比尔到一位神经学专家那里就诊，而神经学专家建议比尔使用一种药效更强的药物。这种药物使比尔的头痛得到了缓解，但也让比尔一直感到恶心。当他再次找到医生抱怨这一点时，神经学专家让他来到一个研究中心，在这里有很多像比尔这样的人，他们已经遭受了很长时间的折磨。跟比尔一样，他们也去看过其他医生，但似乎都没有什么效果。

该研究中心走在科研的最前列，知道在神经疾病病因不明的情况下应该检测麸质敏感性。为什么呢？在研究中心，当神经系统疾病的病因明确时，患者体内的抗麸质抗体升高的比例为 5%；而在病因不明的患者中，抗麸质抗体升高的比例达到 57%[23]。

像许多其他有着原因不明的神经系统症状的患者一样，比尔发现接受无麸质饮食后他的头痛消失了。我们知道，麸质是最常见的引起自身免疫反应的环境因素，所以我建议对所有存在原因不明的健康问题的人进行麸质敏感性检测以及肠道通透性检测。这些血液检测以及多种自身免疫反应筛查，都可以在一次抽血中完成。然后你就会知道接下来该怎么做了。理想情况下，在你开始遵循我的"3 周计划"前你应该完成下列检测，并在之后每 3 ~ 6 个月复查一次。

## 肠道抗原通透性筛查

这个血液检测的目的在于了解你的肠漏程度如何，以及肠壁的损害有多严重。它还能提示脂多糖是否进入血液并引发炎症和慢性症状。对于衡量我们的计划是否成功来说，这是一个很好的后续测试。

---

### 乳糜泻基因检测并不准确

你可能听说过，可以通过基因检测来诊断乳糜泻，但事实并非如此。传统观点

---

认为基因检测百分百可以诊断乳糜泻，原因是曾有研究表明，95% 的乳糜泻患者携带 *HLA-DQ2* 基因，而另外 5% 的患者则携带有 *HLA-DQ8* 基因。然而，2013 年在国际乳糜泻研讨会上发表的论文显示，多达 7% 的乳糜泻确诊患者（通过内镜检查）并没有携带这两种基因。此外，2010 年发表在《国际变态反应与免疫学档案》（*International Archives of Allergy and Immunology*）上的一项研究表明，高达 50% 的非乳糜泻性麸质敏感患者携带 *HLA-DQ2* 或 *HLA-DQ8* 基因，因此，当基因检测呈现阳性时，患者可能并没有患乳糜泻。

随着越来越多相关论文的发表，我们发现我们过去所说的并不是真正的"乳糜泻基因"，而可能是"麸质基因"。这让我相信，一系列的病症都可能是由麸质引起的。

# 卡梅伦的故事

我的朋友帕姆的儿子卡梅伦今年 17 岁，在他只有 5 岁的时候，作为食物过敏儿童的代表，登上了《国家地理》（*National Geographic*）杂志的海报。在接受母乳喂养时，尽管他的体重在增加，但他无法添加辅食，他全身还长满了湿疹。当他还是一个婴儿时，他被诊断为对帕姆所有喜欢的食物高度过敏，这些食物包括鱼类、坚果、花生、芝麻、酱油和芥末。卡梅伦还对霉菌、花粉、干草、狗、猫、树和草过敏。医生只对他进行了 IgE 反应检测，但如果同时检测 IgA、IgG 和 IgM，他们可能会发现，卡梅伦对麸质和乳制品也是敏感的。

在接下来的 15 年里，一位过敏症专家对卡梅伦进行了细心的监测治疗，卡梅伦最终克服了一些食物过敏，还接受了针对环境过敏原的免疫治疗（注射过敏原）。一旦远离那些使他过敏的食物，他的皮疹很快就消失了。

大约 4 年前，在卡梅伦 13 岁的时候，尽管他感觉很好，但在一位他最喜欢的教练的激励下，他开始采取无麸质和无乳制品饮食。但在今年夏天，正如同其他青春期的男孩一样，他开始吃非常多比萨。他的背上长满了痤疮。

当帕姆告诉我来龙去脉时，我认为卡梅伦的皮肤可能就是他健康链条的薄弱环节，他的痤疮可能与他最近大量吃比萨饼有关。幸运的是，卡梅伦听从了我的建议，不再吃比萨，而痤疮在不到 1 个月的时间里就都消失了。

我建议卡梅伦做预测性自身免疫检测。我向帕姆解释说，这项检测会精确地显示出卡梅伦健康链条上的薄弱环节在哪里。我也告诉帕姆，如果不加以控制，卡梅伦的大脑会出现怎样的表现，其原因在于，引发认知功能障碍的一个常见机制是对麸质和乳制品敏感。抗谷氨酰胺转移酶抗体是当自身免疫机制对皮肤产生影响时一种常常出现的生物标志物。从长远来看，对卡梅伦来说这项检测可以提供非常有用的信息，我们可以从中明确在他的体内是否存在针对大脑或其他组织的已经升高的抗体。如果确实存在，他可以通过更精细地控制饮食以真正减少炎症反应。在饮食控制 1 年之后，可以进行复查，确认他的抗体是否降到了正常水平。他需要终身遵循这种饮食方式吗？还记得我们在第一章讲过的记忆 B 细胞吗？唯一需要终身限制的食物是麸质。其他所有的食物卡梅伦都有机会再次品尝到。他很幸运，如果将来他想再次摄入他以前敏感的食物，可以通过检测生物标志物来明确对这种食物是否仍然敏感。

## 小麦／麸质蛋白组的反应性及自身免疫性

在美国，几乎所有的实验室都只检测一种不易消化的麸质，即 α 醇溶蛋白，有 50% 的乳糜泻患者体内的抗 α 醇溶蛋白抗体升高。这就意味着还有 50% 的患者该抗体并不升高。但如果乳糜泻是由麸质敏感引起的，那么这个测试怎么可能有 50% 的错误率呢？这是因为消化不良的麸质中含有许多成分，而 α 醇溶蛋白只是其中之一。研究表明，免疫系统可对至少 62 种不同的麸质肽产生反应。那么为什么所有的实验室只检测其中的一个呢？相信我，我也这样问过，但这个问题并没有答案。

而小麦／麸质蛋白组检测可以对 10 种麸质肽（不仅仅是 α 醇溶蛋白）的敏感性进行筛查。它还可以筛查乳糜泻常见的生物标志物——抗谷氨酰胺转移酶抗体。其他的乳糜泻检测只会筛查肠道的抗谷氨酰胺转移酶抗体，而小麦／麸质蛋白组检测还会筛查皮肤和神经系统的抗谷氨酰胺转移酶抗体。筛查抗谷氨酰胺转移酶抗体的意义在于，谷氨酰胺转移酶 6 是脑组织的主要组成部分，抗谷氨酰胺转移酶 6 抗体升高提示你的大脑正处于水深火热之中。这就是为什么我们现在认为阿尔茨海默病的发展是一个长达数十年的过程：大脑处于水深火热之中，多年来脑细胞一直在受到破坏，而除了脑雾或者偶尔头痛以外，你可能没有任何其他明显的症状。

# 接下来的内容

现在你已经了解了检测项目，也确定了你在疾病发展谱上可能的位置，那就可以开始我们的转变方案了。在第六章中，你会明确地了解到在接下来的 3 周内你能达到的目标。如果你怀疑自己存在自身免疫方面的问题，那么即使你无法完成检测或者在等待最终检测结果的时候，也要遵循该方案。成千上万的人已经在实施这个方案，虽然他们中的大多数人也没有机会先进行检测。我希望这将是你迈向最佳治疗的第一步。

访问 GetYourGutTested.com，观看一段有冲击力的视频，了解更多关于肠道健康以及肠道微生物的工作机制的信息。

第二部分

# 修复

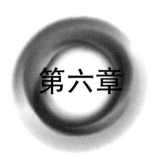

# 第六章

## 转变方案：
### 你能达到的目标

我将我的计划称为转变方案，是因为你将转变为更好的健康状态。你已踏上旅程，在旅程中你将接触到新的食物、新的习惯和新的想法。转变是一个过程，无论你是小步前进还是大步前进，你都在不断进步。在此转变过程中，你的健康状态越来越好。你将会明白你对食物和生活方式的选择是如何影响你的思维方式和感受的。

首先你将开始一个为期3周的计划，我称之为第1阶段，此时你将遵循严格的无麸质、无乳制品、无糖饮食。在此期间，你将开始创造一个新的、健康的内部环境，你的身体功能将会变得"顺畅"，你也将会感觉更好。

最新的大脑科学研究正在关注神经发生的过程，在这个过程中，大脑不断生成新的细胞且这些细胞在我们的一生中都在不断生长。这一机制告诉我们，大部分情况下，改变我们的习惯或健康状况永远都不算晚。但"小部分情况"也是会发生的。还记得山姆吗，我们在第五章讲到过他。在拒绝无麸质饮食的7年中，他的小脑发生了退行性变化。磁共振成像显示，当第一次检测到抗大脑抗体升高时，他的小脑还是正常的。但7年后，他的小脑明显变小了。严重的退行性变化是很难逆转的。这就是为什么尽早识别出正在杀死机体组织的抗体是如此重要。在这一章中，你将学习如何训练你的身体，使它处于持续"治愈和修复"的状态。

你的血管就像一条交通繁忙的高速公路。我们的目标是确保在这条高速公路上没有交通堵塞或许多鲁莽的司机（自由基）。你希望在你的血管这条高速公路上，每个司机都负责任地驾驶，而不是造成混乱。而一旦出现混乱，你体内的"治愈和修复"机制就会被激活。

我们可以通过许多不同的方式来创造一个新的、健康的内部环境。例如，加强锻炼、提升大脑功能、减压、避免接触不必要的化学物质和毒素，以及改变我们的饮食习惯等。事实上，我们能做出的最大改变就是避免摄入那些伤害我们的食物，同时选择对我们有益的食物。当你开始远离你所敏感的食物时，你就停止了为自身免疫之火提供燃料。当这种情况发生时，火势就会平静下来。虽然一开始它可能不会完全消失，但当你停止往火里添加汽油时，炎症强度就会减弱，炎症级联反应也会减少。随着时间的推移，你的炎症生物标志物会降低到一个更正常的范围。这种变化可以通过简单的血液检测来量化，例如，超敏 C 反应蛋白检测、红细胞沉降率检测、白细胞分类检测等。

从细胞的角度来看，我们每 7 年就能拥有一个全新的身体，因为我们身体里的每一个细胞都在自我更新。有些细胞（比如我们的肠道黏膜上皮细胞）每 3 ~ 7 天就会更新一次。其他细胞则需要更长的时间。在我们体内，细胞再生的过程是时刻在进行的。当一个细胞更新时，它会复制出一个完全相同的自己。那么为什么我们不能自己复制出完美的皮肤细胞、脑细胞或者血管细胞呢？让我来告诉你答案。

假设你现在 35 岁，你的健康状况很好——虽然不像你 22 岁时那样，但也是很好了。在你 20 岁左右时，可能你会参加很多的聚会，但你并没有感觉到累，也没有什么不适。在年度体检时你的血液检测结果是"正常"——没有任何警报响起。如果 10 分是最佳状态，也许你的肝脏此时可以评 7.6 分。然而，你要记住，当一个细胞在更新的时候，它会复制一个完全相同的自己。所以一个功能评分为 7.6 分的细胞会复制另一个 7.6 分的细胞。你的细胞功能是由细胞周围的情况所决定的，你可以称之为"围-细胞"（这是我刚编造的一个新词，希望你能明白它的意思）。表观遗传学是指基因周围的环境决定了该基因是否被激活。"围 - 细胞"是细胞周围的环境，决定细胞如何实现功能及自我更新。因此，如果细胞周围的环境中充满了炎症反应，你的细胞就只能发挥 7.6 分的功能，而你复制的细胞也是 7.6 分，生命就这样继续下去。

但是，如果你继续同样的生活方式，也就是说继续摄入敏感食物，继续酗酒，或者继续吃垃圾食品，你的肝脏会承受更多的负担。很快你的肝脏功能评分会变为 7.5 分。当这个细胞更新时，新生的细胞也是 7.5 分。如果你接下来的生活方式和以前一样，甚至接触到更严重的炎症诱发因素，评分将变为 7.4 分，而这个细胞就会以 7.4 分继续更新。在同样的生活方式下，你的细胞功能继续降至 7.3 分，细胞以 7.3 分继续更新。年复一年，你的细胞功能评分越来越低，身体功能越来越差。这种衰老的过程我们称为"分解代谢"（图 6-1）。

但是，一旦你按照书中所说的原则做出改变，创造出一个更健康的内部环境，你的肝功能就会得到改善。线粒体的损伤、氧化应激及细胞水平的炎症反应都会减少，体内的抗体也会恢复至正常范围。你的身体想要变得健康，所以它试图通过生成更健康的细胞来重建更健康的身体。只要你继续提供一个更健康的内部环境，你的细胞就能够复制出更新的、更健康的细胞。你的评分不再是 7.3 分，而是 7.4 分。细胞也是以 7.4 分继续更新。按照我们的方案，你的饮食更加平衡、营养更加丰富，然后你的细胞功能达到了 7.5 分。新生的细胞也是 7.5 分。当你继续进行这个方案，评分将变为 7.6 分。当这个细胞更新时，你就产生了 7.6 分的细胞。身体在几个月的时间里继续重建，并生成由"围-细胞"决定的功能更强的细胞。这种使机体变得更年轻、更健壮的过程我们称为"合成代谢"（图 6-1）。

我的患者告诉我，几个月没有见的朋友会说："哇，你看起来不一样了。你看起来很不错。"尽管他的朋友也说不出具体变化是什么。可能是我的患者肤色变好

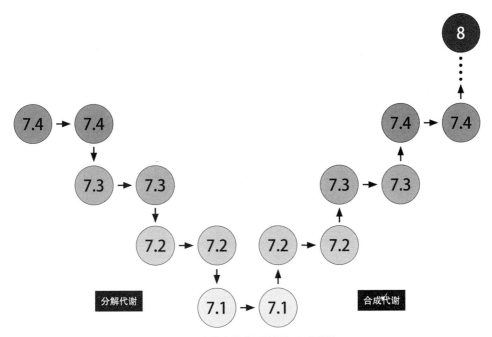

图 6-1　人体内的分解代谢和合成代谢

了，或者体重减轻了，或者核心能量提升了，所以他的眼中有了更多的生机和活力。原因就是，在他的内部环境里，正在复制生成更健康的细胞，正从分解代谢的状态转变为合成代谢的状态。

# 你能达到的目标

在第 1 阶段中，你的身体会发生两个微妙但有利的变化：一是你体内的炎症反应将会减轻；二是将会重新形成一个更健康的微生物群落。

如果你像我的很多患者一样，那么在第 1 阶段开始 3 周后，就会注意到无论你开始的时候是怎样的状态，此时你的感觉开始变好了。当你遵从我所推荐的原则，远离最易引起炎症反应的食物，你将很快出现炎症的减轻。你接触过的麸质或其他环境毒素是否仍然存在于你的身体系统中并不重要，因为你的症状主要与炎症有关，而不是毒素。这就是为什么你可以很快就注意到自己的感觉发生了变化。体内的毒素会让你在变得更健康的道路上紧急刹车，但随着炎症反应的消退，你的身体自然会更容易将毒素排出。根据体内毒素的种类和水平，你在排出毒素时可能需要一些帮助。

在 24 小时内，你体内的微生物群落，即肠道中的细菌，将开始变得平衡 [1]。当你的微生物群落重新平衡时，你的欲望会减少，能量会得到提升（如果之前能量降低的话），你的大脑激素会变得更加平衡，因此，你会产生一系列良好的感受。你的血压会稳定下来，睡眠会得到改善，动脉粥样硬化也开始逆转。基本上，你整体的身体状态和功能都会得到改善。你的身体现在有机会去解决那些你一直在应对的各种不平衡的问题。如果你成功地使全身炎症反应减少，你的体内就不会出现失衡问题，也可避免癌症。减少全身炎症反应的第一步，通常是停止往炎症之"火"上浇油。

所有这些改善将使你的健康状况变得更好。它们并不意味着疾病一定能被治愈，或者你的症状会完全消失。但是，你肯定会注意到症状正在减少，或者能看到体重下降或脑雾减少等。你不太可能在 3 周内痊愈（在上一章杰瑞的例子中我们了解到，他花了 4 年时间才完全恢复健康），但你会注意到身体功能变得更好了。我一直告诉我的患者，正是一个个小的胜利累积起来才换来了更好的健康状态。

虽然你可以在短短 1 天的时间里改变肠道的微生物群落，但完全消退炎症以及免疫系统停止攻击自身则需要更长的时间。请记住，即使你清除了入侵者，免疫系统仍然会在几个月内继续产生抗体。这意味着，虽然你可能会在短短 3 周内注意到你的健康状况开始好转，但是你的健康状况发生更大的变化可能需要3个月的时间。

在我的诊疗过程中，我总是把转变方案的第1阶段作为实践期。我发现第1阶段是了解你正在实施的方案是否有效的最佳时间。如果无效，那就意味着我们肯定忽略了一些东西，我们需要做出一些调整，例如，可能要去除其他潜在的刺激物。

改变需要时间。你可能无法每天都看到变化，因为每天正确选择食物以在你的细胞周围创造一个更健康的环境只能带来微小改变。但这个过程是累积的，很快你就会注意到身体功能变得更好了。

随后，在第2阶段中，你将在之前的基础上更进一步：你会发现远离那些很多人都敏感的其他食物是多么地容易。你将继续遵循无麸质、无乳制品、无糖饮食，同时你还要在你的饮食中撤除一种特定的食物，并评估自我感受。很多人发现好的习惯是相互促进的，虽然第2阶段需要做的事情更多，但却更容易坚持，因为你已经习惯了改变你的饮食和生活方式，你也看到了你在第1阶段取得的成果。你现在势如破竹！

最后，我们可以补充一些益生元和益生菌，它们既能治疗肠道疾病，又可以支持你的免疫系统。

# 身体负荷的概念

人体每天都会接触到有毒的物质，当接触到的有毒物质有限时，身体可以通过自身机制——肝脏、皮肤和消化系统的清除作用，将有毒物质从体内消除，所以毒素不会引起健康问题。但一旦有毒物质超过一定量时，这就意味着人体的排毒机制已经不堪重负，我们已经跨过了警戒线：身体负荷。此时，过量的有毒化学物质就无法被清除。

2005年，美国环境工作组进行的一项研究指出，2004年8～9月在美国医院出生的10名新生儿的脐带血中平均含有200种工业化学品和污染物（表6-1）。这些脐带血由红十字会收集，其中含有农药、广泛使用的工业化学品，以及煤炭、汽油和垃圾燃烧后的废弃物等污染物[2]。人在新生儿期并不能处理这么多的毒素，因此，当这些化学物质进入新生儿的血液后，会干扰新生儿的大脑发育和激素的产生。

有毒物质暴露的最大危害是它对大脑的影响。2014年，美国疾病控制与预防中心的自闭症与发育障碍监测网报道称，在美国大约每68个儿童中就有1个儿童患有自闭症谱系障碍。1980年我开始行医时，据报道，美国自闭症的患病率为

1/10000。在 20 世纪 90 年代，患病率是 1/2500，之后是 1/1000，现在是 1/68。化学物质过度暴露使人体的排毒系统不堪重负，这会不会是如今自闭症发病率如此之高的原因之一呢？是的，有可能。

**表 6-1　10 名新生儿体内含有 287 种工业化学物质**

| 新生儿血液中化学物质的来源和用途 | 化学物质名称 | 在 10 个新生儿体内发现的化学物质种类（每个新生儿体内种类的范围） |
|---|---|---|
| 常见消费品化学物质（及其分解产物） | | 47 种（23 ~ 38） |
| 美国常用的农药 | 有机氯农药 | 7 种（2 ~ 6） |
| 用于食品包装、地毯、家具的防污渍和防油脂涂料 | 全氟化合物 | 8 种（4 ~ 8） |
| 电视、电脑、家具中的阻燃剂 | 多溴联苯醚 | 32 种（13 ~ 29） |
| 美国禁止或严格限制的化学物质（及其分解产物） | | 212 种（111 ~ 185） |
| 美国禁止使用的农药 | 有机氯农药 | 14 种（7 ~ 14） |
| 用于食品包装、地毯、家具的防污渍和防油脂涂料 | 全氟化合物 | 1 种（1） |
| 电绝缘体 | 多氯联苯 | 147 种（65 ~ 134） |
| 广泛使用的工业化学品——阻燃剂、农药、电绝缘体 | 多氯化萘 | 50 种（22 ~ 40） |
| 废弃物副产品 | | 29 种（6 ~ 21） |
| 垃圾焚烧和塑料生产废弃物 | 多氯及多溴二苯并二噁英和呋喃 | 18 种（5 ~ 13） |
| 汽车尾气和其他化石燃料燃烧产物 | 多环芳烃 | 10 种（1 ~ 10） |
| 发电厂（燃煤） | 甲基汞 | 1 种（1） |
| 发现的化学物质共计 | | 288 种（154 ~ 231） |

## 这不是平常所说的节食或排毒

就在几年前，"排毒"成为健康领域的新热点，常见的排毒方法包括禁食清肠、果汁清肠、卡宴辣椒和蜂蜜清肠，甚至还有香蕉清肠。自 2000 多年前的希波克拉底时代以来，人们一直在讨论清肠和排毒。人们认为通过这些方案可以将毒素排出体外，恢复机体平衡并达到更健康的状态。这是清理人体内部环境的一种有效途径。

如果一个排毒计划能让你顿悟并为你提供改变食物选择的指导，让你远离那些导致你体内毒素蓄积的食物，那么这个计划就有意义，或者说有长期价值。我个人每年至少做一次有针对性的排毒。有时有效，有时则没有效果。但是，即使是有效的排毒方案，有效时间也很短。一旦你结束了你的排毒过程，又回到了以前的习惯，所有为了创造一个更健康的内部环境所做的努力就会付诸东流。

我的转变方案并不是让你节食，当然也不是一次性的排毒。虽然在实施我的方案时常常会有体重的减轻，但我们的目标不是减肥。通过避免摄入你所敏感的食物，你的肝脏功能从 7.8 分变为 7.9 分再到 8.0 分，你会自然地将毒素排出体外，但这只是众多益处之一。你的大脑细胞、肝细胞、肾脏细胞、肌肉细胞、胆囊细胞、生殖系统细胞（是的，伙计们，你没看错），你身体里的每一个细胞、每一个组织在你转变为"合成代谢"状态的时候都开始获得更好的功能。当你得到你想要的结果时，你就不会再回到你原来的饮食方式。

正如我们每个人都是独一无二的个体一样，我们每个人都有自己的身体负荷。基因决定着每个人的排毒能力。当接触的有毒物质有限时，我们的身体可以将其清除。但如果你接触到了大量的化学物质，再加上每天暴露在敏感的食物中，你就更有可能发生有毒物质在体内蓄积，继而产生炎症反应。此时你体内的白色脂肪细胞就会增加，目的是储存你身体不能排出的毒素。你腹部的"游泳圈"就出现了。

如果你能改变你的饮食习惯，并远离引起免疫反应的食物，那么你的身体就有机会清除体内储存的毒素。

当我们体内的毒素超过身体负荷时，诸如食物敏感这样的小问题也可能会成为大问题。例如，你的身体本来应该能够处理接触到的霉菌或某些化学物质，但当你的排毒系统负荷过重时，毒素便无法被清除，所以你体内的炎症反应和白色脂肪细胞沉积都在增加。然而，当你从饮食中去除麸质、乳制品和糖时，你就减少了身体接触有毒物质的机会，你就能更好地将体内的毒素排出体外。如果有 100 个毒素进入你的体内，然后你消除了其中的 80 个，那么你的机体就可以更容易地应对另外20 个。

这就是为什么有些人一旦身体完全康复后就可以重新吃乳制品或糖的原因。他们体内的免疫反应被完全重置，身体将不再把这些食物误认为入侵者。我经常能见到这种情况出现。

# 关于你的体重

人们对节食减肥充满了质疑，认为它并没有科学依据。体重的增加与许多方面都息息相关——包括衰老、我们吃的食物、影响新陈代谢的激素变化、情绪压力和当前的健康状况等。减肥计划的初衷是好的，但往往会出现溜溜球效应，即体重反弹：你在 2 个月内减掉了 5 千克，但不到 1 年，你又恢复了原来的习惯，体重又增加回来了。转变方案则不同，因为我们的目标是减少炎症反应诱发因素，并建立一个更健康的微生物群落，而不是专注于减肥。我发现，在大多数情况下，人们很难减肥，因为他们吃的食物实际上对他们的身体有害。

如果你的免疫系统说"我们遇到了麻烦"，不管你对食物的态度如何，你的身体都在说"不"，并将产生炎症反应，而炎症反应本身就与肥胖有关。

食物直接影响着你肠道的微生物群落，而后者在 24 小时内就会发生改变，目前其被认为是阻碍减肥的"主要调节器"[3]。

体重增加和进食炎症性食物之间的关系很简单：你在选择食物时毒素（如麸质、乳制品、糖）暴露越多，你喂养的可增加体重的微生物群落就越多，身体产生的炎症反应也就越多，体重增加的就越多。当你日复一日地接触你的身体视为毒素的食物时，就会产生一系列的后果。

第一个不良后果，这些食物抑制了你的反应系统，并喂养了肠道中的"生存细菌"。几十年来不太理想的食物选择创造了一个有自己"意志"的微生物群落，它想要生存下去。如果你有一个囤积能量的微生物群落，它会向你的大脑发出化学信息，说："我还想要……"不管什么食物（比如大量的有害脂肪、糖、过敏性食物，或简单加工过的碳水化合物），都能喂养这些肥胖细菌。

还记得我们在第三章介绍过的皮马人吗？当我们把美国皮马人的饮食与墨西哥北部基因相似的皮马人的饮食进行比较时（后者的饮食更传统，加工程度更低），美国皮马人的糖尿病发病率是墨西哥皮马人的 5 倍，尽管这两组人有相似的基因和储存能量的微生物群落。我们发现，美国皮马人有如此高的糖尿病发病率（50%的人在 35 岁之前患上 2 型糖尿病），其原因在于让大多数肠道细菌进食了大量的低质量、高能量的食物，而这些细菌本来是为了保障生存而储存所有能量的微生物群落。而墨西哥皮马人的饮食习惯仍和他们的祖先一样，虽然他们和美国皮马人有同样的微生物群落，但他们没有出现糖尿病的流行[4]。

第二个不良后果是过度的炎症反应。在这种情况下，脂肪细胞的储存能力加强，特别是白色脂肪，也就是腹部的"游泳圈"，而这很难仅仅通过节食来消除。白色脂肪对我们的生存很重要，但过多的白色脂肪就会带来问题。你不会仅仅因为摄入太多的能量而增加你的白色脂肪。作为一种保护机制，身体会产生过多的白色脂肪细胞让你所接触的毒素远离大脑。如果你无法通过肝脏、粪便、尿液和皮肤排出这些毒素，那么为了保护大脑，这些化学物质就会被储存在躯干内，并产生更多的白色脂肪细胞。过多的白色脂肪会产生更多的炎症反应，表现为液体潴留（水肿）。除了炎症反应外，水肿的另一个主要原因是加工过的食物中盐的含量增加，即使是"健康"食物，如即食麸皮和燕麦片、速溶麦片、微波爆米花、饼干和椒盐脆饼等。

如果你脱掉袜子或内衣后，你的皮肤上有勒痕，可能是因为你的衣服太紧了；但对大多数人来说，这是轻度水肿的迹象。其他水肿表现还包括眼睛下方出现黑圈以及横纹（即丹尼线，并非皱纹）。

一旦身体产生了这些有毒的脂肪细胞并发生水肿，再消除它们就很难。毒素蓄积后机体可能会故意保留多余的脂肪或液体，以防止在将毒素排出体外的过程中再次暴露于同样的毒素中。换句话说，你的身体可能在保护你免受有毒物质的侵害，因为它将这些毒素隔离在血液循环之外，使毒素无法进入大脑，因而迫使你保持超重。当你通过减少炎症反应和饮用足够的水（每天每千克体重至少30毫升的水）来改善你的排毒功能时，你清除毒素的能力会加强。对于排出体内蓄积的毒素来说，这是最安全、最容易的方法。

当你不再摄入你所敏感的食物后，你的身体就能更专注于去除体内的潴留液体，燃烧存储毒素的脂肪。而且，因为你不再摄入高能量、低营养的食物，而是摄入营养丰富的食物，所以你可能会减掉一些体重。这就是为什么成千上万的人在60 ~ 90天内通过无麸质饮食减掉了7 ~ 13千克体重的原因之一[5]。

# 揭开疾病的面纱

正如你在第一章中所了解到的，有超过300种病症仅仅与麸质敏感有关，更不用说糖或乳制品了。能让你开始感觉更好的转变方案太多了。更重要的是，每个人健康链条上的薄弱环节有所不同，因此参与转变方案的结果因人而异。我相信，通过实施转变方案，几乎每个人都将受益，并在身体功能及自我感受方面看到积极的变化。不管你对麸质、乳制品或糖类是否敏感，它们都是会让你体内的毒素水平更接近你身体负荷的有毒食物。

我发现大多数人在短短的几天内就会注意到他们的健康状况有所改善。我的患者经常告诉我说，他们的皮肤开始变得更好，他们的季节性过敏症状也减轻了。虽然这些变化可能很细微，但基本上都能注意到。但是如果你再一次接触那些有毒物质，就像我们在第五章中提到过的男孩卡梅伦那样，你可能会受挫。当卡梅伦再次摄入乳制品和麸质时，才知道自己不能耐受这些，而此时他的痤疮暴发了。

你也许会发现你的一些症状消失了，但新的症状可能会出现。这是因为我们大多数人都有多个薄弱环节，而且处于自身免疫性疾病发展谱中的人很少只患有一种自身免疫性疾病（换句话说，他们有"共病"）。例如，如果你患有乳糜泻或伴有肠道相关症状的非乳糜泻性小麦敏感，通过从饮食中去除麸质，你的肠道疼痛可能会减轻，但你可能会突然发现你有便秘。原因在于，每当你进食含麸质的食物时，你的肠道免疫系统就会被激活，出现肠道痉挛（10.0 分为满分，你的肠道功能评分为5.6 分）。如果没有麸质，你的主要薄弱环节得到解决，肠道痉挛消失了，但是在你体内可能还有另一个薄弱环节同时被拉扯，只是这种症状并没有那么明显罢了（便秘评分为7分）。当解决肠道痉挛的问题后，现在你注意到了便秘。随着时间的推移，只要你坚持无麸质饮食，便秘问题也会得到解决（从 7.0 分提高到 7.1 分再到 7.2 分，等等）。

## 萨曼莎的故事

### 第四部分

还记得我的患者萨曼莎吗？她是加利福尼亚大学洛杉矶分校风湿性狼疮研究中心 20 年来见过的最严重的系统性红斑狼疮患者，由于自身免疫的原因，她的整体健康状况受到了严重的影响。与其他成千上万的患者一样，我让她开始了第 1 阶段的转变方案。她从饮食中去掉了小麦、乳制品和糖，1 个月后她来复诊了。

萨曼莎的故事是一个很好的例子，说明自身免疫性疾病会损害身体的许多不同系统，导致功能失调。当治疗开始后，萨曼莎注意到她的精力增加了，但她仍然有一些身体上的不适。多年的损伤无法立即恢复，但愈合和功能的改善仍在继续。

我问她开始这个方案后感觉如何。她告诉我："我一天比一天强壮。我所有受损的系统都在得到改善，有些系统比其他系统改善得更快些。有时我会便秘，但不像过去那么频繁了。有时我仍然感到疲劳，但也不像以前那么频繁了。我觉得我的甲状腺功能好多了，因为我已经很少感冒了。这个方案让我感觉越来越好了。"

在接下来继续转变方案的2年里，萨曼莎的身高增加了5厘米。最近，她告诉我："我感觉我的整个身体正在恢复正常。"

我以前参加过很多马拉松比赛，一次跑42千米。老实说，当我越过终点线时，我感觉我的评分不像是10分，而感觉像是5.5分。我不能立即恢复原有的状态，而是过了几天才能恢复正常。尽管马拉松比赛没有耗费我的脑力，但我的大脑无法像往常一样工作。我的整个身体和大脑都需要休息和恢复。当你有食物敏感引发的全身炎症时，无论你是否意识到，你的很多系统都会受到影响。因此，你的肠道痉挛消失了，但是便秘出现了。

## 接下来的内容

让我们先试一试吧。在第七章，你将确切地了解在第1阶段中能吃什么、不能吃什么。祝你好运：我知道你会做得很棒！

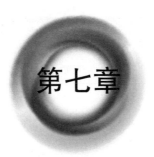

# 第七章

# 转变方案第1阶段：

## 第1～3周

当你把3种最常见的炎性食物——麸质、乳制品和糖——同时从饮食中去除时，你的消化系统和免疫系统都有机会平静下来、痊愈、重置。请记住，当你停止"火上浇油"时，你仍然还有一堆火要处理。无论你在疾病发展谱上处于什么位置，除了减少炎症反应之外，你还需要重建受损组织，这样你才能创造一个更好、更健康的肠道环境，促进有益菌的生长，并治愈肠漏。

转变方案（包括第1阶段和第2阶段）是完全自身免疫饮食的第一步。完全自身免疫饮食旨在平息炎症反应并逆转自身免疫级联反应。完全自身免疫饮食是一种严格限制的饮食计划，可以消除所有潜在的诱发因素。但在临床上，我发现并不是每个人都需要完全自身免疫饮食。我发现，通过消除3种主要的诱发因素——麸质、乳制品和糖——80%以上的患者能感觉到明显好转，并开始逆转自身免疫级联反应。还有10%的人需要检测其他常见的食物敏感性，这就是第2阶段的内容。剩余10%的人需要严格限制的完全自身免疫饮食。我希望你在探索健康状况时小步前行，这样你就能继续吃你喜欢的食物而不影响你的健康。我还发现，我所限制的食物越少，尤其是在计划刚开始时，参与者的完成度就越好。

在转变方案第1阶段，我们开始了经典的排除饮食，即在特定的时间内从饮食中剔除特定的食物，并观察身体及自身感觉方面的变化。如果无法进行食品敏感性测试，那么排除饮食对于确定你对哪些食物具有敏感性来说是最好的方法。在接下来的 3 周内，我将帮助你完全不吃麸质、乳制品和糖。你会享用各种各样的水果和蔬菜，清洁的红肉、鱼类和家禽肉，以及健康脂肪，远离那些让你健忘、生病、肥胖和疲劳的有害食物。我们的目标很简单：去掉不好的东西（包括深加工的食物），添加有益的东西。

人们总是首先问我他们能吃什么。事实上，你有很多选择，并且你很快就会知道它们具体是什么，我已经列出了所有可以接受的选择。我不希望你们觉得这个方案存在限制性。实际上，你每天都可以从数百个选项中进行选择。等你尝试了一些食谱之后就会明白。

因为这个转变方案具有原始饮食风格，所以你会像古时候的人那样吃东西。你的食物大部分都将来源于植物（蔬菜、水果、坚果、种子、香草和天然香料）和动物（红肉、鱼、家禽肉和蛋）。植物是健康的碳水化合物和微量营养素（维生素、矿物质、抗氧化剂和抗炎剂）的主要来源。生的坚果、种子，以及黄油和肉类可以提供优质的蛋白质和脂肪。除非你已经明确了对大米和玉米敏感，否则在第 1 阶段你也可以加入这些食物。

# 转基因食品一言难尽

当谈到食品供应的健康问题时，我最关心的问题之一就是转基因食品的流行。转基因食品的大规模商业化始于 1994 年。根据美国食品药品监督管理局以及美国农业部的数据，目前至少有 40 种转基因植物品种，其中最常见的是大米、大豆和玉米，在美国的玉米种植中有 89% 被认为是转基因作物[1]。目前市场上有 9 种转基因食品作物：大豆、玉米、棉花籽（油）、油菜籽（油）、甜菜中的糖、西葫芦、黄南瓜、夏威夷木瓜和紫花苜蓿。转基因谷物用来喂养我们吃的动物，因此也影响乳制品、鸡蛋、牛肉、鸡肉、猪肉和其他动物产品。即使是最"天然"的加工食品，如番茄酱、冰激凌和花生酱，也会添加这些原料。一些香料、调味料和软饮料中也会添加转基因玉米或大豆（以玉米糖浆或人造甜味剂阿斯巴甜、葡萄糖、柠檬酸、色素如 β-胡萝卜素和核黄素等形式）。事实上，80% 以上的加工食品，如植物油和谷类早餐食品，都含有一些转基因成分。作为食品添加剂的大豆和玉米衍生物无处不在，使得几乎我们所有人都接触过转基因食品。

请注意，前面我们没有将小麦列为转基因作物但这并不意味着小麦是安全的。多年来，小麦通过自然育种技术进行杂交。然而，就像大多数转基因作物一样，它被"设计"成能够耐受一种叫"农达"的除草剂,农达的活性成分草甘膦现在已被归类为可能的人类致癌物[2]。在美国,大多数小麦作物在收割前几周就被喷洒了草甘膦除草剂,以将小麦植株杀死,因为一片死小麦更容易收割。因此,美国大部分小麦产品中都含有可能引起癌变的草甘膦。

动物研究表明,转基因食品可能会对免疫系统、肝脏和肾脏造成损害。草甘膦除草剂农达也被证明会改变肠道内的微生物群落,使肠道通透性增加。科学家们正在研究这种化学物质与肝脏解毒功能之间的相互作用,据说这是一个环境诱因扰乱体内平衡并引起自身免疫性疾病(包括胃肠道功能紊乱、肥胖、糖尿病、心脏病、抑郁症、自闭症、不育、癌症和阿尔茨海默病等)的"典例"[3]。

我知道这令人感到震惊且不安,但它有助于解释在过去30年里如此多疾病急剧增加的原因。图7-1体现了全世界对于转基因食品对我们健康的长期影响方面的关注。这只是一篇参考文章中描述的转基因食品的增加与特定疾病之间关系的许多情况中的两种。要了解更多信息,请阅读我参与撰写的13页权威报告:转基因食品能解释麸质敏感的暴发吗?(可以在我的网站 theDr.com 上找到)。

转基因食品的最可怕之处在于,消费者不知道他们是否摄入了转基因食品,因为在美国禁止使用转基因食品标签。尽管大多数发达国家认为转基因食品是不安全的,并且有64个国家要求转基因食品贴上标签,但在美国并没有要求标注或给予限制。避免摄入转基因食品的唯一方法是遵循以下3个简单的规则。

- 购买当地产品。避免摄入转基因食品最简单的方法是加入当地的食品合作社或社区支持农业组织,或在当地农贸市场购买那些生的、完整的、未经加工的食物
- 购买有机食品。经认证的有机产品不能含有转基因成分。其中包括农产品和肉类,因为如果牛吃了转基因饲料,就会改变它们肠道中的细菌,进而影响它们的肉和奶
- 在面粉、种子和坚果等单一成分包装商品上寻找"非转基因项目认证"或"美国农业部有机食品"标识。同时,还要确保这些食品有"无麸质"标签,以降低交叉污染的风险

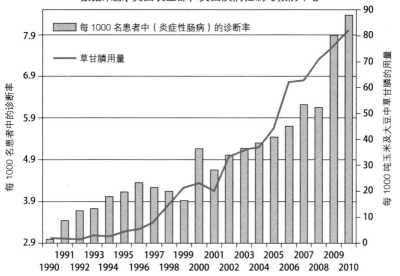

出院诊断为（任意一种）炎症性肠病
（克罗恩病及溃疡性结肠炎，ICD555 和 ICD556）

与玉米和大豆中应用的草甘膦相对应（$R$=0.9378，$P \leqslant$ 7.068e−08）
数据来源：美国农业部，美国疾病控制与预防中心

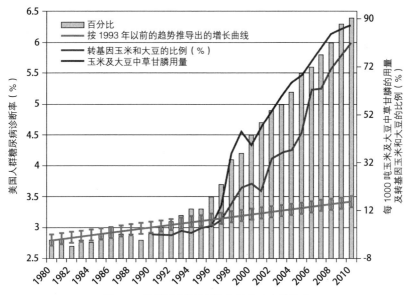

美国糖尿病患病率（经年龄标化）

与转基因玉米和大豆的比例相对应（$R$=0.9826，$P \leqslant$ 5.16e−07）
与玉米和大豆中应用的草甘膦相对应（$R$=0.971，$P \leqslant$ 9.24e−09）
数据来源：美国农业部国家农业统计局，美国疾病控制与预防中心

图 7-1　转基因食品的增加与特定疾病的关系

经允许摘自 Nancy L.Swanson.

# 享用你最喜欢的新鲜食物

在第 1 阶段，你可以吃各种各样的水果、蔬菜和坚果，特别是新鲜的、时令的蔬果。我总是推荐新鲜的水果和蔬菜，但对很多人来说，这并不总是可行的。冷冻水果和蔬菜也是可以接受的，因为它们是在成熟的时候收获的，同样含有丰富的抗氧化剂和多酚。尽量选择有机产品，并且如果有可能的话，选购当地的品种。不要选择用糖或盐腌制的罐装水果或蔬菜。

众所周知，许多食物是天生的抗炎药，你可以每天在这些食物中进行选择。

- 肉桂（每日 1/10 茶匙是安全且有效的）
- 十字花科蔬菜（西蓝花、球芽甘蓝、菜花、卷心菜、白菜）含有硫代葡萄糖苷——一种强有效的多酚，有助于减轻肠道炎症反应
- 深色且含有高浓度多酚的水果，如浆果、樱桃和红葡萄
- 绿茶（每天 1 ~ 3 杯），它也是一种益生元
- ω-3 脂肪酸，只能通过饮食获得，因为身体无法生成。它可以带给我们诸多好处，其中包括可以开启降低肠道炎症的基因。富含 ω-3 脂肪酸的食物包括草饲牛肉、冷水鱼、海鲜、黑胡桃、山核桃、松子、奇亚籽、亚麻籽、罗勒、牛至、丁香、马郁兰和龙蒿
- 欧芹
- 番茄汁（140 克）

有一类叫作果聚糖的碳水化合物，它的作用就像肥料一样，可以支持我们肠道中的有益菌。最著名的果聚糖是菊粉，菊粉是一种天然的碳水化合物，存在于至少 36000 种植物中。菊粉还被认为是一种用于储备能量和调节抗寒性的益生元。菊粉含量最高的益生元是菊苣根（新奥尔良的读者看到这里会很高兴，因为在烹饪中加入菊苣根是当地的一种美食文化）。其他富含菊粉的植物包括小麦、甜菜、韭菜、芦笋、洋蓟、洋葱、大蒜、蒲公英根、香蕉和大蕉。

我们大多数人从小麦中获取超过 70% 的菊粉。当我们不再摄入小麦的时候，无论我们肠道中有多少有益菌（这些细菌一直依赖小麦作为主要的肥料来源），它们都开始挨饿。无麸质食物中菊粉的含量通常要低得多。因此，在我们努力修复肠道通透性时，我们创造了一个比以前更糟糕的微生物群落环境。这就是为什么我们

一定要把富含菊粉的食物作为我们日常饮食的一部分。发酵食品有助于肠道保护菌群的生长和繁殖。请记住，人体内增长最快的细胞是肠道黏膜上皮细胞：每 3 ~ 7 天我们就会有一个全新的肠道内壁，我们需要丁酸来使其变得坚固。蔬菜，尤其是块根类蔬菜，含有不溶性膳食纤维，能够在肠道中产生丁酸。

# 水果

在第 1 阶段，有很多种水果可以吃，但以下情况除外：①你对某种水果过敏或敏感；②你所吃的水果的量超过了你的血糖调节机制所能调控的个人阈值。

水果比蔬菜含糖量高，有些水果的升糖指数很高。"低升糖指数"水果（杏、李子、苹果、桃子、梨、樱桃和浆果）是不错的选择。其他水果虽然对健康大有裨益，但必须适量食用。举个例子，你听说过"生活中没人想要疯掉（No one wants to go bananas）"这句话吗？成熟的香蕉是一种健康的水果，它的升糖指数是 51（这很好）。但是，如果我们每天都吃香蕉以及其他中或高升糖指数的食物，过多的糖最终会使我们体内的血糖水平像过山车一样，从而导致高焦虑状态（发疯，going bananas），并有可能引发糖尿病。

在第 1 阶段，优质的水果选择如下。

- 巴西莓浆果
- 苹果
- 杏
- 牛油果
- 香蕉
- 黑莓
- 蔓越莓
- 无花果
- 枸杞
- 醋栗
- 葡萄柚
- 番石榴
- 白兰瓜

- 黑树莓
- 蓝莓
- 博伊森莓（一种杂交草莓）
- 哈密瓜
- 樱桃
- 椰子
- 芒果
- 油桃
- 橄榄
- 橙子
- 木瓜
- 百香果
- 桃子

- 越橘
- 杜松子
- 猕猴桃
- 金橘
- 柠檬
- 青柠
- 枇杷
- 荔枝
- 草莓

- 梨
- 柿子
- 菠萝
- 李子
- 石榴
- 柚子
- 榅桲
- 杨桃
- 西瓜

## 坚果和种子

坚果和种子是极好的蛋白质来源，现在很多坚果和种子都被磨成面粉和黄油，可以用来代替传统的小麦粉和黄油（烤面包时用）。在第 1 阶段，除非已知对坚果和种子过敏或敏感，它们都是可以吃的。花生和椰子也是可以接受的，尽管从专业角度来说两者都不是坚果或种子：花生属于豆类，而椰子是一种水果。

然而，这并不是在邀请你去吃货架上的所有坚果。你必须仔细阅读食品成分和标签，避免吃含糖或乳制品以及没有标注"无麸质"的坚果。有机和无麸质的加工食品也可能会使用不健康的配料。

在第 1 阶段，优质的种子和坚果选择如下。

- 杏仁
- 澳大利亚坚果
- 山毛榉
- 黑胡桃
- 巴西坚果
- 灰胡桃
- 亚麻籽
- 榛子
- 南瓜子
- 红花

- 腰果
- 栗子
- 奇亚籽
- 中国杏仁
- 板栗
- 榛果
- 开心果
- 罂粟子
- 印度山毛榉
- 可乐果

- 芝麻
- 向日葵
- 核桃

- 夏威夷果
- 山核桃
- 松子

## 蔬菜

蔬菜有很多不同的做法，你可以生吃、清蒸、烤、炒，也可以作为小吃、配菜或主菜来享用。你的目标是购买你能找到的最高质量的蔬菜——有机的、当地的，以及从农场中新鲜收获的。

你每天吃的蔬菜越多越好，最好每餐都吃些蔬菜。我一直建议每天吃 5 种不同颜色的蔬菜。每一种颜色的蔬菜都可以提供不同的抗氧化剂和多酚，它们会激活不同的基因，让你保持健康和强壮。

我知道每餐都吃蔬菜是一种挑战，尤其是当你为孩子们做饭的时候。我的建议是，按照你孩子喜欢的方式准备蔬菜，这比他们不吃任何蔬菜更重要。争取尽可能少地加工蔬菜。

蔬菜的种类也很重要。山药的升糖指数是 37，红薯是 44，新土豆是 57，白皮土豆泥是 70，炸薯条是 75，烤爱达荷土豆是 85，即食土豆泥是 86，煮红皮土豆是 88。考虑到升糖指数在体重增加和肥胖的发展中所起的作用，我们总是想要选择升糖指数较低且孩子们爱吃的食物。

在第 1 阶段，除非你已知对某种蔬菜过敏或敏感，否则所有蔬菜都是可以食用的。唯一需要注意的是非有机大豆或玉米。在美国种植的大豆和玉米几乎都是转基因的，这本身就会导致肠道通透性增加。你需要仔细阅读食品标签，寻找有机食品，而有机食品通常是不含转基因成分的。

在第 1 阶段，优质的蔬菜选择如下。

- 球洋蓟
- 洋蓟心
- 耶路撒冷洋蓟
- 芝麻菜
- 芦笋
- 牛油果

- 生菜
- 蘑菇
- 芥菜
- 洋葱
- 防风草
- 豌豆

- 豆类（所有品种）
- 甜菜和甜菜叶
- 白菜
- 西蓝花
- 球花甘蓝
- 球芽甘蓝
- 卷心菜
- 胡萝卜
- 菜花
- 芹菜
- 羽衣甘蓝
- 玉米——只是有机玉米！
- 黄瓜
- 茄子
- 茴香
- 蕨类植物
- 大蒜
- 豆薯
- 西葫芦
- 辣椒（所有品种）
- 土豆
- 南瓜
- 萝卜
- 大黄
- 长叶莴苣
- 芜菁甘蓝
- 海菜
- 青葱
- 大豆（毛豆、豆腐等）——只是有机大豆！
- 菠菜
- 南瓜
- 甜豌豆
- 红薯（地瓜）
- 瑞士甜菜
- 番茄
- 萝卜和萝卜叶
- 西洋菜
- 韭菜

## 动物蛋白

　　在选择蛋白质来源时，我们首先应避免选择谷物喂养的动物。最佳选择是草饲动物和放牧动物，你可以直接从当地农场购买；第二选择是有机食品。举个例子，草饲牛肉的 ω-3 脂肪酸含量是玉米喂养牛肉的 4 倍。

　　在选择蛋白质时，一个重要的概念是生物学效价，即从食物中吸收的蛋白质转化为我们体内的蛋白质的比例。鸡蛋被称为"完美的食物"原因之一就是它们的生物学效价为 100%。这意味着我们的身体可以利用鸡蛋中的所有蛋白质（只要我们对鸡蛋没有过敏或敏感）。牛奶的生物学效价为 91%——这就是牛奶一直被认为是儿童健康选择的原因，因为蛋白质是身体生长的基础。然而，问题在于免疫系统可能将牛奶识别为一种毒素；我们很容易利用牛奶中的蛋白质，但我们不能喝牛奶。鱼的生物学效价为 83%，酪蛋白（牛奶中的一种蛋白质，通常存在于蛋白粉中）的生物学效价为 80%，牛肉的生物学效价为 80%，大豆的生物学效价为 74%，鸡肉的生物学效价为 79%，小麦的生物学效价为 54%，豆类的生物学效价低于 50%。

这些数字表明，素食者很难获得足够可用的蛋白质。这就是素食者往往病情较严重的原因。素食者通常缺乏蛋白质。然而，欧洲食品信息委员会发现，当两种植物蛋白质在一餐中混合时，一种蛋白质中的氨基酸可以弥补另一种蛋白质中氨基酸的缺乏，从而使两者的组合具有更高的生物学效价。这就是为什么在许多不同的饮食文化中，都会将植物蛋白质混合在一起食用。墨西哥的豆类和玉米，日本的大豆和大米，印度的木豆和大米，都把豆类和谷物结合起来，提供了富含所有必需氨基酸的餐食。

如果可能的话，尽量避免食用工厂养殖的含有抗生素和激素的肉类和鱼类。最健康的选择是野生捕获的鱼，避免人工养殖鱼。鱼类具有很高的生物学效价，富含优质的脂肪，这些脂肪可以维持大脑最佳的生长和功能状态，并可降低患心血管疾病的风险。事实上，全世界的营养学家都认为，在你能摄入的所有维生素和矿物质中，来源于冷水鱼的高浓度的 ω-3 脂肪酸是最理想的。ω-3 脂肪酸具有保护心血管的作用，可降低高胆固醇，是健康脑细胞的主要原料。

在一项研究中，科学家们对 2 吨人工养殖三文鱼和 2 吨野生三文鱼进行了检测（检测多氯联苯、狄氏剂、毒杀芬、二噁英和有机氯农药）。根据美国环境保护署的说法，几乎所有在养殖三文鱼中发现的污染物都被认为是可能或很可能的人类致癌物[4]。人工养殖的三文鱼与野生三文鱼相比，前者 ω-6 脂肪酸的含量是后者的 6 倍。我们只需要一点 ω-6 脂肪酸，但并不需要太多。过量摄入 ω-6 脂肪酸可能引起冠状动脉疾病。研究表明，在人工养殖的三文鱼中，健康脂肪带给我们的心脏保护作用被削减掉了 2/3[5]。

一项发表在《营养学杂志》（*Journal of Nutrition*）上的研究指出：对于儿童、育龄期女性、孕妇、哺乳期女性，如果存在诸如智力下降或其他认知和行为障碍的健康问题，可以选择污染最少的野生三文鱼或者其他来源的脂肪酸，以减少污染物的暴露[6]。再说一遍，请吃野生鱼类或者寻找其他的 ω-3 来源，避免食用人工养殖的鱼类。

几年前，我有幸遇到了兰迪·哈特内尔。兰迪是阿拉斯加的一名三文鱼渔民，他决定让全世界都能吃到最优质的海鲜。他召集了一群阿拉斯加的渔民，他们通过一家名为"野生海产品和有机食品的关键选择"的公司出售他们捕获的海鲜。你真的能品尝出其中的差别。他们的罐装金枪鱼是最安全的，也是我见过的最好的，几乎没有汞污染——这是为孩子们准备无麸质金枪鱼三明治时的绝佳选择。

除非是你自己制作的，否则不要吃热狗、培根、香肠、肉干或午餐肉等加工过的肉类。这些食物通常含有糖（调味）、麸质（作为黏合剂）和防腐剂。

鸡蛋可以用于各种快餐和健康的膳食。选择那些标有"散养"或"有机的"鸡蛋。这些鸡蛋不仅更健康，而且味道更好，看起来也有点不同：蛋黄是橙色的，而不是纯黄色。

在第1阶段，红肉和家禽肉的优质蛋白质选择如下。

- 牛肉
- 野牛肉或水牛肉
- 野猪肉
- 鸡肉
- 鸭肉
- 鸡蛋（任何品种）

- 鹅肉
- 羊肉
- 猪肉
- 火鸡
- 牛犊肉
- 鹿肉

## 关于鱼类的真相

鱼富含脂肪，是一种非常有益的食物来源，但同时也是环境污染的另一个牺牲品。大多数科学家、美国环境保护署以及美国食品药品监督管理局都一致认为，孕妇、备孕女性、哺乳期女性、婴幼儿在鱼类的选择和食用数量上都需要非常谨慎。有确切的证据表明，婴儿在子宫内暴露于汞（准确说是甲基汞）可导致大脑发育出现严重问题，并且这种危害在出生后仍会继续。进食汞含量较高鱼类的婴幼儿也会出现同样的大脑和神经发育问题。受到环境污染的鱼类和人工饲养的鱼类所含有的二噁英和多氯联苯也可能对婴幼儿和成人造成危害。

1988年，我5岁的儿子患上了耐药性贫血症，无法通过常规的方法进行治疗。我进行了大量的研究，发现汞中毒会导致该疾病。但我不明白我儿子体内的汞含量为什么会有这么高。我们住在一个条件很好的社区，他吃的食物总是质量最好的。但我还是对他进行了检测，果然，他体内的汞含量高得离谱。这些汞是从哪儿来的？早在1988年，早期的研究就表明金枪鱼的汞含量较高，而他每天都在幼儿园吃金枪鱼三明治！一旦远离了金枪鱼，并螯合了他体内的汞，他的耐药性贫血症就消失了。

美国国家资源保护委员会已经制定了"明智的海鲜购买指南"，其中详细列出了5种方法来确保你吃的鱼对你的健康有益、对环境有益。指导方法包括：购买小的鱼、购买本国的、多样化选择、选择当地的、并保持警惕[7]。下面是一些我认为有助于保护你和你的家人的一般规则。

一般来说，鱼类是很好的食物来源，特别是当你选择正确时。大多数流行病学研究已经证明，除了敏感人群不能耐受的少数物种外，进食鱼类所获的益处超过了潜在的风险。

尽可能选择你能找到的最优质的鱼类，选择那些被美国国家资源保护委员会认定为"汞含量最低"的鱼类。

## 低汞含量：这些鱼类可以经常吃

| | |
|---|---|
| 凤尾鱼 | 鲈鱼（海产） |
| 鲳鱼 | 欧洲鲽鱼 |
| 鲶鱼 | 狭鳕鱼 |
| 蛤蜊 | 三文鱼（罐装）＊＊ |
| 螃蟹（美国国内） | 三文鱼（新鲜的）＊＊ |
| 小龙虾 | 沙丁鱼 |
| 黄花鱼（大西洋） | 扇贝＊ |
| 比目鱼＊ | 美洲西鲱 |
| 黑线鳕（大西洋）＊ | 虾＊ |
| 鳕鱼 | 鳎鱼（太平洋） |
| 鲱鱼 | 鱿鱼 |
| 鲭鱼（北大西洋，chub鲭鱼） | 罗非鱼 |
| 鳎鱼 | 鳟鱼（淡水） |
| 牡蛎 | 白鲑 |
| 牙鳕 | |

## 中等汞含量：每月食用次数不多于 6 次

鲈鱼（条纹，黑色）　　　　安康鱼 *

鲤鱼　　　　　　　　　　　鲈鱼（淡水）

鳕鱼（阿拉斯加）*　　　　　裸盖鱼

黄花鱼（白色，太平洋）　　　老板鱼 *

大比目鱼（大西洋）*　　　　鲷鱼 *

大比目鱼（太平洋）　　　　　金枪鱼（大块鱼罐头）

银汉鱼　　　　　　　　　　金枪鱼（飞鱼）*

龙虾　　　　　　　　　　　石首鱼（海鳟鱼）

鳀鳅鱼

## 高汞含量：每月食用次数不多于 3 次

青鱼　　　　　　　　　　　海鲈鱼（智利）*

石斑鱼 *　　　　　　　　　金枪鱼（长鳍金枪鱼罐头）

鲭鱼（西班牙，海湾）　　　　金枪鱼（黄鳍金枪鱼）*

## 汞含量最高：避免进食

鲭鱼（国王鲭鱼）　　　　　胸棘鲷 *

枪鱼 *　　　　　　　　　　鲨鱼 *

剑鱼 *　　　　　　　　　　方头鱼 *

金枪鱼（大眼金枪鱼，日语"金枪鱼"）*

　* 现状不容乐观！这些鱼类数量非常少，或者在捕捞时使环境受到了破坏。要了解更多信息，请访问蒙特利湾水族馆和萨芬娜中心（前蓝海研究院）的网站，这两个网站都为鱼类的选择或是需要避免的问题提供了基于环境因素的指导。

　** 人工养殖的三文鱼可能含有多氯联苯，这种化学物质会对健康造成严重的长期影响。

## 健康脂肪

椰子及椰子制品已经成为"原始饮食"的代名词，这是有一定原因的。椰子油、椰子黄油、椰奶、椰奶油等都富含健康脂肪，椰奶油非常适合不含乳制品的食谱。由于椰奶中脂肪含量高，你可以在各种需要乳制品的食谱中用椰奶来代替乳制品。

加工程度最低的食用油会明确地标示为特级初榨油或冷榨油。购买那些装在防紫外线瓶子里的油，这种储存方式的油不会很快变质。用油烹饪时，一定要确保油温不要高到冒烟的程度。当油开始冒烟时，它们会被氧化并产生大量的自由基。所以你需要健康的油——有着更高的烟点。

在第1阶段，优质的油类选择如下。

- 牛油果油
- 椰子油
- 酥油

- 澳洲坚果油
- 橄榄油

## 烘焙用面粉

当你适应了第1阶段之后，你可以自己制作无麸质面包和松饼，它们的味道和你以前吃的松饼一模一样，而且对你更有好处。下面的面粉可以用来制作无麸质饮食（除非你对它们过敏），前提是包装上清楚地标明"无麸质"，并且没有添加糖或乳制品成分。

- 苋菜粉
- 竹芋粉
- 豆粉
- 糙米粉
- 荞麦粉
- 玉米粉或玉米面
- 小米粉

- 车前草粉
- 马铃薯粉和马铃薯淀粉
- 藜麦粉
- 红薯粉
- 糯米粉
- 木薯淀粉

## 发酵食品

每天吃一勺发酵的食物会让你受益匪浅，这是重建和维持肠道健康的最佳方法：发酵食物本身可以提供并产生益生菌，然后这些益生菌可以进入消化道。

在第十章中，根据食谱和说明，你会发现自己制作发酵蔬菜非常容易。我们在超市买的德国酸菜通常含有苯甲酸钠，这种化学物质会阻止食物发酵。在杂货店里可以买到真正发酵的，且不含糖或添加剂的发酵食品。你可以寻找一些我所喜欢的品牌，比如金矿天然食品（Gold Mine Natural Food）、农家文化（Farmhouse Culture）、迪维纳有机食品（Divina Organic）、伊甸园食品（Eden Foods）、野生卤水（Wildbrine）和泡沫（Bubbie）。

发酵食品应储存在密封容器中出售，密闭的储存方式可以使蔬菜发酵而不产生霉菌，而霉菌可引起人体产生组胺反应（包括皮疹、消化不良和炎症）。你也可以在杂货店购买新鲜的发酵食品。不错的选择如下。

- 椰子酸乳酒
- 自然发酵泡菜（不同于普通的腌菜，普通的腌菜是用可能含有麸质的麦芽醋制成的）
- 韩国泡菜

- 康普茶
- 腌橄榄
- 腌姜
- 德国酸菜

# 从你的饮食中去除麸质

转变方案的一个关键部分是完全无麸质。无麸质饮食需要避免含有麸质的谷物：主要是小麦、黑麦、大麦、斯佩尔特小麦和卡姆小麦。在这3周的时间里，你可以吃米饭或其他不含麸质的谷物，除非你知道你对它们敏感。也许医生告诉过你或者你自己已经发现了，你对大米、玉米甚至藜麦敏感，如果是这样的话，把这些谷物加到"不能吃"的列表中。

燕麦本身不含有毒的麸质。然而，当燕麦到达货架上时，它很可能已经因为交叉污染而含有麸质。可能因为燕麦生长的田地受到了污染（几年前农民可能在这片土地上种植了小麦），或者因为把燕麦运输到工厂的卡车在前一周运输了小麦并且在运输燕麦之前卡车没有被清洗，或者是因为加工工厂的同一条生产线既加工小麦又加工燕麦。在《新英格兰医学杂志》上发表的一项研究中，研究了来自3家公司（一家是有机食品公司；一家公司在制作燕麦时所用的设备仅用来处理燕麦，所以没有交叉污染的机会；还有一家是一个非常著名的大型制造商）的4种燕麦样品，结果发现在12份样品中只有2份中的麸质没有到达有毒的水平[8]。

开始无麸质饮食确实是个挑战，因为在饮食中小麦无处不在。例如，意大利面、快餐食品、谷类早餐食品、大多数面包、调味品、酱料、冷冻食品、加工肉类等当中都可能含有麸质。

我的朋友梅林达·丹尼斯是哈佛医学院贝斯以色列女执事医疗中心乳糜泻中心的营养协调员。她提醒我，用大量健康的蛋白质和富含纤维的蔬菜取代饮食中所去除的小麦是很重要的。我们都知道，如果完全不吃小麦，你就会失去大量的益生元纤维、B族维生素和铁。如果你转变为无麸质饮食，而没有特别注意补充那些可用于替代小麦的食物，就可能会导致营养缺乏和微生物群落失衡，甚至可能出现体重增加。

## 完全避免这些食物，除非标明是无麸质、无乳制品和无糖的

食品制造商也纷纷跟风，推出了数百种无麸质食品，这些食物通常由高度精制的碳水化合物、糖和各种化学物质制成。这些无麸质食品通常和含有麸质的同类食物一样糟糕，只是原因不同。就像无脂食品一样，一旦制造商在食品中去除一种成分，他们就必须用其他有着类似味道、稠度或口感的成分来进行替代。无麸质产品通常含有大量的添加剂以增加味道。因此，尽管无麸质糕点听起来很诱人，但由于其含糖量高，我们还是要避免食用。以下这些在商店中出售的含麸质的食物是你应该避免的。

- 啤酒
- 块状浓缩汤
- 面包
- 蛋糕
- 糖果
- 麦片
- 饼干
- 古斯米

- 油炸面包丁
- 肉汁
- 人造肉或人造海鲜
- 未标记"无麸质"的燕麦
- 意大利面
- 派
- 沙拉酱
- 酱油

- 薄脆饼干

## 一定要寻找无麸质标签

实际上，大多数包装上注明无麸质的食品对你来说都是安全的。2014 年，发表在《食品化学》（*Food chemistry*）期刊上的一项研究指出，3 名来自美国食品药品监督管理局的科学家证实，97.3% 的无麸质食品的标记是正确的[9]。这意味着指导方针在食品行业起着作用，并且符合美国食品药品监督管理局的要求。这听起来不错。但如果你患有乳糜泻，并且你吃了剩余的 2.7% 的含有有毒麸质的食物，你可能会出现免疫反应，而且你不明白为什么会这样，因为你一直在努力坚持无麸质饮食。

根据美国食品药品监督管理局的要求，所有包装上标注无麸质的食品中麸质的含量必须低于 0.002%。然而，同样是在 2014 年的那项研究中，研究人员发现，在天然不含麸质的食物中（而不是那些标注不含麸质的食物），比如米粉（其成分仅有大米、盐和水），其中仍有 24.7% 含有有毒水平的麸质。这意味着，在你认为是安全的食物中，有 1/4 并不是安全的。这种无意中的暴露正是一些人即使严格遵循无麸质饮食也无法痊愈的主要原因。事实上，通过无麸质饮食，只有 8% 的乳糜泻患者能痊愈；还有 65% 的人肠道微绒毛得到恢复，但仍然存在导致肠道通透性增加的炎症。罪魁祸首可能就是这些无意中接触到的麸质，而每次接触都可能导致数月内抗体水平的升高，而这些抗体会在你的薄弱环节之处对组织造成损伤。

当一种产品被贴上无麸质的标签时，对其进行检测的设备仅仅检测了 α 醇溶蛋白。然而，在乳糜泻患者中，只有 50% 的患者体内的抗 α 醇溶蛋白抗体升高，其他乳糜泻患者则是对其他肽类产生反应。检测设备只对 α 醇溶蛋白进行了检测，因此，"无麸质"这一术语在业内并不恰当，准确的术语应该是"无 α 醇溶蛋白"。

基于以上所有的原因，我强烈建议你在第 1 阶段尽量避免食用加工食品，最好利用天然食材（如新鲜的蔬菜、水果和动物蛋白）自己准备食物。

# 仔细审查食物中的成分

下面列出的食物中包含一些"狡猾"的成分，而人们常常会忽视这些"狡猾"的成分。所有这些成分都是"伪装"的小麦。

- 阿比西尼亚硬小麦
- 古斯米

- 麦芽酒
- 阿塔面粉
- 大麦
- 大麦酶
- 大麦片
- 大麦草
- 去壳大麦
- 大麦麦芽
- 大麦麦芽提取物
- 大麦麦芽调味料
- 珍珠大麦
- 啤酒
- 漂白面粉
- 麸皮
- 面包屑
- 面包粉
- 面包糠
- 啤酒酵母
- 黑麦粉
- 碾碎的谷物
- 碾碎的干小麦
- 谷壳
- 谷物提取物
- 密穗小麦
- 大麦提取物
- 水解小麦面筋
- 水解小麦蛋白
- 水解小麦淀粉
- 卡姆小麦
- 克卢斯基面食
- 拉格啤酒

- 油炸面包丁
- 斯卑尔脱小麦
- 单麦胚油酰胺 PEG-2 磺基琥珀酸酯二钠
- 硬质小麦
- 食用涂膜
- 食用薄膜
- 食用淀粉
- 双粒小麦（二粒小麦）
- 强化漂白面粉
- 强化漂白小麦粉
- 强化面粉
- 淀粉
- 全麦淀粉
- 法老小麦
- 添加料
- 面粉（通常是指小麦）
- 含麸质小麦
- 胚芽
- 面筋
- 麦谷蛋白
- 粗面粉
- 粮仓面粉
- 硬小麦
- 单粒小麦
- 面包干
- 黑麦
- 黑麦粉
- 黑麦属
- 面筋
- 自发面粉
- 麦糁

- 粗粒小麦粉
- 玛卡小麦
- 麦达（印度小麦粉）
- 麦芽
- 麦芽大麦粉
- 麦芽乳
- 麦芽提取物
- 麦芽调味料
- 麦芽糖浆
- 麦芽醋
- 玛莎粉
- 无酵饼
- 普通小麦胚芽
- 普通小麦胚芽油
- 米型意大利面
- 意大利面
- 波斯小麦
- 活性小麦面筋
- 圆锥小麦
- 小麦（阿比西尼亚硬质普通小麦）
- 提莫非维小麦
- 小麦氨基酸
- Atta 小麦面粉（印度）
- 麦麸提取物
- 硬粒小麦
- 小麦胚芽提取物
- 小麦胚芽甘油酯
- 小麦胚芽油
- 小麦草
- 小麦片

- 斯佩尔特小麦
- 发芽大麦
- 发芽小麦
- 钢磨面粉
- 石磨面粉
- 烈性黑啤酒
- 高筋面粉
- 塔博勒沙拉 / 塔布雷沙拉
- 照烧汁
- 小麦与黑麦的杂交麦
- 普通小麦
- 普通小麦胚芽（小麦）麦粉脂
- 东方小麦
- 乌冬面
- 未漂白的面粉
- perungayam（印度调料）
- 波兰小麦
- 油面酱
- 印度圆粒小麦
- 瓦维洛夫小麦
- 小麦坚果
- 小麦蛋白
- 小麦芽
- 小麦淀粉
- 全麦面粉
- 全麦浆果
- 全麦蒸粗麦粉
- 全麦小麦粉
- 全麦面食

## 小麦草汁怎么样?

有很多关于小麦草汁疗效的文章。在我看来,对部分人来说,小麦草汁确实具有高抗氧化性和治愈性,这是不争的事实。但小麦草汁在第1阶段是安全的吗?答案是,不一定。

在小麦发芽的第17天,蛋白质合成的基因被激活,植物就会开始产生麸质蛋白和其他蛋白质。如果你在第11～14天之间收割了自己种的小麦草,那么对麸质敏感的人来说应该是安全的。但对于外面卖的小麦草汁,我们无法知道小麦草是什么时候收割的。所以,如果你想从小麦草汁中受益,自己种更安全。

# 可能含有麸质的烹饪食材

制造商在很多食材中加入了麸质,而你在使用这些食材进行无麸质饮食烹饪时并没有进行仔细辨认。你一定要购买在标签上明确标明"无麸质"的食材。避免那些含有许多不熟悉成分的食品,特别是如果它们含有以下成分时(表7-1)。

### 表7-1　可能含有麸质的食材

| 燕麦 | 可能已经被其他谷物污染 |
|---|---|
| 发酵粉 | 可能含有小麦淀粉 |
| 小苏打 | 可能含有小麦淀粉 |
| 高汤 | 可能含有麸质 |
| 肉汤 | 可能含有麸质 |
| 糙米糖浆 | 可能含有大麦 |
| 焦糖色素 | 可能来自深加工的小麦或大麦,在北美通常不含麸质 |
| 焦糖调味料 | 可能含有麸质,取决于生产过程,在北美通常不含麸质 |
| 角豆 | 可能含有大麦 |
| 纤维素 | 可能从含麸质的谷物中提取 |
| 早餐麦片 | 可能由含麸质的谷物制成 |
| 苹果酒 | 可能含有大麦 |
| 柠檬酸 | 可能从小麦(或玉米、甜菜糖、糖蜜)中提取 |

| 澄清剂 | 可能含有麸质谷物或副产品 |
|---|---|
| Codex 牌小麦淀粉 | 一种不含麸质的深加工小麦淀粉 |
| 脆米早餐麦片 | 可能含有大麦 |
| 咖喱粉 | 可能含有小麦淀粉 |
| 糊精麦芽糖 | 可从大麦中提取的一种深加工淀粉 |
| 糊精 | 可从小麦中提取的一种深加工淀粉 |
| 葡萄糖 | 可从小麦或大麦中提取的一种深加工淀粉<br>在欧洲不需要标明麸质来源 |
| 可食用食品涂膜 | 可能含有小麦淀粉 |
| 可食用纸 | 可能含有小麦淀粉 |
| 乳化剂 | 可能从含麸质的谷物中提取 |
| 脂肪替代品 | 可能从小麦中提取 |
| 调味酒 | 可能含有麸质 |
| 调味料 | 可能从含麸质的谷物中提取 |
| 杜松子酒 | 从蒸馏过的谷物中提取 |
| 葡萄糖浆 | 一种深加工甜味剂，可从小麦（或其他淀粉）中提取<br>通常来自北美的玉米<br>在欧洲不需要标明麸质来源 |
| 粮食酒 | 可能从蒸馏过的麸质中提取 |
| 谷物伏特加 | 可能从蒸馏过的黑麦或小麦中提取 |
| Heeng/ Hhng（印度调料） | 通常与小麦粉混合 |
| 凉茶 | 调味料中可能含有麸质，如大麦 |
| 氢化淀粉水解产物 | 可能从小麦中提取 |
| 水解植物蛋白 | 可能从小麦中提取 |
| 水解蛋白质 | 可能从小麦中提取 |
| 水解蔬菜蛋白 | 可能从小麦中提取 |
| 羟丙基淀粉 | 可能从小麦中提取 |
| Kecap / ketjap manis（印尼酱油） | 可能含有小麦 |
| 麦芽糊精 | 可能从深加工的小麦中提取 |
| 麦芽糖 | 可能从大麦或小麦中提取 |
| 麦芽醋 | 从大麦中提取，由于发酵过程的原因仅含有少量麸质 |
| 味噌 | 可能用大麦制成 |
| 混合生育酚 | 通常从小麦胚芽（或大豆）中提取 |

| 改性（食物）淀粉 | 可能从深加工的小麦中提取 |
|---|---|
| 甘油单酯和甘油二酯 | 在加工过程中可能使用小麦 |
| 谷氨酸钠（味精） | 可能从小麦中提取 |
| 芥末粉 | 可能含有小麦淀粉 |
| 天然调味料 | 可能从含麸质的谷物中提取 |
| perungayan（印度调料） | 通常与小麦粉混合销售 |
| 预胶化淀粉 | 可能从含麸质的谷物中提取 |
| 蛋白质水解物 | 可能从含麸质的谷物中提取 |
| 大米麦芽 | 可能含有大麦 |
| 大米糖浆 | 可能含有大麦酶 |
| 日本清酒 | 可能从蒸馏过的小麦、黑麦、大麦中提取 |
| 苏格兰威士忌 | 可能由含麸质的谷物制成 |
| 调味料 | 可能含有小麦淀粉 |
| 烟熏香精 | 可能含有大麦 |
| 酱油 | 可能含有小麦 |
| 固体酱油 | 可能含有小麦 |
| 香辛料 | 可能含有小麦淀粉 |
| 稳定剂 | 可能从含麸质的谷物中提取 |
| 淀粉 | 可能含有大麦 |
| 日本酱油 | 可能含有小麦 |
| 组织化植物蛋白 | 可能从含麸质的谷物中提取 |
| 生育酚 | 通常来源于小麦胚芽（或大豆） |
| 香草精 | 可能含有谷物酒精 |
| 香草调味剂 | 可能含有谷物酒精 |
| 蔬菜胶 | 可能从含麸质的谷物中提取 |
| 蔬菜蛋白 | 可能从含麸质的谷物中提取 |
| 蔬菜淀粉 | 可能由含麸质的谷物制作而成 |
| 威士忌酒 | 可能从蒸馏过的小麦、黑麦、大麦（或玉米）中提取 |
| 黄原胶 | 可能从小麦中提取 |
| 酵母提取物 | 可能由含麸质的谷物制成 |

# 如何实现无乳制品饮食

牛奶中蛋白质结构的大小是人乳中的8倍，这就是很多人很难消化牛奶的原因。山羊奶中蛋白质结构的大小是人乳中的6倍[10]，虽然没那么糟，但还是不容易消化。但是，有些种类的动物乳制品是可以接受的，如果你能找到它们。2007年，发表在《过敏与临床免疫学杂志》（*Journal of Allergy and Clinical Immunology*）上的一项研究指出，如果某种动物乳汁中的蛋白质结构与人体组织的相似度超过62%，那么这种乳汁很有可能不会引起过敏[11]。这类乳制品确实存在。一些少数民族特色商店可以提供很好的牛奶替代品，例如，骆驼奶[12]、驯鹿奶[13]和驴奶[14]。

也有很多动物奶替代品。我不喜欢豆奶，即使是有机的。虽然有许多研究分析过大豆的利弊，但它的植物雌激素作用是毋庸置疑的。这些来自大豆的类雌激素样分子与我们体内的受体结合，可以起到较弱的雌激素作用。如果你缺乏雌激素，多吃大豆可能是件好事。但是如果你已有足够的或者过量的雌激素，多吃大豆对男性或女性来说可能都是件坏事。更重要的是，关于大豆益处的研究来自亚洲的研究机构，参与者食用的是全大豆制品。而在制作豆奶的过程中，主要的营养物质会流失，并且为了提高口感，还在其中添加了大麦麦芽（可能含有麸质）等甜味剂。

我最喜欢的牛奶替代品是椰奶，它富含月桂酸。月桂酸是一种有益于心脏健康的饱和脂肪酸，可以升高高密度脂蛋白胆固醇（"好"胆固醇）。你也可以尝试坚果乳或米乳，但要选择不加糖的品种。根据品种不同，风味牛奶每杯可含有12～20克（3～5茶匙）添加糖。标有"原味"的风味牛奶替代品实际上每杯含有6克（1.5茶匙）添加糖。

食品过敏原标签和消费者保护法要求，所有以牛奶为原料的包装食品必须在标签上注明"牛奶"字样。然而，你仍然需要仔细阅读产品上标签的全部内容，因为即使是在标注"非乳制品"的商品中，有时也会含有牛奶。许多非乳制品中含有酪蛋白（一种牛奶蛋白，在标签上会列出）。例如，一些品牌的金枪鱼罐头中就含有酪蛋白，一些加工过的肉类也可能含有酪蛋白（作为黏合剂），而接触酪蛋白与偏头痛有关[15]。据我观察，偏头痛患者在不吃麸质和乳制品之后，症状会有显著的改善，甚至在一两个月内偏头痛症状就完全消失了。

# 小心"不含奶"的标签

　　根据犹太饮食法，标签上标注"不含奶"的产品是不含牛奶的。然而，一种食品如果只含有非常少量的牛奶蛋白（但这可能足以引起免疫反应），也可能被认为是不含奶的。因此，不要认为所有标注"不含奶"的产品在第1阶段都是安全的。

　　有时人们会把贝类浸在牛奶中以减少鱼腥味。许多餐馆在烤牛排上放黄油以增加风味。有些药物中含有牛奶蛋白，所以在开药时一定要询问药剂师，并在停药前与医生商量。

　　大多数人对乳制品中的脂肪分子并不敏感，而是对乳制品中的蛋白质敏感。你在餐馆里吃龙虾或蟹腿时，经常会配上酥油。酥油是去除所有蛋白质的黄油，这就是为什么对乳制品敏感的人来说酥油通常是可以接受的，也是我们在第1阶段可以吃酥油的原因。

　　避免食用含有牛奶或以下任何成分的食物。

- 人造黄油调味品
- 覆有面包屑和白色酱汁的菜肴
- 烘焙食品
- 黄油、黄油脂肪、无水黄油、黄油酸、黄油酯
- 凝乳
- 蛋奶
- 双乙酰
- 意大利冰激凌
- 咖啡伴侣
- 冰激凌
- 乳清蛋白、乳清蛋白磷酸盐
- 乳酸发酵剂和其他细菌发酵剂
- 乳铁蛋白

- 乳果糖
- 巧克力牛奶
- 软干酪
- 奶油
- 脱脂乳
- 预拌蛋糕粉
- 焦糖糖果
- 酪蛋白
- 酪蛋白酸盐
- 酪蛋白水解物
- 谷类食品
- 奶酪
- 口香糖
- 乳糖

- 人造黄油
- 牛奶蛋白水解物
- 乳酸链球菌肽
- 牛轧糖
- 布丁
- Recaldent 牌口香糖
- 凝乳酵素
- 乳清
- 沙拉酱

- 冰冻果子露
- 牛奶（各种形式的牛奶：浓缩、衍生奶、奶粉、炼乳、山羊奶、低脂、麦芽、乳脂、脱脂、粉末、蛋白、固体、全脂）
- 酸奶油，酸奶油固体
- 酸奶油（液体和固体）
- 塔格糖
- 乳清蛋白水解物

## 有些成分听起来像牛奶，但其实并不是

以下成分不含牛奶蛋白，因此可以安全食用：
- 乳酸钙
- 硬脂酰乳酸钙
- 可可脂
- 塔塔粉
- 乳酸（但乳酸发酵的培养基可能含牛奶）
- 油性树脂
- 乳酸钠
- 硬脂酰乳酸钠

# 如何实现无糖饮食

美国是一个"糖控"社会：74% 的食品含有高能量或低能量的甜味剂，或者两者兼而有之。2013 年在美国售卖的所有包装食品和饮料中，68% 含有高热量的甜味剂，2% 含有低热量的甜味剂 [16]。马里兰综合健康大学营养和综合健康项目的学术主任莉兹·利普斯基博士告诉我，每个美国人平均每年会以蔗糖和高果糖玉米糖浆的形式进食 58 ~ 65 千克的糖。这比许多成人的体重还要重。当我深入研究这个话题时，我发现美国农业部的数据表明，每个美国人平均每年会消耗 68 千克的高热量甜味剂，这相当于每天超过 0.18 千克（或者说 52 茶匙）[17]！

由于大多数加工食品中都含有精制糖，而这些精制糖对人体是有害的，因此，在美国，肥胖症和糖尿病的发病率高得令人难以置信。

生甘蔗对健康有益，可以保护肝脏免受有毒物质的侵害、降低胆固醇以及稳定血糖[18]。当我们吃生甘蔗时可以得到许多抗氧化剂和类黄酮，但如果我们只从甘蔗中提取称之为糖的白色结晶粉末时，我们就失去了甘蔗植株能给我们的所有保护。

除了少数出于医疗方面考虑的情况，我们的饮食中需要一点糖。但是这些糖应该以它们在自然界中存在的形式出现，即复合碳水化合物。精制碳水化合物是癌细胞的食物。事实上，有一个癌症化学疗法的分支致力于降低糖进入癌细胞的能力。糖也会刺激肠道黏膜，引起大量炎症反应。过量的糖会导致我们体内"错误"种类的酵母菌滋生，并促进有害菌的过度生长（生态失调），所有这些都会增加肠道炎症反应，导致肠漏。

在第1阶段，你应避免所有的糖类，包括零热量的甜味剂，因为它们和糖一样有害。2014年，在《细胞代谢》（*Cell Metabolism*）期刊上发表的一项研究指出，人造甜味剂三氯蔗糖会显著促进肠道内囤积热量的细菌生长，这些细菌会导致体重增加，会杀死有益的肠道细菌，并阻止处方药物的吸收[19]。

糖和麸质一样难以从你的饮食中去除，因为它无处不在。为了避免摄入糖，你必须仔细阅读商品包装上的成分标签：即使是混合香料有时也会含有糖。几乎每一种快餐食品中都含有精制糖，这就是我强烈建议你使用第十章的食谱，并且在第1阶段只吃天然食物的原因之一。

饮料是糖最大的隐藏来源之一。苏打水、果汁和牛奶替代品中都含有糖，所以我们必须避免它们。在一项针对7～11岁儿童的学校教育项目中，强调要多喝水而不是加糖饮料，这使得超重或肥胖儿童的数量在1年内减少了7.7%[20]。无糖汽水也好不到哪儿去，因为人工甜味剂会改变肠道细菌，导致肥胖。

酒精饮料本质上是液态的糖，即从小麦或糖中提取的碳水化合物。酒精，甚至是葡萄酒，都会损害肠道黏膜，导致肠道通透性增加（肠漏），并对肠道细菌产生不利影响。如果你正在实施肠漏修复方案，完全避免饮酒是很重要的。我建议你在第1阶段不要吃肠道难以对付的东西，这样你的身体就会得到休息。之后你可以尝试一些无麸质的葡萄酒、啤酒和蒸馏酒，或者你可能意识到你并没有那么想喝酒。如果在第1阶段之后，你每天都喝一杯酒，然后你发现你的"良好感觉"消失了，那么你就应该重新评估那杯酒的重要性了。

注册营养师埃里卡·卡苏里是世界著名的阿门诊所的营养学主任，她让我对调整饮食的整个过程有了不同的看法。她告诉我一句话，我也传达给了我的患者："不要去除，而是替换。"我们可以用自制的牛油果酱、沙拉酱或鹰嘴豆泥来代替含糖的蛋黄酱、番茄酱或烧烤酱。小的改变可以带来大的改善。因此，如果你想做一些无麸质烘焙，可以用生蜂蜜代替糖，当地的生蜂蜜是首选。生蜂蜜和精制蜂蜜不一样，生蜂蜜含有许多营养素，是一种天然食物。

## 隐藏的糖的来源

小心以下成分。

- 龙舌兰糖浆
- 纯天然甜味剂
- 阿斯巴甜
- 龙舌兰汁
- 玉米淀粉
- 甜菜糖
- 红糖
- 黑糖
- 甘蔗糖浆
- 糊精
- 右旋葡萄糖
- 双糖
- 蒸发甘蔗糖
- 无花果糖浆
- 过滤蜂蜜
- 果糖
- 浓缩果汁
- 水果糖
- 水果甜味剂
- 半乳糖
- 乳糖
- 焦糖
- 焦糖色素
- 澄清葡萄汁
- 浓缩果汁
- 细砂糖
- 玉米甜味剂
- 玉米糖浆
- 椰枣糖
- 椰枣糖浆
- 葡萄糖
- 甘油
- 砂糖
- 葡萄糖
- 瓜尔豆胶
- 浓糖浆
- 高果糖玉米糖浆
- 氢化葡萄糖浆
- 转化糖
- 转化糖糖浆
- 棕榈糖
- 左旋糖

- 核糖
- 大米麦芽糖
- 大米糖浆
- 糖精
- 山梨糖醇
- 高粱糖蜜
- 高粱糖浆
- 大豆
- 三氯蔗糖
- 黑红糖
- 蔗糖
- 甘蔗糖
- 白糖
- 木糖醇
- 黄糖
- 轻糖
- 轻糖浆
- 清糖
- 清糖浆
- 甘露醇
- 改性食用淀粉
- 单糖
- 天然糖浆
- 花蜜
- 多糖
- 糖粉
- 葡萄糖浆
- 粗糖

## 注意戒断症状

　　人们偶尔会反馈说，在第1阶段的最初几天，他们会出现戒断症状，感觉疲倦、抑郁或恶心。有些人不想运动，有些人头痛（就像咖啡戒断症状一样）。对于那些在血液测试时发现谷啡肽（小麦中的一种多肽）或酪啡肽（乳制品中的一种多肽）水平升高的人来说尤其如此。这些不易消化的多肽可以刺激肠道和大脑中的阿片类受体。阿片类受体会刺激内啡肽和脑啡肽的产生，继而产生令人感觉良好的反应。还记得上次你和朋友一起开怀大笑的情景吗？你是否曾经有过捧腹大笑的经历？还记得那之后你感觉有多好吗？这是因为你的阿片类受体受到了刺激，你的血液循环中有更多的内啡肽。麸质、糖和乳制品可以轻度刺激这些阿片类受体。就像瘾君子在停止吸毒时可能会出现戒断症状一样，麸质、糖和乳制品戒断也可能会出现这种情况。我的朋友，《麦肚》（*Wheat Belly*）的作者，医学博士威廉·戴维斯，甚至给这种现象起了个名字：小麦戒断。从饮食中去除乳制品或糖类也是如此。

　　如果你也出现了戒断症状，请不要感到惊讶。首先，这可能是你第一次不得不放弃一些你最喜欢的并让你感到舒适的食物。这些食物之所以让你感到舒适首先是因为它们富含糖分，尤其是精制碳水化合物，非常容易上瘾。其次，你的身体正在经历一场由醇溶蛋白 - 酪蛋白 - 糖引发的阿片戒断综合征。

面对戒断症状，我希望每个人都能坚持下去，并注意到他们的健康状况越来越好。

戴维斯博士认为，当停止食用小麦后，近 40% 的人可能会感觉很不舒服。你可能有一个朋友或家庭成员正在尝试无麸质饮食并且告诉你："我已经 3 天没吃小麦了，我感觉糟透了！"这种反应可能很可怕。但请记住，身体并不是需要小麦，它只是渴望小麦。这只是身体渴望一种它已经习惯了的有毒物质。别担心，症状很快就会消失，你对糖和小麦的渴望也会逐渐消退，然后你会感觉越来越好！

减轻戒断症状的方法如下。

- 保证充足的水分。当你停止吃小麦、乳制品和糖类时，会产生利尿的效果。如果你在第 1 周体重减轻了，这其中有大约一半是过度炎症反应带来的水
- 在给食物调味时比平时多放一点盐。有些人在第 1 阶段会出现腿部抽筋，而少量的海盐可以预防这种情况。这很容易做到：每天多吃一点盐就行了（除非你的医生告诉你不能这样）。试着把盐直接放在舌头上。如果你的钠摄入量不足，并且也不相信"任何盐都是有害的"（这是彻头彻尾的谎言）这种说法，你可能会注意到它的味道真的很好，你会想要再来一点。身体语言从不撒谎。用不了多久，你就能分辨出你的身体发出的信息是想要弥补真正的营养不足（此时需要一点点盐），还是对毒素（如麸质）的渴望
- 保持冷静。不要在生活压力最大的时候开始这个方案，不要在你开始一份新工作或结束一段恋爱关系的当天就开始这种计划。在感觉舒服的时候开始这个新的方案可以减轻你的身体负担，并减少戒断症状
- 坚持运动。运动可以让你的注意力不再集中在戒断症状上，并以一种更健康的方式产生你想要的内啡肽

# 关于第 1 阶段食品的常见问题

以下是我从患者那里收集到的关于第 1 阶段和自身免疫饮食的一些最常见的问题。

**问：我已经试过原始饮食，原始饮食和这个转变方案有什么不同？**

答：尽管转变方案与原始饮食有一些相同的属性，但它是一种截然不同的方式。其中一个主要的区别是原始饮食严格限制所有谷物。在转变方案第1阶段，你可以吃大米和其他谷物，只是不能吃小麦、黑麦和大麦。

**问：我一点麸质、乳制品或糖都不能吃吗？**

答：这个问题的答案会让你不高兴，但还是要告诉你，绝对不能吃。在这个转变过程中，没有什么事情是"最好这样做"的。只需要一点点的麸质、糖或乳制品，就能使免疫系统出现红色警戒并引起炎症的肆虐。

我想分享一位患者的故事。一位34岁的女性被诊断为乳糜泻。血液检查显示乳糜泻和麸质敏感相关的血液标志物都极高，内镜检查显示她的肠道微绒毛完全被磨损了。她的健康史显示，她一直是班里最矮的女孩，也是最后一个出现月经初潮的女孩（所有这些都被医生归因为"发育不全"）。最近，她又出现了脱发、贫血、慢性疲劳和早发性骨质疏松症。她的医生让她进行无麸质饮食，但当她1年后回来复查时，她并没有感觉好转，而且她的血液检查和内镜检查结果都没有得到改善。医生问她是否坚持控制饮食，她回答说："绝对控制了，我对吃的东西很讲究。"每个人都非常困惑，他们打算将她诊断为难治性口炎性腹泻，这意味着她的乳糜泻无法治愈，并且患致命性癌症的风险非常高。

最后，一位医生问她："你是一个宗教徒吗？"结果，她实际上是一名穿着常服的修女。虽然她的饮食是无麸质的，但她仍然在吃圣餐饼，并且她拒绝放弃进食这种圣餐。

医生分析了圣餐饼的麸质含量。当他们把圣餐饼分成经典的一份一份后发现，每一份只含有1毫克麸质，大约相当于1/8指甲盖大小。仅仅这样少量的麸质就足以让她感到恶心和疲倦。

在研究人员不知情的情况下，主教让修女放弃了圣餐。18个月后，她回到诊所复诊，此时她的头发浓密，精力充沛，骨质疏松症也消失了。经过检查，医生发现她的肠道微绒毛完全愈合了，血液检查结果也是正常的[21]。

希望你们能明白我为什么如此坚持完全无麸质饮食，在这个方案中没有"作弊日"。

**问：我怎样才能知道我对这 3 种食物中的哪一种过敏呢？**

答：在第 6 周之后，你会重新引入其中一种食物的样品。在你的茶里放一包糖、喝一杯牛奶或者吃一把面包丁都是重新引入一种食物的好方法。一旦你清理了你的饮食，让你的身体开始像最初设计的那样去工作，或者让你的大脑像最初设计的那样去思考，此时当你再次接触你敏感的食物后，你可能会更快、更明显地感受到症状。

如果你能重新引入一种食物，并且没有出现任何症状，那么你对这种食物是不敏感的，很可能可以重新开始吃。然而，如果当你重新引入一种食物后，你的身体开始出现疲劳、疼痛、液体潴留（袜子勒痕）、鼻塞、皮疹或任何你之前有过的症状，那么你必须远离这种食物至少 3 ~ 6 个月，如果短于这个时间，你的免疫系统就会重新对这种特定的食物做出反应。

没有什么能比听到患者说"我接受了转变方案，感觉很棒。然后我吃了一块比萨，感觉糟糕透了！"更让我感到开心了。这时我会祝贺患者取得成功，并提醒他们，身体语言从来不说谎。现在他们学会了如何倾听自己的身体。你可能还会发现，一段时间后，你会与你的身体变得非常和谐，甚至一些轻微的功能失调都会被你注意到。你不会直到被某个症状击倒时才意识到你的身体开始对你说话了。

此处要特别说明一下：如果你还没有对麸质敏感性进行全面的血液检测（无论你是否患有乳糜泻），那么还不能判定你需要终身避免食用麸质。只有当你体内的抗麸质抗体水平升高时，你的记忆 B 细胞才会对麸质产生永久的记忆，这时你就会终身对麸质保持敏感。但如果你还没有做过检测，我们尚不能说你需要永远远离麸质。

**问：我早上该如何喝咖啡？**

答：首先，我不希望你摄入过量的咖啡因，因为摄入过量咖啡因会导致肠道炎症、肠漏和细菌感染。我并不是让你完全放弃咖啡，但如果你整天都在喝咖啡，你的肠道黏膜就会受损。研究表明，每天喝 1 杯咖啡很少会引发什么问题，但超过 1 杯之后，炎症引起疾病的风险就会随着你喝的咖啡量的增加而逐渐增加。

其次，学会选择咖啡，因为一些品牌的速溶咖啡会被麸质污染。如果你不喜欢喝黑咖啡，可以加一点牛奶替代品，我个人比较喜欢原始森林【品牌】不加糖的有机椰奶油。如果你一定要使你的咖啡变得甜一些，可以尝试加一点生蜂蜜。

**问：如果我一直感到饥饿怎么办？**

答：首先，排除寄生虫；其次，关注食物的选择。在消化道中持续存在时间最长的食物是健康的脂肪——它们能持续存在数小时，并向血液中释放能量。一旦你开始每天摄入适宜的蛋白质、五颜六色的蔬菜水果以及健康的脂肪，你就会发现这个计划"让你感觉很满足"。第十章中介绍了很多饮食建议和简单的食谱，这样你就不会因为没有什么可以吃的东西而措手不及。因为你的选择都是健康的，所以如果你觉得饿了，你可以吃些零食。

在麸质峰会（theglutensummit.com）的一次访谈中，艾丽卡还教了我一个对付食欲的好办法。她告诉我："当我在阿门诊所与那些饱受食欲困扰的患者打交道时，我会告诉他们在心里说，'停一下，我为什么要吃东西？我吃东西是因为我很饿吗？或者我吃东西是因为我对某人或某事而感到愤怒吗？我孤独吗？我疲倦吗？'"

"如果你真的很饿，那就吃点蛋白质吧，而不是吃碳水化合物，因为蛋白质能给你能量，帮助你稳定血糖。如果你很愤怒，可以写日记。如果你感到孤独，打电话给朋友。如果你累了，打个盹。我们并不需要靠吃东西来满足我们身体里所有的感觉。"

**问：我觉得我的体重增加了，我有哪儿做得不对吗？**

答：因为乳糜泻患者无法吸收营养物质，这些人往往更偏爱高脂肪饮食（他们渴望脂肪），并大量摄入甜品和软饮料（他们渴望能量），同时摄入的蔬菜、铁、钙和叶酸量比较低 [22]。当你处于这个转变阶段的时候，你可能正感受着这些渴望，而用其他可以吃的食物代替你不能吃的食物是我们方案成功的关键。我会说："牛油果万岁！"它将成为你最好的朋友。

你必须在数量和质量上做出正确的选择。例如，在过去，你会在上班的路上去咖啡店买一个普通的含麸质的蓝莓松饼，那么现在你知道你不能再继续这个习惯了。但如果你开始自己做无麸质松饼，或者在咖啡店看到无麸质松饼，你可能会尝试吃一个甚至两个，因为从规定上来说这些本应是可以吃的。遗憾的是，虽然这些松饼标注了不含麸质，但它们可能仍然是由某种形式的低营养白面粉制成的，所以从健康和营养密度的角度来说对你的价值比较小。这就是人们进食无麸质饮食时会增加体重的主要原因：他们把无麸质食品误认为是健康食品。

即使你不是乳糜泻患者，但因为你戒除了糖、小麦和乳制品，所以你的身体可能仍然渴望脂肪。听从你的身体，吃健康的脂肪是可以的，比如牛油果。脂肪对你没有坏处；坏脂肪才对你有害。要有良好的判断力，远离明显不健康的脂肪，比如油炸食品、电影院里用的人造奶油、人造黄油等。

**问：既然自身免疫存在遗传易感性，那么我应该让我的孩子也遵循这个方案吗？**

答：当然啦！越早清理自己的饮食越好。如果你的家人可以陪你一起，你就不必额外准备餐食了，你就能更好地实施计划了。

罗德尼·福特博士是一名儿科医生，也是消化科医生和过敏症专科医生，他一直让孩子们遵循第 1 阶段的饮食方案。在一次麸质峰会的访谈中他告诉我："对于孩子们来说，不吃麸质并不是一件难事。来我诊所的孩子主要是易怒、昏昏欲睡、缺乏活力、睡眠不好的儿童。他们常有腹痛、反酸、偏头痛和其他头痛、呕吐、腹泻、便秘、皮疹等表现。有些儿童过于活跃，已经被诊断为注意缺陷障碍或儿童多动症。他们中的大多数进行乳糜泻检测时都呈阴性。但当我让他们吃无麸质饮食时，他们中的大多数都得到了好转。"

即使你孩子的症状和你的症状有很大不同，问题的根源可能仍然与麸质、乳制品或糖类有关。你和你的孩子可能有着不同的薄弱环节，所以你们的症状有差异，但是你们都可以通过遵循这个计划来逆转自身免疫的损害。

访问 Dr.com/autoimmune，了解更多关于无麸质生活以及从自身免疫状态中恢复的内容。转变方案第 1 阶段备忘单见表 7-2。

**表 7-2　转变方案备忘单：第 1 阶段**

| 类别 | 可以吃的 | 不能吃的 |
| --- | --- | --- |
| 谷物 | 普通的糙米和白米<br>包装上标注不含麸质的谷物和面粉 | 非有机玉米<br>非有机大豆 |
| 水果、蔬菜 | 所有的新鲜水果、蔬菜<br>发酵蔬菜 | 罐装水果、蔬菜，或水果干、蔬菜干 |

| 类别 | 可以吃的 | 不能吃的 |
|---|---|---|
| 蛋白质 | 新鲜的红肉、家禽肉、蛋、鱼类、贝类<br>干豆<br>包装上标注不含麸质的未经加工的坚果和种子<br>Vital Choice 牌金枪鱼罐头 | 午餐肉<br>早餐火腿、培根或香肠<br>腌制肉类产品<br>罐装金枪鱼或鸡肉<br>包装上没有标注不含麸质的坚果和种子 |
| 调味品 | 椰子油、橄榄油、牛油果油<br>醋<br>蜂蜜<br>盐 | 常用"蔬菜"油<br>调味麦芽醋 |
| 饮料 | 水<br>茶、咖啡（不加糖，不加奶）<br>不加糖的椰奶、杏仁乳或米乳、不加糖的果汁<br>康普茶 | 所有苏打水，包括无糖汽水<br>牛奶、山羊奶或豆奶<br>加糖的牛奶替代品<br>加糖的果汁<br>运动饮料 |

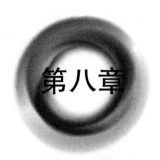

# 第八章

# 支持你的转变

　　转变方案的最终目标是减少全身炎症，尤其是肠道炎症，这将为治疗肠道通透性增加（肠漏）奠定基础。我们都知道，肠漏正是自身免疫性疾病发展的"门户"。发表在《自然临床实践：胃肠病学和肝病学》（*Nature Clinical Practices: Gastroenterology and Hepatology*）期刊上的一项研究指出，通过重建肠道屏障功能来阻止基因和环境诱发因素之间的相互作用，自身免疫过程就会被阻止 [1]。有毒细菌和大的食物分子进入体内是导致免疫保护反应并引起系统性炎症的原因，通过治疗肠漏，你可以尽可能地减少这种情况的发生。

　　除了选择适宜的食物之外，我们还有很多其他可以做的事情来帮助肠道进行修复，以提升整体健康水平。通过集中精力修复肠道环境，同时避免接触激活免疫系统的有毒物质（不要"火上浇油"），我们将开始逆转疾病。肠道黏膜上皮细胞是体内增长速度最快的细胞，我们只需要 3 周的时间就能看到改善：一旦肠道开始愈合，你就开始恢复健康。最重要的是，这些都是改善你健康状况的最简单的方法。

　　你已经知道该吃什么了，下一步就是彻底扑灭炎症之火。即使你停止往火上浇汽油，你仍然有燃烧着的火需要熄灭。在本章中要讨论的营养物质将有助于减少炎症反应，然后通过支持肠道黏膜细胞再生来治愈肠道。

　　恰当的营养物质可以帮助你降低患自身免疫性疾病的风险，无论你处于疾病发展谱的哪个位置。尽管很多人体内的炎症之火正在熊熊燃烧，但他们都认为自己"感觉很好"，这是因为病症还没有破坏足够多的组织来产生明显的症状。然而，一旦开始肠道治疗，即使那些目前没有明显症状的人也会感觉好很多。

我相信你肯定听说过，我们应该用抗氧化剂等营养物质来"增强"免疫系统——这并不完全正确。事实上，免疫平衡比免疫增强更为重要。如果你已经患有自身免疫性疾病，你不会想增强或抑制免疫系统，而是想要平衡免疫功能，这样免疫系统就可以保护你而不是产生过度的免疫反应。

当我们的免疫系统检测到威胁并激活炎症反应时，它会产生许多不同的化学子弹，这些化学子弹就是细胞因子，可以针对威胁发射火力。但问题是，临床上常用的抗炎药通常针对的是某种特定的细胞因子，如核因子-κB、肿瘤坏死因子等，这些药物完全阻止了细胞因子的产生。当这种情况发生时，我们就不再拥有足够的细胞因子来保护我们应对其他可能出现的威胁。相对应地，免疫系统的增援部队将通过其他的细胞因子产生更多的炎症反应。这就意味着，虽然药物会减少特定细胞因子产生的炎症反应，但过度的全身性炎症反应仍然可能（而且经常）发生。

如果你患有严重的疼痛或体内存在危及生命的自身免疫级联反应，那么治疗自身免疫性疾病的标准药物方法是完全抑制免疫系统。虽然这些处方药有特定的作用时间和作用位点，但长期使用这些药物往往会完全抑制免疫系统，最终导致免疫系统功能欠佳，从而无法保护你免受其他诱发因素或刺激物的影响。更糟糕的是，这些药物可能会对身体其他组织产生明显的不良反应。这就是那些短期有效的强力药物可能会有长期不良反应（比如癌症或者严重的细菌和真菌感染）的原因之一。我的建议一直都是："继续使用医生之前开的药，因为它们有效。与此同时，看看我们是否能减少这些药物的剂量。"

## 药物可以促进自身免疫性疾病的发展

一些药物实际上可以加速麸质敏感和自身免疫性疾病的发展。最严重的一类是抑制胃酸的药物，例如，非处方抑酸药（如氢氧化铝）、$H_2$ 受体拮抗剂（包括雷尼替丁、西咪替丁和法莫替丁）、质子泵抑制剂（如奥美拉唑、兰索拉唑、埃索美拉唑、雷贝拉唑）以及长效的胃酸抑制剂，所有这些药物都能提高我们胃内的 pH 并减少胃酸，这使得出现食物不耐受和食物敏感的可能性增加了 100 倍以上。

我们胃中产生的胃酸是一种重要的消化酶，它可以分解食物并激活肠道内的许多信号。我们体内的胃酸储存在胃里。如果你把胃酸放在木桌上，它就会开始分解木头。但是同样的酸可以在你的胃里一整天都不会引起任何问题。当我们刺激胃中的黏液细胞时（如食物暴露、对咖啡敏感的人喝咖啡、饮用的汽水中含磷酸等），我们就会造成胃损伤（比如胃溃疡、胃灼热）。我们可以通过消除引起胃部炎症以及干扰黏液细胞产生及其功能的诱发因素，使得胃的功能得到平衡，而不是利用胃酸抑制剂进行治疗。

当我们抑制体内产生消化酶时，再加上肠道通透性增加导致的吸收不良，我们就不能从食物中获得足够多的维生素和矿物质。当医生向你推荐抑酸药、质子泵抑制剂或 $H_2$ 受体拮抗剂时，应该和医生好好聊一聊这个话题。

我们想要创造一个平衡的免疫系统，从而保持身体健康。但想要平衡过度活跃或功能欠佳的免疫系统，不能只靠吃药。我们必须避免导致这种失衡出现的诱发因素（如食物敏感、环境毒素等），这可能需要几个月的时间。但是，一旦你不断地通过每一个细节来平衡免疫系统，你的症状就会减少，你的活力就会恢复，你的睡眠就会改善，你也就能更好地应对日常生活中的挑战和压力。

# 抗炎且能使肠道痊愈的营养物质

炎症的发展与一个高度协调的基因表达程序的激活有关，该程序包含 1100 多个基因。请记住，炎症对你没有坏处，过度的炎症才对你有害。为了应对过度的炎症反应，你需要关闭尽可能多的炎症激活因子，并开启尽可能多的抗炎激活因子，以调节你的炎症基因表达。这就是表观遗传学世界——我们在环境中的行为会影响我们的基因表达。

调节基因表达最安全的方法包括两方面。首先，也是最重要的，吃最优质的食物，最好是有机食品。其次，在饮食中适当补充营养素。维生素和矿物质等天然抗炎物质远不及抗炎药强大或危险。

天然抗炎物质以维生素、抗氧化剂、多酚和营养素的形式存在，例如绿茶中的表儿茶素没食子酸酯（epigallocatechin gallate，EGCG）、番茄中的番茄红素、姜黄中的姜黄素或是维生素 C，这些天然抗炎物质通过抑制炎症基因或是激活抗炎基因的方式，激活与炎症级联反应相关的 1100 多个基因中的一部分。天然抗炎物质并没有像药物那样完全阻断基因的表达。尽管它们的作用弱得多，但它们在有效应对过度炎症反应中起着非常重要的作用。

消除身体慢性炎症的最佳途径是采取多效转换方法（使用多种弱的天然抗炎物质）。通过许多安全的、天然的抗炎物质来激活多个基因并得到多种微弱的好处，你不仅可以减少过多的炎症，还可以开始愈合过程。你不可能只使用一种天然抗炎物质，就能像药物那样扑灭大火。

绿茶已经被证明可以通过调节基因来治疗肠道通透性增加[2]，保护肠道免受一种强大药物的伤害，这种药物可以抑制 TNF（一种强大的抗炎物质）的产生[3]。绿茶还可以保护血管弹性[4]，保护我们的思维能力[5]，并通过保护肝脏来稳定血糖水平[6]。我可以一直讲下去。绿茶是一种有益的食物，因为它可以调节许多基因来产生抗炎作用。

2006 年，发表在《美国医学协会杂志》的一篇文章指出，研究人员观察了饮用绿茶对心血管疾病死亡风险和全因死亡风险的影响（图 8-1）。他们追踪了 40530 名年龄在 40 ~ 79 岁没有脑卒中、冠心病或癌症病史的成人。就全因死亡（死于癌症、心脏病、脑部疾病等）风险而言，如果男性每天喝 1 ~ 2 杯绿茶风险会降低 7%，每天喝 3 ~ 4 杯风险会降低 5%，每天喝 5 杯或 5 杯以上风险会降低 12%；对于女性来说，每天喝 1 ~ 2 杯绿茶风险会降低 2%，每天喝 3 ~ 4 杯风险会降低 18%，每天喝 5 杯以上风险会降低 23%。当研究人员专门关注死于心血管疾病的人群时，如果男性每天喝 1 ~ 2 杯绿茶，风险降低了 8%，每天喝 3 ~ 4 杯风险减低了 21%，每天喝 5 杯以上风险降低了 27%；对于女性来说，每天喝 1 ~ 2 杯绿茶风险降低了 26%，每天喝 3 ~ 4 杯风险降低了 39%，每天喝 5 杯以上风险降低了 38%[7]。这些都是引人注目的数字，但它们到底意味着什么呢？绿茶就是我们所有健康问题的答案吗？虽然我们还不确定，但我们确实知道它激活了许多抗炎基因以达到抗炎的效果。自从 2006 年读到这份研究报告以来，我一直在尝试每天喝一点绿茶。

通过多效转换方法来解决肠道通透性增加的问题将为你赢得比赛。还记得"复合饮食"吗？多效性是复合饮食的基础。饮食中的任何一种单独成分都不能将心脏病的风险降低 75%，但所有成分（蔬菜、黑巧克力、杏仁、大蒜、鱼和红葡萄酒）共同产生的协同作用累积起来就会产生这种效果。

美国人每年摄入的营养素超过了 600 亿份，并且相关死亡率为零，这是一个出色的安全记录。最新的数据来自美国国家毒物数据系统的年度报告，该报告追踪了美国 57 个毒物中心的数据，显示维生素和矿物质营养素没有导致死亡发生[8]。

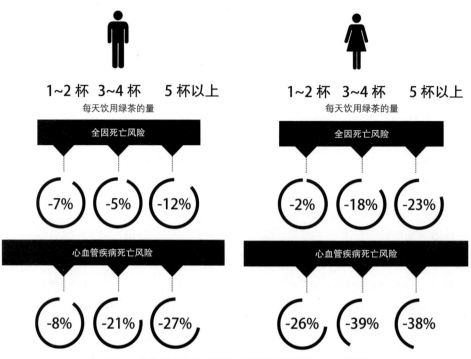

**图 8-1 绿茶对心血管疾病死亡风险和全因死亡风险的影响**

　　有些反对者认为，营养是一个不受监管的领域，一些产品根本不包含标签上所标注的成分或达不到标签上所标注的剂量。这些控诉是有道理的。各行各业都有榨取利润的骗子，所以你要通过值得信赖的途径来获取营养素。你的医生可能知道哪些品牌质量最高、最安全。但在你问医生这个问题之前，你必须明确这个医生是适合你的。

　　先问一下你的医生学习过多少营养学课程，或者他们上一次参加营养学研讨会是什么时候。当我们在咨询营养素品牌的相关问题时，如果你询问的人没有参加过任何营养学课程，那这就是个尴尬的问题，他也没有资格在这方面给予你建议。几乎所有的医生都有自己的专业方向，这个专业是他们所热衷的领域，他们对这个领域非常了解。但如果他们对营养学没有热情，那么他们的医术也会一般。

　　例如，发表在《学术医学》(*Academic Medicine*)杂志上的一篇文章指出，在2010年，在美国105所医学院校中，只有28所(27%)达到了美国国家科学院所规定的最低25小时的营养教育要求。而在2004年，104所学校中有40所(38%)做到了[9]。这告诉我们什么？首先，只有1/4的医生达到了美国国家科学院所规定的最低25小时的营养教育要求；其次，这种趋势正在朝着错误的方向发展。

在阅读了数百份研究报告后，我发现了 22 种不同的抗炎营养素，它们的协同作用可以减少炎症反应，修复肠道黏膜。

"麸质敏感支持胶囊"（Gluten Sensitivity Support Packs）是一个强大的组合，一共 6 粒药丸，包含 22 种不同的抗炎营养素。该胶囊可以促进健康组织的产生，而且它不含任何小麦或麸质。你可以在我的网站（theDr.com）上找到这种胶囊。

对于目前正在服用处方药的患者，也可以使用麸质敏感支持胶囊。我建议服用麸质敏感支持胶囊至少 6 个月，然后通过血液测试来确认异常的生物标志物是否恢复正常。

尽管通过转变方案，你很有可能马上就会感觉好一些，但是抗体产生的停止、炎症级联反应的平息、抗炎基因的激活以及愈合基因的激活是需要一些时间的。如果没有重新进行实验室检测，当你感觉症状明显减轻时，你就很容易认为自己"非常健康"。请记住，身体痊愈需要时间，所以至少要经过 6 个月 ~ 1 年的时间，你才能在实验室检测结果中看到明显的改善[10]。

# 关注关键性营养素

6 种关键性营养素对逆转肠道通透性增加至关重要。在麸质敏感支持胶囊中包含了以下 3 种关键性营养素（维生素 D、谷氨酰胺和鱼油）。其余 3 种（益生菌、肌肽锌和初乳）你也应该考虑额外补充。

1. 维生素 D。维生素 D 对治疗肠道通透性增加有特殊的作用，它能监视肠道内"紧密连接"的功能。紧密连接就是肠道细胞之间的空隙，当你的肠道通透性增加时，大而未消化的分子就能通过紧密连接进入血液。连蛋白将我们肠道黏膜的上皮细胞紧紧地固定在一起，就像鞋带一样，大部分时间都被绑得紧紧的。通常的机制是，鞋带稍微松一点，让小分子从细胞之间滑入，在进入血液之前通过我们的免疫系统进行筛选和清除。这就是我们从食物中吸收维生素和矿物质的方法。然而，当鞋带完全解开后，较大的食物颗粒，也就是大分子，会从紧密连接处进入血液中，这被称为致病性肠道通透性增加。大分子不应该进入血液，一旦进入就会激活免疫系统，然后你就会产生针对这种大分子的抗体。如果是鸡肉中的大分子，你可能会对鸡肉过敏。如果是番茄的大分子，你可能会对番茄过敏。这就是为什么有些人做完一个完整的 IgG 检测板后，发现自己对 20 多种食物过敏，然后说："哦，不，我对我吃的所有东西都过敏！"你当然会如此——你的免疫系统正在做它应该做的来保护你。一旦你逆转了肠道通透性增加，再做一次测试，你会发现你所敏感的食物会少很多。

维生素 D 在鞋带的系紧和解开过程中起着至关重要的作用。如果没有足够的维生素 D，鞋带就不能绑得很紧，肠道通透性就会增加。这是为什么许多自身免疫性疾病更容易发生在远离赤道的国家——这些地区的人接触太阳的机会比较少，因此他们体内缺乏维生素 D。我们也知道，在很多情况下维生素 D 可以阻止有害抗体的产生，而这些抗体往往与免疫介导的疾病（包括皮炎和哮喘）有关[11]。

**2. 谷氨酰胺**。谷氨酰胺是肠道黏膜上皮细胞（体内生长最快的细胞）的主要代谢燃料。此外，谷氨酰胺可以开启一些基因，让受损的肠道得以修复。谷氨酰胺已被成功地用于艾滋病患者和癌症患者，帮助他们的肠道更好地吸收营养，从而增加所需的体重。

然而，如果你有酵母菌感染史，一定要控制服用谷氨酰胺的数量，因为这种氨基酸可能会促进酵母菌的生长。谷氨酰胺也是免疫细胞的原料，使得免疫细胞可以在我们的肠道中产生适量的炎症反应。但是如果你已经存在炎症了，谷氨酰胺可能会增加炎症反应（很少发生，但是有这种可能）。这就是为什么我总是告诉我的患者："少数人会对麸质敏感支持胶囊过敏，如果你服用麸质敏感支持胶囊期间觉得不舒服，请把其中的谷氨酰胺挑出来，同时继续服用其他药物来开启基因产生抗炎作用，几周后，再重新把谷氨酰胺加回去。"

**3. 鱼油**。鱼油非常有用，因为鱼油中含有 ω-3 脂肪酸，可以开启或关闭许多基因，从而产生抗炎作用。众所周知，因为鱼油可以调节身体许多不同部位的炎症基因，所以它还可以降低患心血管疾病（主要是脑卒中和急性心肌梗死）的风险，降低高血压，增强大脑功能。

鱼油中的主要成分是 EPA 和 DHA。EPA 具有抗炎特性，它能够开启肠道内的抗炎基因，关闭其他炎症基因。DHA 对胎儿的大脑发育和 2 岁以内的视网膜发育起着重要作用。大约 35% 的脑细胞壁是由 ω-3 脂肪酸组成的。如果体内没有足够的这些健康脂肪来生成强壮的脑细胞，身体将会使用任何它能找到的原材料作为脂肪资源。如果你吃炸薯条或油炸食品，身体会将它们作为生成脑细胞的原材料。这些脂肪更厚、更黏稠，跨膜通道运输将更有难度。

举个例子，假如现在你在医生的诊室，你要提供尿的样本，你会去洗手间，把他们给你的容器装满，然后把容器放在墙上的转盘上。站在墙的另一边慵懒的护士会旋转转盘，这样你的样本会进入另一个房间。这也是你的脑细胞之间交流的方式——一个脑细胞产生的化学信使直接穿过脑细胞的细胞壁进入相邻的脑细胞。但是如果你的饮食中含有不健康的脂肪，你的转盘就会生锈，不能正常旋转，干扰了从一个脑细胞到另一个脑细胞之间的信息传递。所以当你补充富含 ω-3 的鱼油时，你可以使孩子的智商提高 3% 以上（这是相当可观的）。因为你的大脑会把细胞壁里的不健康脂肪排出，代之以健康脂肪，你的"懒护士"就会开始更好地工作。

ω-3 脂肪酸只能通过饮食获得，因为人体不能产生。鱼类中富含 ω-3 脂肪酸，但由于很多鱼吃起来不安全，建议使用高质量的鱼油营养素（经过重金属和化学污染物的测试，结果提示是安全的）。高达 3 克的成人治疗剂量已被证明是非常有效和安全的 [12]。我通常为我的患者开具以下处方。

治疗剂量：

13.5 ～ 33.9 千克 = 每天至少 1 克（总 ω-3 脂肪酸）

34 ～ 56 千克 = 每天至少 2 克（总 ω-3 脂肪酸）

56 千克以上 = 每天至少 3 克（总 ω-3 脂肪酸）

**4. 益生菌。**益生菌营养素就像发酵食物一样，通过引入有益菌来支持肠道微生物群落。微生物群落几乎对我们身体所有的功能都有直接影响，例如，将 T4 转化为 T3，指导神经递质的产生，降低心血管危险因素（包括体重指数、腰围、血压和甘油三酯水平）[13]。随着对微生物的进一步研究，我相信会发现更好的益生菌服用方案。

30 年前，我们知道让患者服用益生菌很重要，但是支持我们的科学数据是有限的。那时我们能给出的最好建议是：服用一些益生菌，越多越好。现如今，我们知道在微生物群落中有成千上万种有益菌，它们可以与益生菌产生积极的反应，但仍有许多尚未解决的问题，例如，大量使用 1 ～ 2 种益生菌和适量使用一些不同种类的益生菌，这两种方案哪个更好？从目前来看，适度使用一些不同种类的益生菌似乎比大剂量地使用 1 ～ 2 种益生菌更合理。

这就是我强烈建议你从全发酵食品中获取益生菌而不是从营养素中获取的原因之一。尽量尝试一些不同的发酵蔬菜，因为每一种蔬菜中都含有不同的有益菌。我还建议在食用发酵蔬菜的同时服用复合益生菌胶囊。这种胶囊中含有乳酸杆菌、双歧杆菌（它们是最常见的）、枯草芽孢杆菌（它会使双歧杆菌的数量增加 5 倍以上）和布拉酵母菌。

**5. 肌肽锌。**锌有 18 种不同的类型，每种都有其特定的功能。肌肽锌一直被认为具有治疗胃肠道疾病的作用。众所周知，它能使新生细胞的增殖和迁移频率提高

75%，从而治愈胃部的损伤，因此被用于治疗胃溃疡。最近的研究表明，在修复小肠损伤方面，它可以使新生细胞的增殖和迁移频率提高 50%[14]。这一机制对治疗肠漏至关重要，因为肠漏引起的大部分损害发生在小肠。

肌肽锌还有助于逆转服用 NSAID（如阿司匹林和布洛芬）引起的损害。1998年，一项具有里程碑意义的研究显示，每年至少有 16000 人死于 NSAID，每年至少有 100000 人因服用 NSAID 而住院治疗，这震惊了世界[15]。众所周知，NSAID会增加肠道通透性，导致肠道黏膜发生糜烂、溃疡、出血，甚至引发肠穿孔和肠梗阻[16]。具有讽刺意味的是，这些被用来抗炎的药物竟然会导致肠道炎症损伤。由 NSAID 引起的死亡中有 1/3 与每日服用低剂量阿司匹林有关[17]。即使每天服用10 毫克的阿司匹林也会导致胃溃疡[18]（而婴儿服用阿司匹林的剂量通常是每天 81毫克）。

研究表明，44% 的患者摄入的 NSAID 超过了推荐剂量[19]。如果你选择使用NSAID 如阿司匹林，那么应同时服用一些肠道营养保护剂。如果我的患者正在服用 NSAID，我建议他们每天服用 1 粒麸质敏感支持胶囊作为防护，如果体重在 56千克以下，每天再同时服用 1 片肌肽锌（75 毫克 / 片），如果体重在 56 千克以上，每天 2 次，每次 1 片。

6. 初乳。在分娩后第 3 ~ 5 天的母乳并不是乳汁，而是初乳。初乳含有新生儿预防疾病所需的抗体。与其相比，初乳能更好地调节基因，这也是全面改善肠道健康的最佳方法。初乳中还含有生长因子和激素，旨在关闭新生儿肠道内的紧密连接（在子宫中它们是全通透的）。在成人中，初乳可以启动相同的基因来修复肠道黏膜的损伤，恢复肠道完整性，关闭紧密连接，并调控肠道炎症基因。此外，初乳还能促进有益菌在肠道的重新定植。

在初乳中，大约 1/4 的固体成分是抗体（IgG、IgE、IgA、IgD），初乳中的IgG 可以立即保护婴儿免受细菌、病毒、霉菌、真菌和寄生虫的侵害。对于成人来说，初乳同样可以保护他们免受这些入侵者的侵袭。初乳还可以激活修复肠道微绒毛的基因，所以如果你是一名乳糜泻患者，初乳就可以使被磨损的肠道微绒毛重新生长。安德鲁·基奇博士是世界著名的初乳专家，他在我的麸质峰会上说："保健食品商店的货架上有很多都是可以帮助修复受损肠道的独立演奏者，但只有初乳能演奏整个交响曲。"

我们可以通过补充牛初乳来帮助治愈肠道。牛初乳和人初乳的结构完全相同。事实上，在所有哺乳动物中，初乳中起到免疫作用的部分——肽——是完全相同的。

然而，市场上的初乳质量参差不齐。你可以寻找草饲牛的牛初乳，这些牛没有服用抗生素或牛生长激素。对于大多数成人来说，推荐剂量是每天 1 勺初乳粉。

尽管初乳可以被认为是一种乳制品，但其中的致敏蛋白含量很低，并且酪蛋白含量也极低。如果你对乳制品过敏，在服用这种营养素之前请先咨询你的医生。总之，你可以自己决定是否尝试初乳。

每当我遇见对乳制品过敏的患者时，我就会建议他服用初乳至少 2 个月，因为与其他营养素或药物相比，初乳能开启更多的基因来减少炎症、治愈肠道。与此同时，不要进食其他任何乳制品。如果你出现胀气、腹胀、腹痛等症状，那么停止食用初乳。在临床上，我发现在 10 个对乳制品敏感的患者中，有 7 ~ 8 个患者会从这个方案中获得益处。

# 阅读所有营养素和药物的标签：避免这些成分

在营养素甚至是药物中，都可能存在少量的、隐藏的麸质、乳制品或糖。目前的标签规定并不要求必须在维生素或药物中标注含有麸质，所以我们应仔细阅读标签，寻找提示麸质污染的线索。营养素和药物通常是无麸质的，但麸质有可能作为黏合剂或其他非活性成分被添加在其中。当一种产品的标签中含有"淀粉"一词时，就需要确认其来源。尤其要注意麦芽糊精，这是一种通常从玉米中提取的淀粉，但它也可以从小麦、土豆或大米中提取。

片剂和胶囊最有可能被麸质污染，因为它们通常含有赋形剂、吸收剂、保护剂、粘结剂、着色剂、润滑剂和膨胀剂等可能含有麸质的添加剂。虽然美国食品药品监督管理局认为添加剂是非活性的，且对人类来说是安全的，但它们仍然可能是潜在的污染源。药剂师告诉我们，在第 1 阶段，有些药物是安全的，有些则不然。甘露醇或木糖醇被认为是安全的。尽管其中一些可能来自小麦，但这些都是糖醇，经过提炼后对大多数人来说都没有问题。药物中可能含有的其他安全添加剂包括二氧化钛、乳糖（除非你对乳糖敏感）、明胶、糊精和硬脂酸镁。

最好的办法就是向药剂师寻求帮助。药剂师可以查看药品说明书，告诉你药品里有什么成分，或者他们可以给你提供纸质材料，这样你就可以自己阅读药品的成分了。他们也可以上网查找资料，或教你如何联系药品制造商。

但要在营养素中找到隐藏的麸质来源并不容易，因为健康食品店的员工大多没有接受过营养产品的成分和添加剂方面的正式培训，他们可能也无法解答你的问题。如果你很幸运，有医生向你推荐营养素，那么医生就能像药剂师一样回答你的问题。如果他们不能回答有关成分方面的问题，他们也会有渠道找到答案。你可以放心，我所推荐的所有产品都经过了多次审查，非常安全。

要把你每一次接触到的营养素或药物都视为一种全新的产品。制药公司经常改变他们的配方，当涉及非活性成分时，仿制药不一定与原研药完全相同。非处方药也是如此。仔细阅读所有标签，避免以下这些成分。

- 酒精
- α - 生育酚
- α - 生育三烯酚
- 燕麦属
- 燕麦
- 大麦
- 大麦 β - 葡聚糖
- 大麦麸皮
- 大麦草
- 大麦叶
- 大麦粉
- β - 葡聚糖
- β - 聚糖
- β - 生育酚
- β - 生育三烯酚
- 啤酒酵母
- 焦糖色素
- 谷物纤维
- 柠檬酸
- 交联淀粉
- D-α - 生育酚
- D-β - 生育酚
- δ - 生育三烯酚
- 葡萄糖结合剂

- 糊精麦芽糖
- D- γ - 生育酚
- γ - 生育酚
- 栽培二棱大麦
- 麦芽糊精
- 糊精（如果没有明确说明来源，通常是从玉米或马铃薯中提取，这是可以接受的；但有时会从小麦中提取）
- 膳食纤维
- γ - 生育三烯酚
- 大麦芽
- 麦芽糖
- 混合生育酚
- 混合生育三烯酚
- 改性淀粉
- 燕麦 β - 葡聚糖
- 燕麦麸
- 燕麦提取物
- 燕麦纤维
- 燕麦草
- 预胶化改性淀粉
- 预胶化淀粉
- 黑麦草

- 黑麦草花粉提取物
- 黑麦
- 羟基乙酸淀粉钠
- 淀粉
- 生育酚
- 生育酚乙酸酯
- 生育酚琥珀酸酯
- 小麦
- 维生素 E

- 麦麸
- 小麦胚芽提取物
- 小麦胚芽油
- 小麦草
- 小麦蛋白
- 小麦淀粉
- 野生燕麦
- 黄原胶
- 酵母

# 避免无意中的食物暴露

无意中的食物暴露——误食麸质、乳制品、糖或任何你敏感的东西——是一个非常现实的问题，这会阻碍你通过转变方案取得成功。很多人即使在严格遵循无麸质饮食的情况下也会感觉到不舒服，其主要原因就是无意中的食物暴露，而不是作弊吃含麸质食品。我也有许多患者都在努力遵守无麸质饮食，但他们仍在遭受症状的折磨，因为他们进食了麸质，却常常不知道。这就是为什么我在本书中列出了所有可能含有麸质的成分。然而，我们并不总是可以阅读配料成分表，尤其是当我们在外面吃饭的时候。

接触有毒的麸质（通常来自小麦、黑麦和大麦）会引起肠道通透性增加——这是每个人自身免疫性疾病发展的"门户"。一个美国人平均每年会吃 60 千克小麦。现在，我一点小麦也不吃。每吃一口小麦都会使肠道黏膜发生磨损。对有些人来说，磨损较轻，可以很容易治愈。但当磨损严重到了一定程度，它就无法愈合，如果你健康链条中的薄弱环节是你的肠道，你就会患上乳糜泻。这就是为什么乳糜泻患者的家人一开始接受检测时结果为阴性，但如果他们在 7 年后再次接受检测，他们可能患上了乳糜泻。他们的身体因接触麸质而产生的肠道微绒毛磨损再也无法愈合。事实是，只有一小部分乳糜泻患者能痊愈。2012 年，发表在《美国胃肠病学杂志》上的一篇文章指出，即便是在遵循无麸质饮食 12 年后，仍有 31% 的研究对象的症状与最初相同：肠道存在过度炎症反应[20]。结果表明，只有 8% 的乳糜泻患者可以通过无麸质饮食痊愈，所以研究人员得出结论："单靠无麸质饮食可能不足以完全控制某些患者的病情。"

更糟糕的是，患一种自身免疫性疾病会让你更容易患上其他的自身免疫性疾病。《美国胃肠病学杂志》中的另一项研究指出，调查了 7600 名采用无麸质饮食的乳糜泻患者，其中 43% 的患者仍然患有持续性的肠道微绒毛萎缩。对于这些人来说，发生肠道癌症的总体风险几乎是一般人群的 3 倍[21]。

对你来说，这可能意味着即使你的头痛消失了，或者经过 3 周时间，你的消化不良的症状缓解了，但潜在的炎症仍然存在。你可能仍然存在由无意中的食物暴露而引起的肠道通透性增加。因此，你不能认为症状缓解就代表我们计划的成功，并且又回到你原来的生活方式。你必须提高警惕，无麸质饮食是关键，但只是解决方案的一部分。除非你解决引起肠道通透性增加的其他所有原因，否则炎症仍然会存在。这就是为什么在症状消失后，需要通过血液检测来测定炎症的生物标志物，这是证明炎症不再是引起肠道通透性增加的唯一方法。

为了实现痊愈，你必须保护自己免受隐藏麸质的影响。我们需要给身体补充额外的能量，而据我所知，最有效的方法就是在饮食中添加额外的消化酶。消化酶在胰腺和小肠中产生，可以把食物分解成营养物质，这样我们的身体就能吸收营养物质。你也可以补充额外的帮助消化麸质的消化酶，以更充分地消化无意中进食的麸质。这些酶可以保护你免受 8 种过敏原（小麦、乳制品、大豆、鸡蛋、坚果、鱼、大麻、豌豆）的伤害。

在每餐前都要服用帮助消化麸质的消化酶，以确保胃里没有未消化的麸质，除非你只吃了简单加工的熟食和蔬菜（因为麸质、乳制品或糖类经常被添加到汤、酱汁、调味料等的里面）。

虽然市场上有很多麸质消化酶，但我对它们的效果并不满意。多年来，我的一些患者并没有像预期的那样获得额外补充麸质消化酶的益处。研究表明，这些酶在实验室中起作用，但在临床实践中不一定起作用。我开始研究为什么这种方法不是完全有效的。研究人员花了 11 年的时间来开发一种酶来帮助更彻底、更快速地消化麸质。我们又花了 2 年的时间进行合作，找出了未知的因素，然后我们被震撼到了。

我们意识到，旨在保护我们自身的免疫系统的哨兵，在十二指肠（就是小肠与胃相连的地方）站岗，这个地方有树突状细胞和抗原呈递细胞（哨兵）。如果任何未能消化的蛋白质分子从胃里出来，哨兵就会发出警报，激活我们的防御机制。免疫系统的反应使得在我们吸收维生素和矿物质的地方产生大量的炎症。这就是为什么对食物有不良反应的人会在身体的许多不同部位出现症状——这取决于两件事：

你的免疫系统如何反应，以及吸收不良导致了哪些营养缺乏。

请记住，一旦免疫系统启动，它就会在 3 ~ 6 个月的时间里处于活跃状态。我们意识到，当未能消化的蛋白质分子从胃里出来的时候警报就会被拉响。因此，在这些食物进入小肠之前，我们需要确保它们被完全消化。我们需要制造一种消化酶，在你吃下的食物从胃转移到小肠之前，将 8 种主要的食物过敏原在 60 ~ 90 分钟内完全消化掉。这种消化酶被称为 E3 高级加强型（E3 Advanced Plus），可以在我的网站（theDr.com）上找到。市场上其他的各种麸质消化酶也可能起作用，但它们需要 3 ~ 4 个小时才能消化掉麸质，这仍然会使得未能完全消化的蛋白质分子从胃里出来，从而激活站岗的哨兵，启动整个自身免疫级联反应。

E3 高级加强型可以支持健康的肠道微生物群落，因为它们含有益生菌。这就为你的小肠创造了一个平衡的环境，这是营养素很难做到的。它们还含有特别挑选的益生菌，具有重新接种细菌和帮助消化麸质的双重效果。

你可以通过在日常饮食中加入各种发酵蔬菜和益生菌来达到类似的效果。

# 阻止肠漏，从口腔做起

引起牙龈疾病的主要细菌是牙龈卟啉单胞菌，它会释放一种非常强的毒素，这种毒素会破坏肠道菌群，并引起肠漏。这些细菌会使口腔渗透性轻度增高，让细菌从口腔进入血液。现如今，研究人员正在将这些细菌与许多慢性病联系起来，例如，心脏病、痴呆、糖尿病和不育症。现在，口腔医生会在处理口腔问题前，先给那些存在心脏问题的患者开具抗生素，以防在口腔清洗时患者出现牙龈通透性增高，细菌进入血液。但我们已经知道抗生素本身可以破坏肠道菌群并导致肠道通透性增加[22]。

为了保持口腔卫生，除了刷牙和用牙线清洁牙齿外，你还可以每天用一点椰子油漱口，哪怕只有 30 秒。一项为期 30 天的研究发现，用椰子油漱口 7 天后，就会发现牙菌斑明显减少。研究人员还指出，此方法可以使牙龈的健康状况得到很大改善。随着研究的继续，这两项指标都在不断改善[23]。

我已经学会和椰子油做朋友。椰子油是一种对人体很有帮助的食用油，在常温下呈现固态。它是许多热带地区国家（包括印度）饮食中的主食，也被用于制作化妆品。椰子油含有中链甘油三酯，经证实具有抗炎和抗菌作用。同时它是一种天然的抗生素，富含益生菌。

## 萨曼莎的故事，

### 第五部分

还记得我的患者萨曼莎吗？在服用 Glutenza【一种复合营养素品牌】几个月后，她给我写了这封信，让我们来一同分享一下。

奥布赖恩医生，谢谢你改变了我的生活！作为加州大学洛杉矶分校医学中心20年来最严重的中枢神经系统狼疮性血管炎的病例，我活了下来。我同时还患有抗磷脂综合征，以及由于各种治疗药物所导致的其他病症。一次又一次接触隐藏的敏感食物使我的治疗过程一波三折。但现在，当我接触到隐藏的麸质、大豆、乳制品或玉米时，我不再会遇到这些挫折，也不会再经历2周的暴露症状；在受到一次攻击后，也不再需要4～6个月的时间来使身体排毒并平衡我的免疫系统！实际上我看到了一个更快速的免疫系统重建过程，并且我知道，你推荐的所有方案都能起作用的秘诀是，我可以避免接触未知的麸质了！

现在，我可以旅行，可以享受社交生活，并且仍然走在重建我的免疫系统和胃肠道的路上。感谢你创造了 Glutenza！

我在浴室里放了一些椰子油，洗澡时会取一点漱口，然后把它吐出来。刚开始的时候，这种味道和口感有点难以适应。但现在我很期待它，因为漱过之后我的嘴里感觉很清新。

# 有毒食品的暴露在最不可能的地方发生

当我们竭尽全力让自己的身体从里到外保持"清洁（没有过敏的物质）"时，我们也必须检查我们所处的外部环境，做好外部暴露的防护。不幸的是，我们在使用日常用品的时候也会接触到其他隐藏的麸质。它可能在你的洗发水中、洗衣粉中，或任何你吸入的东西中。

麸质在商品中的作用是有科学依据的，并且有很好的记录[24]。记录中说，一些研究人员认为麸质分子不能穿透皮肤，而且他们认为，含麸质的日常用品，包括清洁剂、洗发水、口红，甚至眼部化妆品，都不能穿透皮肤或头皮，不会构成问题。

然而，对一些人来说，麸质确实会造成问题。当我们闻到它们时，这些分子有可能通过呼吸系统进入我们的体内。食物毒素可以通过呼吸途径进入体内已经得到证实。当你使用这些含有麸质的产品时，你会吸入微小的颗粒，它们也可以激活免疫反应[25]。即使你没有出现症状，你体内的组织也会受到损害。

### 化妆品和护肤品

化妆品中含有的麸质蛋白对一些高度敏感的人来说是一个问题。2013 年，在美国胃肠病学学会年度会议上，研究人员介绍了一位 28 岁的女性患者案例，她通过饮食调节成功地治愈了她的乳糜泻。然而，在使用了一种新的沐浴露后，她的手臂出现了发痒的水疱，并伴有胃胀和腹泻。一旦她停止使用这种沐浴露，她的症状就消失了。在 2014 年发表的一篇科学论文——《化妆品中的食物过敏原》(*Food Allergen in Cosmetics*) 中，作者对 8 项不同的研究进行了荟萃分析，共涉及 1900 多名患有严重小麦过敏症状的患者，但这些患者并没有食用小麦。最后作者发现是含有小麦蛋白的香皂引起了这种反应，一旦患者停止使用这种香皂，他们的症状就消失了[26]。

最常见的由护肤品引起的小麦过敏症状是荨麻疹。其他报告的小麦过敏症状还包括哮喘和特异性皮炎。特异性皮炎是一种慢性炎症性皮肤疾病，其症状包括严重瘙痒、皮肤干燥等。特异性皮炎的发病率在过去 30 年里急剧上升，特别是在城市地区，这突出了环境暴露（如化妆品）在诱发疾病中的普遍性作用[27]。

并不是只有小麦才会引起这方面的问题，它只是最常见的一种。例如，防晒霜——对防止晒伤、早期皮肤老化和皮肤癌至关重要——含有超过 20 种未经美国食品药品监督管理局批准使用的化学物质。其中，二苯甲酮和二苯甲酰甲烷是防晒霜中最常见的会引起过敏性和光敏性接触性皮炎的化学物质[28]。

幸运的是，专业制造商已经制造出了一系列有机、无麸质、无乳制品、无糖的美容产品。安玛丽护肤品（annmariegianni.com）就是我的患者们赞不绝口的一家公司。

注意化妆品和护肤品中的以下成分，因为其中可能含有麸质。

- 酒精
- 异硬脂酰水解小麦蛋白
- 曲霉菌 / 酵母菌 / 大麦种子 发酵滤液

- 氨基肽复合物
- 异硬脂酰小麦氨基酸
- 燕麦蒽酰胺
- 燕麦麸皮

- 燕麦
- 燕麦麸皮提取物
- 燕麦仁油
- 燕麦粗粉提取物
- 燕麦蛋白提取物
- 大麦提取物
- 大麦脂类
- 柠檬酸
- 椰油酰基水解小麦蛋白
- 环糊精
- 糊精
- 单小麦胚油酰 MEA 磺基琥珀酸酯二钠
- 麦胚油酰两性基二乙酸二钠
- 麦胚油酸乙酯
- 谷物酒精
- 大麦芽提取物
- 氢化小麦胚芽油
- 水解麦芽提取物
- 水解燕麦蛋白
- 水解小麦谷蛋白
- 水解小麦蛋白 /PEG-20 乙酸酯共聚物
- PEG-7 乙酸酯
- 水解小麦淀粉
- 羟丙基三甲基氯化铵水解小麦蛋白
- 羟丙基三甲基氯化铵水解小麦蛋白 / 甲硅烷氧基硅酸盐
- 乳酸
- 月桂基二甲基铵羟丙基水解小麦蛋白

- 燕麦仁粗粉
- 燕麦仁蛋白
- 燕麦肽
- 燕麦淀粉
- 大麦芽粉
- 鲸蜡硬脂醇麦麸苷类
- 椰油基二甲基铵羟丙基水解小麦蛋白
- 胶态燕麦粉
- 变性酒精
- 糊精棕榈酸酯
- 单小麦胚油酰胺 PEG-2 磺基琥珀酸酯二钠
- 发酵谷物提取物
- 栽培二棱大麦提取物
- 大麦植物鞘氨醇提取物
- 水解大麦蛋白
- 水解燕麦粉
- 水解黑麦植物胎座提取物
- 水解小麦蛋白羟丙基聚硅氧烷
- 水解小麦蛋白 PG- 丙基甲基硅烷二醇
- 水解小麦蛋白 PG- 丙基硅烷三醇
- 水解小麦蛋白 / 聚二甲基硅氧烷
- 水解小麦蛋白 /PVP 交联聚合物
- PEG-7 磷酸酯共聚物
- 羟丙基三甲基氯化铵玉米 / 小麦 / 大豆氨基酸类
- 羟丙基三甲基氯化铵水解小麦淀粉
- 乳酸杆菌 / 黑麦细粉发酵产物滤液
- 月桂基二甲基铵羟丙基水解小麦淀粉
- 燕麦氨基酸类
- 麦芽提取物

- 燕麦 β- 葡聚糖
- 燕麦麸皮提取物
- 燕麦纤维
- 燕麦仁提取物
- 燕麦仁粗粉
- 燕麦仁蛋白
- 燕麦肽
- 燕麦淀粉
- 橄榄油酰基水解小麦蛋白
- PG- 水解小麦蛋白
- 椰油酰水解小麦蛋白钾
- 橄榄油酰水解小麦蛋白钾
- 棕榈酰水解燕麦蛋白钾
- 十一碳烯酰基水解小麦蛋白钾
- 丙基三甲基铵水解小麦蛋白
- 季铵盐 -79 水解小麦蛋白
- 黑麦籽提取物
- 黑麦提取物
- 黑麦籽细粉
- C8-16 异烷基琥珀酰小麦蛋白磺酸钠
- 椰油酰燕麦氨基酸钠
- 月桂酰小麦氨基酸钠
- 十一碳烯酰基水解小麦蛋白钠 /TEA 盐
- 大豆油基二甲基铵羟丙基水解小麦蛋白
- 硬脂基二甲基
- 生育酚
- 生育酚 / 小麦多肽
- PG- 丙基甲基硅烷二醇交联聚合物

- 燕麦麸皮
- 燕麦提取物
- 燕麦粉
- 燕麦仁细粉
- 燕麦仁油
- 燕麦粗粉提取物
- 燕麦蛋白提取物
- 燕麦秆提取物
- 棕榈酰水解小麦蛋白
- 椰油酰水解燕麦蛋白钾
- 月桂酰小麦氨基酸钾
- 橄榄油酰小麦氨基酸钾
- 棕榈酰水解小麦蛋白钾
- 醇溶谷蛋白
- 蛋白水解物
- 黑麦提取物
- 黑麦
- 黑麦籽提取物
- 黑麦籽提取物
- 椰油酰水解小麦蛋白钠
- 月桂酰燕麦氨基酸钠
- 棕榈酰水解小麦蛋白钠
- 小麦胚油酰两性基乙酸钠
- 大豆油酰胺乙基二甲基铵羟丙基水解小麦蛋白
- 废麦芽粕蜡
- 硬脂酸羟丙基水解小麦蛋白
- 硬脂酰羟丙基水解小麦蛋白
- 醋酸生育酚
- 三甲基甲硅烷基水解小麦蛋白
- 小麦（Triticum vulgare ）

- 小麦（Triticum vulgare）麸皮
- 小麦（Triticum vulgare）麸皮脂质
- 小麦（Triticum vulgare）胚芽提取物
- 小麦（Triticum vulgare）叶提取物
- 小麦（Triticum vulgare）籽提取物
- 小麦
- 小麦麸皮提取物
- 小麦细粉脂质
- 小麦胚芽油
- 小麦胚芽细粉
- 小麦谷蛋白
- 小麦仁细粉
- 小麦籽提取物
- 小麦淀粉
- 维生素 E
- 小麦胚芽油脂酰胺 DEA
- 小麦胚芽油脂酰胺丙基苄基二甲基氯化铵
- 小麦胚芽油酰胺丙基二甲基胺
- 小麦胚芽油酰胺丙基环氧丙基二甲基氯化铵
- 小麦胚芽油酰胺丙基胺氧化物
- 小麦胚芽提取物
- 小麦胚芽油 PEG-8 酯类
- 小麦胚芽粉
- 小麦谷蛋白提取物
- 小麦水解物
- 小麦蛋白
- 小麦鞘脂类
- 黄原胶

- 小麦（Triticum vulgare）麸皮提取物
- 小麦（Triticum vulgare）细粉脂质
- 小麦神经酰胺
- 小麦（Triticum vulgare）肽
- 小麦（Triticum vulgare）籽提取物
- 小麦麸皮
- 小麦麸皮脂质
- 小麦胚芽提取物
- 小麦胚芽油不皂化物
- 小麦胚芽蛋白
- 小麦谷蛋白提取物
- 小麦蛋白
- 小麦芽提取物
- 十一碳烯酰基小麦氨基酸类
- 小麦氨基酸
- 小麦麸皮提取物
- 小麦胚芽油 / 棕榈油氨基丙二醇酯类
- 小麦胚芽油酰胺丙基甜菜碱
- 小麦细粉脂质
- 小麦胚芽油酰胺丙基二甲基胺乳酸盐
- 小麦胚芽油酰胺丙基 乙基二甲基胺 甲基硫酸盐
- 小麦胚芽油酰胺丙基二甲基铵羟丙基
- 小麦胚芽油甘油酯类
- 小麦胚芽油酸 PEG-40 丁基辛醇酯类
- 小麦胚芽蛋白
- 酵母提取物
- 小麦肽
- 小麦蛋白水解物
- 小麦淀粉

## 日常用品

由于直接的炎症反应或间接的隐藏成分（如麸质），日常用品可能会诱发肠道通透性增加，并引起炎症。

症状可能明显，也可能不明显。对少数人来说，当他们接触到某种特定的产品或化学品时，就会发生较重的炎症反应。然而，对大多数人来说，炎症反应较轻，症状可能只是反复发作的关节疼痛。

解决这方面的问题面临的一个困难是，没有政府的监督。例如，美国环境保护署负责管理洗衣粉的标签标注，因此洗衣粉并不需要遵守美国食品药品监督管理局规定的标签要求。美国环境保护署担心的是洗衣粉是否"环保"，而不是其中是否含有麸质，因此它不要求在日常用品的标签上列出所有的成分。

对于我们这些需要避免麸质或某些特定化学物质的人来说，买东西时要小心了，要在产品标签中寻找我们前面提到的成分列表。如果标签上面的成分列表中没有包含前面提到的那些成分，或者没有标签，但你认为你对该日常用品有反应，请立即停止使用，看看你的症状是否缓解。可能含有麸质的日常用品清单见表 8-1。

### 表 8-1　可能含有麸质的日常用品清单

| 产品名称 | 避免理由 | 解决方法 |
| --- | --- | --- |
| 木炭煤球 | 可能含有小麦作为结合剂 | 用天然木材代替木炭 |
| 消毒剂 | 可能含有由麸质谷物制备的酒精 | 请参阅第 188—189 页的配方 |
| 洗碗皂 / 洗洁精 | 可能含有麸质蛋白 | 寻找有机的、不含麸质的产品 |
| 石膏板 | 在石膏板的制造过程中可能会用到来自含麸质谷物的淀粉 | 如果你离开家几天后感觉好多了，那么毒素可能源自你的家中 |
| 信封 | 信封胶水主要来自玉米淀粉或阿拉伯树胶。但是它也可以由其他淀粉制成，包括糊精 | 使用湿海绵密封信封而不是用舌头舔 |
| 胶水 | 一些家用胶水中可能含有小麦淀粉 | 涂胶时戴上棉手套 |
| 洗手液 | 可能含有从含麸质谷物中提取的成分 | 寻找有机的、不含麸质的产品 |
| 家居清洁用品 | 可能含有麸质淀粉 | 请参阅第 188—189 页的配方 |
| 洗衣粉 / 洗涤液 / 织物柔软剂 / 去污剂 | 可能含有麸质蛋白 | 寻找有机的、不含麸质的产品 |
| 工艺用糨糊 | 可能含有小麦糊 | 涂抹糨糊时请戴上棉手套 |

| 产品名称 | 避免理由 | 解决方法 |
|---|---|---|
| 宠物食品 | 可能含有麸质谷物 | 寻找有机的、不含麸质的产品 |
| 宠物窝 | 可能含有小麦 | 寻找有机的、不含麸质的产品 |
| 橡皮泥 | 含有小麦 | 选择有机黏土；或按照乳糜泻基金会的这个配方，为孩子们自制黏土：<br>1/2 杯米粉<br>1/2 杯玉米淀粉<br>1/2 杯盐<br>2 茶匙塔塔粉<br>1 杯水<br>1 茶匙食用油<br>如果需要的话，选择不含麸质的食用色素<br>在一个中等大小的锅里将各种成分混合在一起。煮熟后用小火加热 3 分钟或直到形成球。完全冷却后放入可重复密封的塑料袋中储存 |
| 胶合板胶 | 可能用小麦粉制成 | 涂胶时请戴上棉手套 |
| 壁纸糨糊 | 可能含有小麦淀粉：在波兰，人们用小麦粉加水制成壁纸糨糊 | 把壁纸从家里去除 |

一些制造商通过使用不释放有害气体或不含有麸质的天然成分来生产无毒清洁剂。我们也可以自己动手做，操作简单，成本也不贵。唯一的缺点是，我们通常需要做更多的体力活。

以下是我最喜欢的一些配方。

**清洁剂——在喷雾瓶中混合并使用：**

1 杯水

1/4 茶匙有机的、不含麸质的液体洗碗皂

1 汤匙小苏打

1/2 茶匙硼砂

**洗涤粉——在一个带有多孔盖的罐子里混合并使用：**

1 杯小苏打

10 滴迷迭香精油

**消毒剂——在喷雾瓶中混合并使用：**

1 杯水

2 汤匙卡斯提尔香皂

1 茶匙茶树油

8 滴桉树精油

**玻璃清洁剂——在一个喷雾瓶中混合并使用：**

1 杯水

1 杯醋

10 滴柠檬精油

**瓷器光泽剂——在一个小碗里混合并使用：**

2 汤匙塔塔粉

1/2 杯过氧化氢

**木地板清洁剂——在一个大桶中混合并使用：**

3 汤匙卡斯提尔香皂

1/2 杯醋

1/2 杯红茶

7¹⁄₂ 升水

**木橱柜清洁剂——在一个喷雾瓶中混合使用：**

2 杯水

2 汤匙醋

1 汤匙柠檬精油

# *接下来的内容*

在第 2 阶段，我们将探讨除麸质、乳制品、糖类（这些都是可以轻易从饮食中去除的）之外的一些最常见的食物问题。当你对麸质的反应已经长达几年甚至几十年时，它会对肠道造成相当大的损害，并引发肠道对其他食物的反应。即使你在第1 阶段之后感觉很好，我还是建议你试试第 2 阶段。你对自己的身体了解得越多，你的身体就会越好。

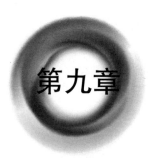

# 第九章

# 转变方案第2阶段：

## 第4～6周

如果你发现你的健康状况在第1阶段后有所改善，也许你就不想对你的饮食再做进一步的改变。很有可能仅仅通过去除糖类、乳制品和麸质，你就能在很大程度上减少炎症反应。与之前相比，你现在已经感觉好多了。如果是这样的话，你就走上正轨了。请继续前进——延续之前的方案即可，没有必要让转变方案变得更加复杂。

但是，如果你已经完成了为期3周的第1阶段治疗，却没有发现你的健康状况有明显的改变，那么很可能还存在其他的原因。这就是为什么我将第1阶段的治疗时间设定为3周：如果你在3周内没能步入正轨，说明其他类型的环境诱因可能正在助推着免疫反应。

在第2阶段中，我希望你继续避免麸质、乳制品和糖类，即使它们不是引起你症状的主要原因，但它们仍然是高度炎性食物，我希望你能远离它们，直到我们能找到真正的诱因。当你严格遵守无麸质、无乳制品和无糖饮食时，我们可以通过做一个全面的食物敏感性测试或者从你的饮食中去除下一个最常见的刺激物，来确定是否还有其他的因素在影响着你的健康。

对于身处自身免疫性疾病发展谱上的人来说，除了以上3种主要的致炎食物之外，某些特定食物同样令人担忧。在第二章中，我们了解到肠道通透性增加是发生自身免疫反应的三大要素之一。当某些未能完全消化的大分子食物残渣从肠道泄漏到血液中时，为了保护你，免疫系统会攻击这些大分子食物残渣并开始产生炎症级联反应。因此，你可能会对各种食物敏感或过敏，而这些食物大多数人都能轻易忍受，或者你以前也能忍受。

根据娜塔莎·坎贝尔-麦克布莱德博士的说法，这些食物敏感性可以表现为许多症状，例如，皮疹、慢性膀胱炎、头痛、记忆减退、血糖降低、哮喘发作等。这种反应可以是即刻的，也可以是延迟的。也就是说，它可以立即发生，也可以发生在进食2小时后，甚至2天后。这就是为什么有时候你几乎不可能把你的感觉和你吃的东西联系起来。在我的临床实践中，我发现，一些"不明原因的症状"通常与先前接触到的刺激物有关。每天你可能都不知道你到底在对什么发生反应。你也可能会同时对多种刺激物发生反应：可能是麸质、番茄，甚至是情绪压力都在推动炎症级联反应。从饮食中去掉麸质和番茄，你就能更好地应对情绪压力。

在第2阶段，我们将去除所有最可能引发炎症反应的食物，直到你感觉更好。与此同时，通过积极的营养方式促使肠道黏膜恢复，以便这些食物可以被很好地消化。然后，一旦肠道完全恢复，你也许就可以毫无困难地重新开始吃其中的一些食物。

# 第2阶段：要避免的食物

在接下来的3周，你需要探索其他的食物过敏原。在这段时间里，你将最终确定你吃的东西是否会让你生病、肥胖或疲倦。从避免最常见的食物过敏原开始是有道理的。多达800万的美国人（占人口总数的2.5%）存在食物过敏——这是一种IgE反应，可能会导致危及生命的过敏反应，也可能导致任何免疫相关的症状。

下面列举了最常见的食物过敏原。在第1阶段里，你已经避免食用牛奶和小麦了。在接下来的3周内，需要避免以下食物。

- 牛奶
- 鸡蛋
- 花生
- 大豆
- 树坚果（如核桃、山核桃、腰果）
- 小麦

在美国，数百万人对这些食物及其他食物敏感（IgG、IgA、IgM反应）。在临床上，我发现存在着不同程度的食物敏感。

- 一级：麸质、乳制品、糖类
- 二级：大豆、其他谷物、茄属植物蔬菜（如茄子、辣椒、土豆、番茄）

# 大豆

大豆成为常见的刺激物有两个主要原因。第一，大豆几乎都是转基因的（除非标明是有机的）。根据美国农业部的数据，美国种植的大豆中有 93% 都是转基因的 [1]。第二，大豆是八大过敏原之一。

在第 1 阶段，吃有机大豆是可以接受的，但在第 2 阶段，你需要避免进食所有的大豆产品。大豆是许多种加工食品的主要原料，经常出现在谷类食品、沙拉酱、肉类替代品、烘焙食品中，甚至也出现在无麸质食品中。阅读食品标签时要注意以下成分。

- 毛豆
- 单甘油二酯
- 豆浆
- 大豆分离蛋白
- 酱油
- 豆豉
- 组织化大豆粉
  （textured soy flour，TSF）
- 组织化植物蛋白
  （textured vegetable protein，TVP）

- 味噌
- 大豆卵磷脂
- 大豆油
- 大豆蛋白粉
- 日本酱油
- 豆腐
- 组织化大豆蛋白
  （textured soy protein，TSP）
- 维生素 E（从大豆中提取）

# 谷物

在第 1 阶段，我们只从饮食中去除了含有有毒麸质的谷物：小麦、黑麦和大麦。在第 2 阶段，你要去除所有的谷物。大部分自身免疫性疾病患者对谷物中的很多成分都很敏感。谷物中的 FODMAP（稍后你将在本章中了解到）、非麸质蛋白、凝集素都是免疫反应的常见诱因。

更重要的是，单一成分的加工食品，常常由于污染而含有有毒麸质。2015 年发表在《食品化学》期刊上的一项研究指出，大约 24.7% 的天然无麸质食品（比如大豆和燕麦）中都含有麸质 [2]。

一些医生认为所有的麸质蛋白都是有毒的。有很多研究，包括 2005 年发表在著名期刊《胃肠道》(*Gut*)中的一项研究，都表明对麸质敏感的患者可能会对玉米和大米中的麸质产生反应[3]。在 2012 年完成的一项研究表明，玉米麸质中的一些蛋白质结构可以激活某种基因受体，这种基因受体与我们在乳糜泻患者身上观察到的是完全相同的[4]。

在第 2 阶段需要避免下列这些谷物，因为它们可能含有不同类别的麸质，或者可能被有毒的麸质污染。

- 所有含有麸质的谷物
- 荞麦
- 小米
- 藜麦
- 高粱
- 野生稻
- 苋属植物
- 玉米
- 燕麦
- 大米
- 画眉草

每种谷物都有其特定的问题，下面我将对此进行讨论。这就是你要在第 2 阶段中避免所有谷物，然后每次重新引入一种的原因（前提是它们被明确地标记为"无麸质"）。各种谷物中麸质的含量见表 9-1。

表 9-1　各种谷物中麸质的含量

| 食物 | 每 100 克食物中总蛋白含量（克） | 小麦醇溶蛋白（占总蛋白含量的百分比） | 麸质（占总蛋白含量的百分比） |
|---|---|---|---|
| 小麦 | 10 ~ 15 | 40 ~ 50 | 30 ~ 40 |
| 黑麦 | 9 ~ 14 | 30 ~ 50 | 30 ~ 50 |
| 燕麦 | 8 ~ 14 | 10 ~ 15 | 约 5 |
| 玉米 | 7 ~ 13 | 50 ~ 55 | 30 ~ 45 |
| 大米 | 8 ~ 10 | 1 ~ 5 | 85 ~ 90 |
| 高粱 | 9 ~ 13 | >60 | |
| 小米 | 7 ~ 16 | 57 | 30 |
| 荞麦 | | | 高 |

经允许摘自 Alternative Medicine Review, vol. 10, no. 3, 2005：174.

## 玉米

美国农业部的数据显示，美国种植的玉米中有 88% 是转基因的。由于分子模拟，有 50% 的乳糜泻患者对玉米存在交叉反应：玉米中的麸质蛋白和小麦中的麸质蛋白非常相似，免疫系统也可以对玉米中的麸质蛋白做出反应。

玉米的另一个问题在于它上面生长的常见霉菌——伏马菌素。免疫系统会对伏马菌素做出反应。如果你遵循无麸质饮食，你吃的玉米的比例可能比一般人更高，此时你就会不经意间暴露在霉菌毒性中。更糟糕的是，一项研究发现，在 118 种标注为无麸质的食物中，有 105 种发现了含量足以产生毒性的伏马菌素[5]。食用这些食物会使你的免疫系统保持高度警惕。

玉米也可以存在于以下食物中。

- 发酵粉
- 玉米粉
- 玉米面
- 玉米淀粉
- 糊精
- 食用淀粉
- 粗玉米粉
- 玉米粥
- 玉米粉面团
- 山梨醇
- 植物蛋白
- 黄原胶
- 焦糖
- 玉米麦芽
- 玉米棒
- 玉米饼
- 葡萄糖
- 冷冻玉米
- 高果糖玉米糖浆
- 糊精麦芽糖
- （玉米面等煮的）粥
- 植物胶
- 植物淀粉

## 大米

信不信由你，在餐馆里，有时米饭中含有小麦粉。在我最近去过的 7 家日本餐馆中，有 3 家的米饭中加入了小麦粉。我总是让服务员问寿司师傅米饭是怎么做的，是否在米饭中加了面粉使其更黏。

虽然在家里煮的米饭很少会被麸质污染，但它确实含有一些麸质和凝集素，所以在第 2 阶段中我们要避免大米。

## 藜麦

藜麦实际上并不是谷物，而是一种产自秘鲁的草。藜麦天然含有丰富的蛋白质，在注重食品健康的人当中很受欢迎，在美国也有种植。之所以能在美国种植藜麦，是因为农民们创造了一种新品种，这种新品种是与小麦等其他草类杂交而得的。2012 年，发表在《美国临床营养学杂志》（*American Journal of Clinical*）上的一项研究指出，15 株藜麦中有 4 株的麸质含量足以产生毒性，而这些麸质来自植物本身，而不是来自生产过程中的交叉污染[6]。

# 茄属植物蔬菜

茄属植物蔬菜是一个植物家族，包括茄子、辣椒、土豆、番茄和其他一些我们用来制作草药的开花植物。茄属植物中都含有一种叫作皂苷的化学物质，皂苷会增加肠道通透性和炎症反应。在第 2 阶段，你应该从饮食中去除以下食物，然后每次重新引入一种，以检验其中是否有导致炎症发生的食物。

- 印度人参（一种草药）
- 红辣椒粉
- 咖喱粉
- 枸杞
- 辣酱
- 墨西哥调味料
- 土豆
- 绿番茄
- 番茄酱 / 番茄糊

- 卡宴辣椒
- 干辣椒粉
- 茄子
- 黄金莓
- 瓶装番茄酱
- 甜椒和辣椒
- 塔可调味料
- 番茄

# FODMAP

FODMAP 是碳水化合物的一个家族，存在于小麦和许多其他食物中。首字母缩略词"FODMAP"代表"可发酵的寡二糖单糖和多元醇"（fermentable oligo-di-monosaccharides and polyols）。FODMAP 具有渗透性（这意味着它们会把水带进肠道），不能很好地被消化或吸收，当过量食用或肠道内微生物群落失衡时，它们可能会被肠道中的细菌发酵。过量的发酵会引起腹胀、腹痛、腹泻，有时还会引起便秘。如果你对 FODMAP 敏感，你很可能会存在上述腹部症状。如果你目前有腹部不适的症状，你应该考虑在第 2 阶段中去除 FODMAP。这可能更具有挑战性，但会让你的感觉有很大的不同。如果你没有腹部不适的症状，你可以从下面的列表中选择无麸质的 FODMAP 食物。

## FODMAP 水果

- 苹果
- 牛油果
- 博伊森莓
- 无花果
- 芒果
- 桃子
- 柿子
- 石榴

- 杏子
- 黑莓
- 樱桃
- 葡萄柚
- 油桃
- 梨子
- 李子
- 西瓜

## FODMAP 干果

- 蔓越莓干
- 干枣
- 葡萄干

- 无核小葡萄干
- 西梅干

## FODMAP 坚果和种子

- 杏仁粉
- 腰果

- 杏仁
- 开心果

## FODMAP 蔬菜

- 球洋蓟
- 耶路撒冷洋蓟
- 豆类
- 冬南瓜（1/2 杯或更多）

- 洋蓟心
- 芦笋
- 甜菜
- 皱叶甘蓝

- 菜花
- 冷冻豌豆
- 韭菜
- 洋葱和青葱
- 甜豌豆

- 芹菜
- 大蒜
- 蘑菇
- 橙色小南瓜
- 红薯和山药

# 标题严谨的重要性

2013 年，澳大利亚的一组研究人员试图确定那些自称对麸质敏感的人群是否真的对 FODMAP 敏感。他们的研究结果发表在《胃肠病学》(*Gastroenterology*)期刊上，标题为"在饮食中减少可发酵的、吸收不良的短链碳水化合物后，自称为非乳糜泻性麸质敏感的患者不会受到麸质的影响"[7]。该研究表明，除了麸质以外，小麦中还有其他成分会给人们带来问题，尤其是小麦和其他食物中的 FODMAP。为了使研究结果更准确，同时为了寻找其他可能的原因或问题，研究人员排除了患有乳糜泻或抗麸质抗体升高的非乳糜泻性麸质敏感的人。但即使用了这种排除方法，仍然有 8% 的研究对象对麸质有反应。这项研究的题目"……不会受到麸质的影响"用词不当，标题应该是"……会受到麸质的轻微影响"。但是不管怎样，这篇论文很重要，因为它首先指出除了麸质以外，小麦中还有其他成分会引起与食物相关的症状：FODMAP 可能就是问题所在。

因为这篇文章的标题具有误导性，英国的一位博主看了文章标题后开始写文章说，麸质敏感的说法肯定只是一时的狂热，因为科学研究表明"麸质不会产生影响"。其他博主也跟风撰写了博客文章和杂志文章。不幸的是，这些博主们并没有完整阅读这份研究报告，只是看到了标题。博主的文章试图证明无麸质饮食只是一时的狂热，对健康没有益处，但这是不正确的。博主在写作时只是为了引人注意而没有仔细做功课。在这本书中，我提供了许多最新的研究，只要阅读其中任意一项研究，他们就会清楚地发现，对某些人来说，非乳糜泻性麸质敏感是一个真实而危险的问题。

## 影响你健康的食物

正如 FODMAP 与腹部症状有关一样，许多影响你健康的食物和特定症状有关。这里做一个简单的列举。

●如果你有关节疼痛，很可能你体内存在抗茄属植物蔬菜的抗体，你需要从饮食中去除这些蔬菜。

●如果你患有偏头痛，你应该考虑外源性凝集素敏感，并远离豆类。

●如果你存在皮肤问题，不要吃瓜类。

●如果你患有痤疮，从饮食中去除反式脂肪。

●如果你存在任何脑功能障碍的症状（如脑雾、自闭症），请避免食用谷氨酸（如味精），它是神经功能障碍的罪魁祸首。

# 其他可能的元凶

如果你在 6 周后仍然感觉不舒服（此时第 1 阶段和第 2 阶段都已经结束了），并且你在饮食方面做得非常棒，那么存在一个隐藏的诱发因素，这需要通过彻底的"调查医学"方法将其找出。在这一点上，我建议你找一位有资质的功能医学医生。你可能会发现你的炎症与肠道内微生物群落的严重失衡有关，以至于仅仅改变饮食是远远不够的。你也可能接触到了有毒的霉菌，或者体内存在念珠菌生长，或者感染了病毒，或者患有莱姆病。可以在我的网站上（theDr. com）找到这些常见的、与食物无关的诱因的相关信息。

例如，你所居住的房子或者你的办公场所可能存在有毒的霉菌，这可能会让你出现轻微的不适，也可能会对你的生活造成严重的干扰。

这里有一个很好的方法来验证你是否正在接触霉菌：当你离开家或者办公场所几天后再回去时，你是否觉得有必要打开窗户让房间通风？如果你认为有必要并且这样做了，很可能是因为有霉菌，并且其浓度已经高到你能识别出气味，而在以前，当你习惯了这种气味，你可能不会注意到它。像食物一样，霉菌的接触可能是持续且普遍的。

可以通过血液或尿液检测来诊断霉菌敏感。我还发现，对霉菌过敏或敏感的人，皮肤通常会有一种苍白的光泽。

# 萨曼莎的故事
## 第六部分

2012 年，萨曼莎的健康状况开始好转。她完成了第 1 阶段和第 2 阶段的转变方案，非常注意自己的饮食。有一天，她来到我的办公室，我们回顾了她平常吃的食物。她告诉我她仍然不吃糖，"每次我吃糖之后，我都会得膀胱炎或感染酵母菌。不只是糖，水果也是如此。我知道我不能吃水果。我想要健康，我想要能够正常工作，为世界做出贡献。"

萨曼莎做得很对。吃那些明知道会使自己生病的东西有什么意义呢？我问她对葡萄酒是否有类似的反应。她告诉我："我也不再喝酒了，每次我都要付出代价，最后只能使用抗生素。"

我建议她继续实施转变方案，她同意了。2013 年，她带着灿烂的笑容回来了。"你不会相信的，"她说，"经过这一年的转变方案，我真的可以再吃水果了。我仍然不吃糖，但这不是问题，因为我从来也没有那么喜欢它。以前在工作时，我们偶尔会吃不含麸质及乳制品的纸杯蛋糕，但我总是会在 2 ~ 3 天后为这一行为买单，这曾经是我的免疫系统的常态。但是现在我已经清理了我的肠道，我开始尝试一些水果，发现大多数水果对我来说都不是问题了。慢慢地，我重新开始吃浆果，并且坚持了一段时间。"

萨曼莎的经历并不罕见：当她的肠道开始恢复健康，全身炎症反应减轻时，她就可以再次吃一些她过去喜欢的食物了。

转变方案第 2 阶段备忘单见表 9-2。

表 9-2　转变方案备忘单：第 2 阶段

| 类别 | 可以吃的 | 不能吃的 |
| --- | --- | --- |
| 水果 / 蔬菜 | 所有的新鲜水果和蔬菜<br>非 FODMAP 的发酵蔬菜 | 罐装蔬菜、水果，或水果干、蔬菜干<br>茄属植物蔬菜<br>如果你有腹部不适，不要吃 FODMAP 水果和蔬菜<br>所有豆制品 |
| 谷物 | 竹芋粉<br>椰子粉 | 所有麸质谷物：<br>　苋菜植物<br>　大麦<br>　荞麦<br>　玉米<br>　小米<br>　燕麦<br>　藜麦<br>　大米<br>　黑麦<br>　高粱<br>　画眉草<br>　小麦<br>　野生稻 |
| 蛋白质 | 有机且不含麸质的早餐火腿、培根或香肠<br>新鲜红肉及家禽肉<br>豆类，除非你对凝集素敏感<br>低汞鱼类和贝类 | 所有坚果和种子，即使它们标注为无麸质<br>鸡蛋<br>午餐肉<br>腌制或熏制的肉类产品 |
| 调味品 | 椰子油，橄榄油，牛油果油<br>蜂蜜<br>盐<br>醋 | 调味麦芽醋<br>常用 "蔬菜" 油 |
| 饮料 | 康普茶<br>茶、咖啡（不加糖，不加牛奶）<br>不加糖的椰奶<br>非 FODMAP 的不加糖的果汁<br>水 | 所有苏打水，包括膳食苏打水<br>牛奶、山羊奶或豆奶<br>加糖的牛奶替代品<br>加糖的果汁<br>运动饮料<br>不加糖的杏仁露或米浆<br>如果你有腹部不适，不要喝那些不加糖的 FODMAP 果汁 |

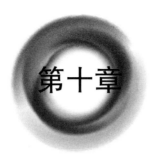

# 第十章

# 转变方案食谱

　　我与你们分享的食谱，准备起来很容易，而且方便全家人分享。也就是说，无论你是 5 个孩子的母亲，还是单身汉，这些食谱都是很适合的。例如，牛肉炖蘑菇（见第 209 页）是一道美味且营养丰富的菜肴，人们对其的评价可以从"哇，妈妈，这道菜真是太棒了！"到"如果一个男人能做出这道菜，那他一定踏实且有深度！"

　　大多数食谱都可以提前准备好，这样你就不必为准备一顿饭而手忙脚乱，也不必担心没有合适的食物来支持你的转变。每个食谱都标注了它可以用于哪个转变阶段。我们还提供了一些我们觉得很合适的品牌产品，当然你也可以自由选择自己所需的产品，只要它们符合我在这本书中列出的标准即可。

## 奶昔

### 肠道修复奶昔（适用于第 1 阶段和第 2 阶段）

**分量：2 人份**

　　蓝莓不仅具有抗氧化特性，还可以保护你的大脑（每天吃 1 杯蓝莓，坚持 3 年，可以让你的大脑工作得和 11 年前一样好[1]），而且蓝莓还含有能增加肠道有益菌的化合物。香蕉富含果胶，有助于大肠的正常运动。

　　选择从放牧动物身上提取的明胶粉，比如 Great lakes Gelatin Company【品牌】或者 Vital Proteins【品牌】的产品。

1 ~ 1½ 杯水

1/2 杯椰奶

2 根冷冻香蕉

1 杯冷冻蓝莓

2 汤匙亚麻籽粉

1 汤匙原味明胶粉

1 汤匙优质鱼油

1 茶匙肉桂粉

1 ~ 2 勺 L- 谷氨酰胺粉（可选）

在搅拌机中加入水、椰奶、冷冻香蕉、冷冻蓝莓、亚麻籽粉、原味明胶粉、鱼油、肉桂粉和 L- 谷氨酰胺粉（如果选用的话），搅拌均匀。如果喜欢的话，可以加入更多的水来制作更稀薄的奶昔。制作好后马上食用，或倒入冰棒模具中冷冻，准备以后享用。

## 超级抗氧化绿色奶昔（适用于第 1 阶段和第 2 阶段）

**分量：2 人份**

这款奶昔富含抗炎抗氧化剂，你可以替换其中的水果和蔬菜。例如，可以试着用野生蓝莓代替树莓，用切碎的新鲜梨代替菠萝，或者用整只剥了皮的橙子来代替蔓越莓；可以使用各种绿色蔬菜，如羽衣甘蓝、白菜、无头甘蓝、蒲公英嫩叶、新鲜的菠菜。如果你有腹部不适，不要选用 FODMAP 水果和蔬菜。

如果你没有高功率搅拌机，那么一定要选用鲜嫩的绿色蔬菜，这样它们就能很好地被混合在奶昔中。

2 根冷冻香蕉

1 杯切碎的菠萝（新鲜的或冷冻的）

1 杯树莓（新鲜的或冷冻的）

1/4 杯冷冻蔓越莓

2 杯水

2 ~ 3 杯紧实的绿色蔬菜（羽衣甘蓝、菠菜或白菜）

在搅拌机中加入冷冻香蕉、切碎的菠萝、树莓、冷冻蔓越莓和水，搅拌均匀，加入绿色蔬菜，再次混合搅拌均匀。立即食用，或储存在玻璃罐中放在冰箱里，最多可储存 1 天。

# 无麸质三明治面包（适用于第 1 阶段）

**分量：1 条**

这款美味的无麸质面包非常适合用于制作三明治或早餐面包。

2 杯温水（41 ~ 43℃）

2¼ 茶匙（1 包）活性干酵母

1 汤匙纯枫糖浆

1 汤匙特级初榨橄榄油或牛油果油

1/3 杯全车前子壳（见本页备注）

2¼ 杯糙米粉

3/4 杯木薯粉

1/2 杯脱皮杏仁粉

3/4 杯马铃薯淀粉

1½ 茶匙海盐

1. 在一个玻璃量杯里，加入温水、活性干酵母和纯枫糖浆，搅拌，静置 3 ~ 5 分钟，或者直到泡沫形成。再加入大部分的橄榄油或牛油果油及全车前子壳，搅拌，静置 1 ~ 2 分钟。

2. 在酵母发酵的时候，在一个大碗中加入糙米粉、木薯粉、脱皮杏仁粉、马铃薯淀粉和海盐，搅拌。将酵母混合物倒入面粉混合物中，用木勺搅拌混匀。继续在碗里用手揉面团，边揉边撒少量面粉，直到混合均匀。

3. 将剩余的少量橄榄油或牛油果油刷在尺寸为 22 厘米 × 11.5 厘米的玻璃面包锅上。将面团做成圆柱状，放入平底锅中。盖上一块湿布或一张羊皮纸。将其放在一个温暖的地方或一个较大的盛有热水的锅里，让面包发酵大约 60 分钟。

4. 将烤箱预热至 204℃。烘焙面包 50 ~ 55 分钟，或者直到一根木签从面包中间穿过不会粘有面。将平底锅放在架子上冷却几分钟，然后将面包从中取出。根据需要切片。

备注：你可以在网上或当地的健康食品店购买全车前子壳。

# 早餐

## 椰子—树莓薄饼（适用于第 1 阶段）

**分量：5 个小薄饼**

这种无麸质食品使用椰子粉和竹芋粉来代替普通面粉。薄饼做起来很容易，味道也很好。

1/4 杯椰子粉

1/4 杯竹芋粉或木薯粉

1 茶匙无麸质发酵粉

1/8 茶匙海盐

3 个大的有机鸡蛋

2 ~ 3 汤匙有机椰奶

2 ~ 3 茶匙纯枫糖浆

1/3 杯树莓，轻轻捣碎（首选新鲜的）

椰子油，用于烹饪

1. 用中低火加热一个直径为 25 厘米的铸铁煎锅。

2. 在一个小碗中，加入椰子粉、竹芋粉（或者木薯粉）、无麸质发酵粉和海盐，搅拌。在另一个碗中，加入有机鸡蛋、有机椰奶、纯枫糖浆和树莓，搅拌。把鸡蛋混合物加入面粉混合物中搅拌均匀。混合后的面糊起初看起来会很稀。静置 1 分钟使其变稠。

3. 在预热好的煎锅里加入几茶匙椰子油，把 1/4 杯的面糊倒入热的煎锅中，两面各煎大约 90 秒。

## 意式绿色蔬菜烘蛋饼（适用于第 1 阶段）

**分量：4 人份**

一顿丰盛的、高蛋白的、富含蔬菜的早餐有助于抑制你一天中对糖的渴望。如果一顿吃不完，你可以把意式绿色蔬菜烘蛋饼放在一个小煎锅里，加入几汤匙水重新加热，或者你可以吃凉的或常温的。我建议每一片蛋饼上都加 1 勺有机莎莎酱。食用时搭配一小份绿色蔬菜沙拉或几匙泡菜（见第 227 页）。

1 汤匙特级初榨橄榄油

1/2 杯切碎的洋葱

1/2 茶匙海盐

2 杯切碎的西蓝花

1 杯切碎的红甜椒

2 杯切碎的羽衣甘蓝

1/4 杯切碎的新鲜罗勒

6 个大的土鸡蛋，打匀

现磨黑胡椒粉

1. 将烤箱预热至 191℃。

2. 用中火加热一个直径为 25 厘米的铸铁煎锅。加入橄榄油、洋葱和海盐，煎 5 分钟。加入西蓝花和红甜椒煎 5 ~ 7 分钟。加入羽衣甘蓝和罗勒，然后倒入鸡蛋，用黑胡椒粉调味。

3. 把煎锅放在烤箱里烤 20 分钟，或者直到蛋饼变成淡棕色。切成楔形食用。把吃剩下的意式绿色蔬菜烘蛋饼放在一个有盖的玻璃容器里，在冰箱里最多可储存 1 周。

## 意大利鸡肉早餐香肠肉饼（适用于第 1 阶段和第 2 阶段）

### 分量：8 块

这款美味的香肠肉饼富含维生素 A、维生素 D、锌、铁和 B 族维生素等营养成分。可以与炒羽衣甘蓝或超级抗氧化绿色奶昔（见第 202 页）一起食用，这将是一份充满活力的早餐。

0.7 千克有机的无骨、去皮鸡腿肉

1/4 ~ 1/2 杯有机生鸡肝

1/4 杯切碎的新鲜细香葱

2 汤匙切碎的新鲜鼠尾草叶

1 汤匙意大利调味料

1 茶匙茴香籽

1 茶匙大蒜粉

1 茶匙海盐

2 ~ 3 汤匙橄榄油

1. 在装有标准 S 形刀片的食品加工机中，加入鸡腿肉、生鸡肝、细香葱、鼠尾草叶、意大利调味料、茴香籽、大蒜粉和海盐，混合搅碎，直到混合物被磨碎并开始形成一个球。

2. 在一个大盘子上轻轻抹橄榄油，用涂有橄榄油的手将混合物分成 8 个等大的小饼，放在准备好的大盘子上。

3. 用中低火将一个直径为 25 厘米的铸铁煎锅预热几分钟。加入 1 汤匙橄榄油，小心地将 3 或 4 个小饼放入锅中。两面各煎 3 ~ 5 分钟，或者直到小饼不再呈粉红色，剩余的肉饼也这样做。还未煎的肉饼可以用羊皮纸包裹好放在容器中，在冰箱里最多可以储存 6 个月。熟的肉饼可以在冰箱中存放 5 天。

## 羽衣甘蓝早餐蔬菜丁（适用于第 1 阶段）

**分量：2 人份**

如果我前一天晚上做烤土豆晚餐，我会多烤一两个土豆，这样我就可以做这个快捷方便的早餐蔬菜丁了。如果你习惯早上吃含有丰富碳水化合物的早餐，如面包或麦片，那么这是一个很好的替代品。

如果你不喜欢鸡蛋，可以用一些吃剩下的熟三文鱼代替鸡蛋。

2 汤匙特级初榨橄榄油

1 个中等大小的烤土豆，切成大块

海盐和现磨黑胡椒粉

2 根葱，切成薄片

2 ~ 3 杯切碎的羽衣甘蓝

3 个大的土鸡蛋，搅拌均匀

1. 用中火加热一个直径为 30 厘米的铸铁煎锅，倒上橄榄油，然后加入烤土豆块，用海盐和黑胡椒粉调味。煎几分钟，直到土豆块全部变成棕色，然后加入葱和羽衣甘蓝。再煎几分钟，直到羽衣甘蓝变软。

2. 把刚才煎好的食物挪到锅的一边。把鸡蛋倒进锅的另一边，翻炒。鸡蛋炒熟后，与另一边的食物混合。尝一尝味道，如果需要的话，再加点海盐和黑胡椒粉。

# 汤羹

## 慢炖煲鸡汤（适用于第1阶段和第2阶段）

**分量：2升**

把烤鸡（见第219页）的骨头和皮保存下来，做一道营养丰富的高汤。自制高汤的味道比你在商店里买到的要好得多。用慢炖锅可以非常容易地制备用于制作汤羹、炖菜或酱料的高汤。

1只鸡骨架

1个小洋葱，切碎

2根胡萝卜，切碎

2根芹菜，切碎

1片月桂叶

几枝百里香

几枝迷迭香

1～2茶匙海盐

2汤匙生苹果醋

8～10杯水

1. 在一个容量为4升的慢炖锅中，加入鸡骨架、小洋葱、胡萝卜、芹菜、月桂叶、百里香、迷迭香、海盐、生苹果醋和水。盖上盖子，用小火煮10～24小时。

2. 将滤锅放在一个大碗上，将高汤倒出来过滤，弃去固体成分。立即食用丰盛、美味的高汤，或将其倒入玻璃容器中冷冻，以备日后食用。

## 鸡肉南瓜韭菜汤（适用于第1阶段和第2阶段）

**分量：4～6人份**

如果你喜欢浓郁美味的汤，那就用浓郁美味的自制高汤打底吧。我建议在这个食谱中使用慢炖煲鸡汤（见第207页），而不是从商店里购买。

在当地超市或健康食品店的冷冻区寻找去皮切碎的冬南瓜。一袋280克的冷冻冬南瓜相当于2杯的量。如果想要更新鲜的味道，你可以买一个长颈的小的冬南瓜，自己去皮切碎——这真的很简单！

2汤匙特级初榨橄榄油

1 小把韭菜，切碎

2 瓣大蒜，拍碎

4 杯鸡汤

2 杯去皮切碎的冬南瓜

2 杯煮熟、切碎的鸡肉

1 ~ 2 茶匙干百里香

3 ~ 4 杯切碎的羽衣甘蓝

海盐和现磨黑胡椒粉

1. 在一个 4 升或 6 升的锅中倒入橄榄油，中火加热。加入韭菜和大蒜，煮 4 ~ 5 分钟，或者直到韭菜变软。如果韭菜开始变成褐色，就把火调小一些。加入打底的慢炖煲鸡汤、冬南瓜、鸡肉和干百里香，盖上盖子，小火炖 10 分钟左右，或者直到冬南瓜变软。

2. 关火，加入羽衣甘蓝搅拌，用海盐和黑胡椒粉调味。

## 奶油胡萝卜茴香汤（适用于第 1 阶段和第 2 阶段）

**分量: 6 人份**

用慢炖煲鸡汤（见第 207 页）打底。在食谱中使用茴香球根时，剪掉绿色的茎和羽毛状的叶子，只使用白色球根。

1 汤匙特级初榨橄榄油

1/2 杯切碎的洋葱

6 杯切碎的胡萝卜（1 千克）

4 杯切碎的茴香球根（1 个大球根）

6 杯鸡汤

1 茶匙干百里香

1/2 杯切碎的新鲜细香葱

1/2 杯切碎的新鲜莳萝或欧芹

海盐

1. 用中火加热一个 6 升的锅，加入橄榄油和洋葱，煮 5 分钟。加入胡萝卜、茴香球根、打底的慢炖煲鸡汤和干百里香，搅拌，盖上盖子炖 30 ~ 35 分钟。然后用浸入式搅拌器搅拌成浓汤，或者把它们分批倒入搅拌器里搅拌成浓汤，用毛巾盖住搅拌器顶部，以防热汤溅出来。

2. 把汤倒回锅里，加入香葱和莳萝（或欧芹）。加海盐调味，即可食用。把剩余的汤放玻璃瓶里，在冰箱中可以储存 1 周。

## 牛肉炖蘑菇（适用于第 1 阶段和第 2 阶段）

**分量：6 人份**

将炖牛肉放在煮熟的白米饭或糙米饭上（仅限在第 1 阶段时这样做），然后在上面放几勺酸菜搭配食用。转变方案中只允许你摄入煮熟的酒，当你用葡萄酒烹饪时，酒精蒸发会产生一种酸，这种酸能增加味道。

1 千克草饲有机炖牛肉

1 个中等大小的洋葱，切碎

2 杯切碎的胡萝卜

2 杯切碎并去皮的芜菁甘蓝

3 杯切碎的蘑菇丁

1 汤匙干百里香

2 茶匙海盐

1½ 杯水或有机的牛骨汤

3/4 杯有机红葡萄酒

3 汤匙竹芋粉

1 ~ 2 杯切碎的羽衣甘蓝

1/2 杯切碎的新鲜欧芹

1. 在慢炖锅中加入炖牛肉、洋葱、胡萝卜、芜菁甘蓝、蘑菇丁、干百里香和海盐，混合。在一个小碗中，加入水（或者牛骨汤）、红葡萄酒和竹芋粉搅拌，然后倒入慢炖锅中。

2. 小火煮 8 小时或大火煮 4 ~ 5 小时，加入羽衣甘蓝和欧芹，煮几分钟，根据味道按需添加海盐和其他调味料。把吃剩下的炖菜放在有盖的玻璃容器中可以储存 1 周，或者放在小份容器中冷冻储存，可以存放 6 个月。

## 绿色蔬菜豆子汤（适用于第1阶段）

**分量：6 人份**

蔬菜和豆类中的纤维有助于肠道中的有益菌生长。这道汤搭配一份大份的蔬菜沙拉可以促进肠道愈合。如果你想在第 2 阶段尝试这道汤，那就把番茄和土豆从汤中去掉。如果你有腹部不适，再去掉豆子。

任何一种煮熟的白豆都可以用在这道汤里——你可以试试美国白豆、青豆或者意大利白豆。我也用过煮熟的鹰嘴豆，效果非常好。如果你不想自己泡豆子、煮豆子，那就用罐装的有机豆子代替。寻找像 Eden Foods 这样的品牌，他们的罐头瓶中不含有双酚 A。

2 汤匙特级初榨橄榄油

1 个小洋葱，切碎

2 瓣大蒜，拍碎

2 杯切碎的黄色或红色土豆

1½ 杯切碎的芹菜

1½ 杯切碎的青豆

1 ~ 1½ 杯罗马番茄丁

1½ 杯煮熟的白豆

4 ~ 6 杯鸡汤

1 茶匙干百里香

1 茶匙干牛至

2 杯切碎的羽衣甘蓝

1/2 杯切碎的新鲜欧芹

1/2 杯切碎的新鲜罗勒

海盐和现磨黑胡椒粉

1. 在 4 升或 6 升的锅中用中火把橄榄油加热，加入洋葱和大蒜，煎 5 分钟，或者直到变软。加入土豆、芹菜、青豆、罗马番茄丁、白豆、鸡汤、干百里香和干牛至。盖上盖子，煮 10 ~ 15 分钟，或者直到蔬菜变软。

2. 加入羽衣甘蓝、欧芹和罗勒，再炖几分钟。用海盐和黑胡椒粉调味，即可食用。把吃剩下的汤储存在玻璃瓶里，放在冰箱里可储存 1 周。

## 泰式椰子鱼汤（适用于第 1 阶段和第 2 阶段）

### 分量: 4 人份

这道温热营养的汤可以用来搭配一勺煮熟的白米饭或糙米饭，然后再来几勺发酵的蔬菜（如泡菜）。我喜欢用味道温和的太平洋产白鱼，如大比目鱼、黑鳕鱼或岩鱼。当你在市场上购买鱼时，请鱼贩剥去鱼皮。

1 汤匙初榨椰子油

1/2 个中等大小的洋葱，切成薄片

2 瓣大蒜，拍碎

1 个红甜椒，切成小棍状

2 ~ 3 根胡萝卜，切成小棍状

400 毫升有机椰奶

1 杯鸡汤

1 ~ 2 汤匙不含糖和麸质的鱼酱

0.5 千克野生的淡味鱼，去骨去皮，切碎

1/4 杯切碎的新鲜圣罗勒或甜罗勒

1/4 杯切碎的新鲜香菜

1 汤匙鲜榨青柠汁

海盐

1 ~ 2 个泰式辣椒（可选），切碎，处理时可以戴上塑料手套

1. 在一个 4 升的锅中用中火把椰子油加热，加入洋葱煎 5 分钟，或者直到洋葱变软。加入大蒜、红甜椒、胡萝卜、有机椰奶、鸡汤和鱼酱，盖上盖子煮 5 分钟。加入鱼，煮 5 分钟，或者直到鱼被煮透。关火，加入圣罗勒（或者甜罗勒）、香菜、青柠汁和海盐调味。

2. 搭配米饭。如果需要的话，可以在每个碗里加入泰式辣椒以增加辣味。把剩下的汤放在密封的玻璃瓶里，最多可以储存 5 天。


# 沙拉和蔬菜


## 肉桂烤得力卡特南瓜（适用于第 1 阶段和第 2 阶段）

**分量：4 人份**

得力卡特南瓜是冬南瓜的一种，非常甜，且味道温和——非常适合烘焙。通常可以在每年 9 月份至次年 3 月份在农贸市场买到。可以在午餐时搭配一大份沙拉，或者在晚餐时搭配烤鸡或烤鱼以及一份沙拉。

2 个中等大小的得力卡特南瓜

2 汤匙特级初榨橄榄油

1/2 茶匙肉桂粉

1/4 茶匙海盐

1. 将烤箱预热至 204℃，把每个南瓜的茎端都切掉，然后将南瓜纵向切成两半，用汤匙把南瓜子刮掉。

2. 将 4 个南瓜块放入一个玻璃烤盘中，皮朝下。把橄榄油均匀地倒在瓜肉上，然后再均匀地撒上肉桂粉和海盐。

3. 烤 40 分钟，或者直到南瓜变软。挖出果肉，捣成糊状。立即食用，或者在冰箱里存放 1 周。

## 辣椒卷心菜沙拉（适用于第 1 阶段）

**分量:** 6 人份

这道色彩丰富、富含抗氧化剂的凉拌沙拉可以作为配菜与慢炖叉烧鸡（见第 220 页）一起食用，或者作为小吃单独享用。

1/2 个小头紫甘蓝，切成薄片

1/2 个小头绿色卷心菜，切成薄片

3 ~ 4 根胡萝卜，切碎

1/2 根葱，切成薄片

1 份奶油辣椒青柠调味酱（见第 218 页）

在一个大碗中，加入紫甘蓝、卷心菜、胡萝卜和葱，混合。如果你打算一顿吃完整个沙拉，那么把调味酱全倒在沙拉上，搅拌在一起就可以了。你也可以吃多少拌多少，然后把剩下的沙拉放在一个盖得不那么严密的玻璃碗里，放冰箱储存。将调味酱单独存放在一个玻璃瓶中。

## 茴香卷心菜沙拉（适用于第 1 阶段和第 2 阶段）

**分量:** 6 人份

你可以先准备好这道沙拉，并储存在冰箱里，然后根据你的需要，取出需要的分量，再加上你喜欢的调料。通过这种方式，你可以很容易地在日常生活中吃到更多的蔬菜，而且不需要大量的准备时间。

1 个大茴香球根

1/2 个大头紫甘蓝或绿色卷心菜

1 杯切碎的新鲜欧芹

1/2 杯切成薄片的葱

1 份柑橘大蒜调味酱（见第 218 页）

将食品处理器调整为切片功能。把茴香球根和卷心菜切成小块，小到可以放进原料管里，然后切成薄片。把它们倒入一个大玻璃碗中，加入欧芹、葱，搅拌。把调味酱倒在沙拉上，再搅拌一下。把剩下的沙拉放在一个大玻璃容器里，在冰箱里可以储存 1 周。

## 柠檬咖喱烤菜花（适用于第 1 阶段和第 2 阶段）

**分量：4 人份**

如果你从来没有吃过烤菜花，那么你将会得到一次真正的享受！在看电影的晚上，试着烤满满一锅菜花，用它来代替爆米花—— 这是一个更健康的选择！孩子们都抢着吃！

1 个中等大小的菜花，切碎

1 茶匙温和的咖喱粉

1 茶匙磨碎的柠檬皮

1/2 茶匙海盐

1 汤匙鲜榨柠檬汁

2 汤匙特级初榨橄榄油或牛油果油

1. 将烤箱预热至 204℃。

2. 将菜花、咖喱粉、柠檬皮、海盐、柠檬汁和油放入一个大的不锈钢烤盘中混匀。烤 25 ~ 30 分钟，或者直到变软，立即食用。

## 迷迭香烤秋菜（适用于第 1 阶段和第 2 阶段）

**分量：4 ~ 6 人份**

烤蔬菜可以用来搭配烤鱼和大份沙拉。它们与吃剩的三文鱼以及柑橘大蒜调味酱（见第 218 页）很搭。

1/2 个中等大小的红洋葱，切成大块

3 根中等大小的胡萝卜，切成约 1.2 厘米厚的圆片

0.5 千克球芽甘蓝，切成两半

2 个小甜菜，去皮切碎

1 个小芜菁甘蓝，去皮切碎

2 汤匙特级初榨橄榄油或牛油果油

2 汤匙切碎的新鲜迷迭香

1/4 茶匙海盐

1. 将烤箱预热至 204℃。

2. 在一个大的不锈钢烤盘或玻璃烤盘中，将红洋葱、胡萝卜、球芽甘蓝、甜菜、芜菁甘蓝、油、迷迭香和海盐一起放入。将蔬菜平摊开，使它们成为一层。

3. 烤 25 分钟，或直到变软，立即食用。

## 大蒜炒青菜（适用于第 1 阶段和第 2 阶段）

**分量：4 人份**

这些美味的绿色蔬菜可以与烤三文鱼、烤羊肉或烤鸡一起作为午餐或晚餐，也可以搭配煎蛋作为早餐。可以根据自己的喜好来调味。我喜欢加点生苹果醋和海盐。

1 汤匙特级初榨橄榄油或初榨椰子油

1 把羽衣甘蓝，洗净切碎

1 把羽衣甘蓝叶，洗净切碎

1 把瑞士甜菜，洗净切碎

4 ～ 6 瓣大蒜，拍碎

1/4 ～ 1/2 杯水


可选的调味料：

糙米醋

椰子醋

乌梅醋

鲜榨柠檬汁

椰子生抽

不含小麦的酱油

海盐

烤芝麻

生苹果醋

在一个 6 ～ 8 升的锅中用中火把油加热。加入羽衣甘蓝、羽衣甘蓝叶、瑞士甜菜和大蒜，炒几分钟。加入水，盖上盖子，煮 3 ～ 5 分钟，或者直到菜变软。根据个人喜好添加调味料。

## 烤红薯条（适用于第 1 阶段和第 2 阶段）

**分量：4 人份**

如果你想要一顿完美的工作日晚餐，那就把这些美味的烤红薯条和一些用生菜叶子包裹的草饲牛肉汉堡一起端上餐桌，再加上几勺泡菜（见 227 页）。我更喜欢用白肉红薯做这道菜，而不是用橙肉红薯；白肉红薯的水分更少，吃起来更像薯条。

1 千克白肉红薯，去皮

1/2 茶匙现磨黑胡椒粉

1/2 茶匙姜黄粉

1/2 茶匙大蒜粉

1/2 茶匙海盐

3 ～ 4 汤匙特级初榨橄榄油或牛油果油

1. 将烤箱预热至 204℃。

2. 把红薯切成厚 1.2 厘米、长 10 厘米的长条，放在一个大的不锈钢烤盘上。在一个小碗中，将黑胡椒粉、姜黄粉、大蒜粉和海盐混合在一起，然后均匀地撒在红薯上。加入橄榄油，搅拌均匀。

3. 烤 25 ～ 30 分钟，或者烤到变软。立即食用。

## 春季排毒沙拉（适用于第 1 阶段和第 2 阶段）

**分量：4 人份**

这是我每周最常用的沙拉。我在周末做好，并把它放在冰箱里，这样我就可以把它作为接下来整个星期的基础沙拉。上面放一些剩菜，比如烤三文鱼或烤鸡，再加入一些切碎的牛油果和核桃，就变成了一份更美味的沙拉。把你最喜欢的调料倒进一个小罐子里，然后在吃沙拉之前浇上。我喜欢用树莓柠檬醋汁（见第 217 页），但本章中的任何一种调料都是很美味的。

6 杯混合有机绿色嫩叶蔬菜

2 杯芝麻菜

1 杯切碎的蒲公英嫩叶

1 根小萝卜，切碎

0.5 千克甜豌豆，切碎

1 杯豌豆苗

1/2 杯切碎的新鲜细香葱

在一个大碗中，将绿色嫩叶蔬菜、芝麻菜、蒲公英嫩叶、小萝卜、甜豌豆、豌豆苗和细香葱混合在一起，配上你最喜欢的调料。将剩余的沙拉放在一个盖得不那么严密的容器中，可在冰箱里存放 5 天。

## 温热的藜麦甘蓝鸡肉沙拉（适用于第 1 阶段）

**分量：4 人份**

你可以把这个沙拉装在保温瓶里当午餐。藜麦起源于南美洲安第斯山脉，是一种古老的类谷物——一种与菠菜和甜菜有关的种子。你可以在当地的健康食品店买到。

1½ 杯干藜麦

2½ 杯水或鸡汤

3 汤匙特级初榨橄榄油

1 杯切碎的洋葱

1/2 茶匙海盐

2 ~ 3 茶匙温和的咖喱粉

4 杯切碎的羽衣甘蓝

2 ~ 3 杯煮熟、切碎的鸡肉

1/4 杯葡萄干（见本页备注）

1 ~ 2 汤匙鲜榨柠檬汁

1. 用细网过滤器在温水中将干藜麦洗净，放入一个 2 升不锈钢锅中，加入水或鸡汤，加少许海盐。盖上盖子煮开，然后把火调小，再煮 20 分钟。

2. 在一个 6 升的锅中用中火把橄榄油加热。加入洋葱和海盐，煎 7 分钟，或者直到变软，加入咖喱粉，然后加入煮熟的藜麦、羽衣甘蓝、煮熟的鸡肉、葡萄干和柠檬汁。搅拌均匀，煮几分钟，或者直到洋葱、羽衣甘蓝变软，品尝并按需调整盐和调味料用量。

备注：如果 FODMAP 食物对你的消化没有影响，那就加入葡萄干；否则不要加。

# <u>沙拉酱</u>

## 奶油橙子生姜调味酱（适用于第 1 阶段）

**分量：约 1½ 杯**

这款奶油橙子生姜调味酱可以用来搭配各种沙拉。我喜欢用它来拌切碎的卷心菜、大葱和绿豆芽。

1 个中等大小的橙子，去皮去核

2 ~ 3 茶匙切碎的新鲜生姜

1/4 杯奶油杏仁黄油

3 汤匙有机糙米醋

1 茶匙生蜂蜜

1/4 茶匙海盐

6 汤匙特级初榨橄榄油

在搅拌机中加入橙子、生姜、奶油杏仁黄油、糙米醋、生蜂蜜和海盐，高速搅拌混匀。将搅拌机切换至低速运转，慢慢加入橄榄油。倒入一个玻璃瓶中，在冰箱里可以存放 10 天。

## 树莓柠檬醋汁（适用于第 1 阶段和第 2 阶段）

**分量：约 3/4 杯**

这款醋汁调料很适合用来做鸡肉腌料，也非常适合作为藜麦蔬菜沙拉或任何蔬菜沙拉的调料。

6 汤匙特级初榨橄榄油

1/4 杯捣碎的树莓

2 汤匙鲜榨柠檬汁

2 汤匙香槟醋

1 茶匙生蜂蜜

1/4 茶匙海盐

在一个玻璃罐中，加入橄榄油、树莓、柠檬汁、香槟醋、生蜂蜜和海盐，混合。用盖子盖紧，摇匀。在冰箱中可以存放 10 天。食用前把罐子放在盛有热水的盘子中升温，摇匀后倒出。

## 柑橘大蒜调味酱（适用于第 1 阶段和第 2 阶段）

**分量：约 1 杯**

这是一款富含维生素 C 的调味酱，和芝麻菜等辛辣的绿色蔬菜很搭。

6 汤匙特级初榨橄榄油

1/4 杯鲜榨橙汁

2 汤匙鲜榨柠檬汁

2 汤匙鲜榨青柠汁

1 瓣大蒜，拍碎

2 茶匙磨碎的橙子皮

1/2 茶匙磨碎的柠檬皮

1/2 茶匙磨碎的青柠皮

1/2 茶匙海盐

在一个玻璃罐中，加入橄榄油、柑橘类果汁、大蒜、柑橘类果皮和海盐，混合。用盖子盖紧，摇匀。在冰箱中可以存放 10 天。食用前把罐子放在盛有热水的盘子中升温，摇匀后倒出。

小贴士：在榨果汁之前，先用微型磨碎机把柑橘类果皮磨成细碎。

## 奶油辣椒青柠调味酱（适用于第 1 阶段）

**分量：约 1 杯**

这款调味酱可以用来搭配生菜、牛油果、黑豆和烤南瓜子沙拉。我还喜欢用它来拌卷心菜丝，比如辣椒卷心菜沙拉（见第 212 页）。

1/2 杯生腰果

1/2 杯水

1 ~ 2 汤匙鲜榨青柠汁

1/4 杯特级初榨橄榄油

1 瓣大蒜，去皮

1/4 ~ 1/2 茶匙干辣椒粉

1/2 ~ 1 茶匙海盐

一小把新鲜的欧芹或香菜

1. 在强力搅拌机中，加入生腰果、水、青柠汁、橄榄油、大蒜、干辣椒粉和海盐，搅拌混匀。再加入欧芹或香菜，低速搅拌，直至搅碎混匀。如果你没有强力搅拌机，那么把腰果放在一个小碗里浸泡约 3 小时，然后把水沥干，用普通搅拌机按照上述步骤操作。

2. 倒入一个玻璃罐中，即可食用。也可放进冰箱，可以保存 1 周。

# 主菜

## 烤鸡（适用于第 1 阶段和第 2 阶段）

**分量:** 4 人份

你可以在周末准备这个基本的食谱，这样就可以提前把鸡肉做好放在冰箱里，在接下来的一周里用来做快餐和沙拉。煮熟的鸡肉可以用来做主菜或放在沙拉上，也可以用来做温热的藜麦甘蓝鸡肉沙拉（见第 216 页）、鸡肉南瓜韭菜汤（见第 207 页）和鸡肉沙拉生菜卷（见第 219 页）。

1 整只有机鸡（1.4 ~ 1.8 千克），分成几块

2 ~ 3 汤匙特级初榨橄榄油

1/4 ~ 1/2 茶匙海盐

1/4 茶匙大蒜粉

现磨黑胡椒粉

1. 将烤箱预热至 191℃。把鸡块放在一个尺寸为 33 厘米 × 23 厘米的玻璃烤盘上。倒上少许橄榄油，然后均匀撒上海盐、大蒜粉和少许黑胡椒粉。

2. 不加盖烤制 60 分钟，或直到最厚的部分温度达到 77℃，并且油汁都被吸收掉。煮熟的鸡肉可以放在有盖的玻璃容器中，在冰箱里存放长达 1 周。根据需要在制作其他食谱时使用。留好骨头和鸡皮，在制作第 207 页的慢炖煲鸡汤时可以用。

## 鸡肉沙拉生菜卷（适用于第 1 阶段和第 2 阶段）

**分量:** 2 人份

对于这个食谱中的鸡肉，我喜欢用之前烤制整只有机鸡时剩下的鸡胸肉。泡菜一定要使用天然发酵的，这样的泡菜只含有很少的成分：黄瓜、腌制香料、盐和水——不含醋！

Bubbies 是我们喜欢用的泡菜品牌。我们也强烈推荐 Primal kitchen【品牌】的

蛋黄酱。

1¹/₂ 杯煮熟、切碎的鸡胸肉

1/2 杯切碎的芹菜

1/2 杯切碎的泡菜

1/4 杯切碎的胡萝卜

1/4 杯切碎的新鲜欧芹

1 ~ 2 根大葱，切成薄片

1/4 杯蛋黄酱

海盐和现磨黑胡椒粉

生菜叶子，洗净并晾干

在一个大碗中，加入鸡胸肉、芹菜、泡菜、胡萝卜、欧芹、葱和蛋黄酱，拌匀，用海盐和黑胡椒粉调味。将 1 勺鸡肉沙拉放在生菜叶子上即可食用。剩余的沙拉在冰箱里可以储存 3 天。

## 慢炖叉烧鸡（适用于第 1 阶段）

### 分量：6 人份

在早上上班之前，你可以用很短的时间准备上这个食谱。当你下班回到家，烤一些红薯，拌一份沙拉——你会吃到一顿营养丰富的美餐。我喜欢把鸡肉舀进红薯里吃。

1 个小洋葱，切成薄片

200 毫升番茄酱（约 3/4 杯）

1 杯水

2 汤匙生蜂蜜或纯枫糖浆

2 汤匙生苹果醋

2 ~ 3 茶匙黑糖蜜

2 ~ 3 瓣大蒜，拍碎

1 汤匙烟熏辣椒粉

1/2 茶匙干辣椒粉

1 ~ 2 茶匙海盐

1.4 千克鸡胸肉，去骨、去皮

在一个 4 升的慢炖锅中，加入洋葱、番茄酱、水、生蜂蜜（或者纯枫糖浆）、苹果醋、黑糖蜜、大蒜、烟熏辣椒粉、干辣椒粉和海盐，混合拌匀，再加入鸡胸肉。盖上盖子，小火煮 8 小时。用 2 把叉子，轻轻地把鸡肉撕成丝，继续把鸡丝煮 30 分钟。与烤红薯一起食用。剩下的叉烧鸡可以放在小容器里冷冻，以备日后食用，可以冷藏储存 5 天。

## 椰丝裹鱼棒（适用于第 1 阶段和第 2 阶段）

**分量：4 ~ 6 人份**

这款鱼棒可以与本书中提到的沙拉和烤红薯一起食用。当你在市场上买鱼的时候，让鱼贩把鱼皮去掉。

Herbamare【品牌】是一种由新鲜的香草和蔬菜与天然海盐混合而成的有机调味品。

0.7 ~ 0.9 千克大比目鱼，去皮

1/2 杯竹芋粉

4 ~ 6 汤匙水

1 茶匙 Herbamare 或海盐

1/2 茶匙现磨黑胡椒粉

1 茶匙干百里香

2 杯不加糖的椰丝

3 ~ 4 汤匙椰子油

1. 冲洗大比目鱼，然后切成长 1.3 厘米、宽 7.5 厘米的"棍棒"状。

2. 在一个碗中，加入竹芋粉、水、Herbamare（或者海盐）、黑胡椒粉和干百里香，搅拌，把椰丝放在另一个碗里。

3. 用中高火加热一个直径为 30 厘米的平底锅。在锅加热时，将鱼棒浸入竹芋混合物中，涂抹均匀。然后把鱼棒浸在椰丝里，用手把椰丝均匀地压在鱼表面。

4. 在热锅里加入 2 汤匙椰子油（当油迅速散开时，就说明平底锅够热了）。将鱼棒分批加入，以免过度拥挤。每煎 4 ~ 6 分钟，用钳子翻动一次，或者直到鱼很容易被剥落。时间可能因鱼棒的厚度而异。当鱼棒从锅中取出后，余温会继续加热鱼棒。用叉子把最厚的部分分开，以检查是否煎熟。把剩余的油按需加入煎锅中，将剩余的鱼棒煎熟。

## 意大利肉丸和意大利南瓜面条（适用于第1阶段和第2阶段）

**分量：6人份**

在这个食谱中一定要使用优质的自制高汤，因为在大多数商店购买的牛肉高汤——甚至是有机品牌——都使用了焦糖色素，其中可能含有麸质。

**肉丸**

1千克有机碎牛肉

1杯磨碎的胡萝卜（紧紧包成一团的）

1/2杯切碎的葱

1/2杯切碎的新鲜欧芹

2个大的有机鸡蛋，搅拌均匀

1汤匙意大利调味料

1茶匙海盐

1/2茶匙现磨黑胡椒粉

1/2茶匙大蒜粉

2～3茶匙特级初榨橄榄油

**酱汁**

3杯慢炖煲鸡汤（见第207页）

3汤匙竹芋粉

1～2茶匙干百里香

海盐和现磨黑胡椒粉

1个中等大小的意大利南瓜（约1.5千克），纵向切成两半并去子

1. 将烤箱预热至204℃。

2. 制作肉丸。在一个大碗中，加入碎牛肉、胡萝卜、葱、欧芹、鸡蛋、意大利调味料、海盐、黑胡椒粉和大蒜粉，用手或大汤匙搅拌均匀。用沾了油的手将混合物制作成直径为5厘米的肉丸，放在2个盘子里。应该可以做出12～18个肉丸。

3. 用中火加热一个大铸铁平底锅。向平底锅中加入1～2茶匙橄榄油。分批煎肉丸，各面均匀加热，每次数分钟，然后把肉丸放到一个33厘米×23厘米的玻璃烤盘中（此时肉丸并没有全熟）。用剩余的油处理剩余的肉丸。

4. 准备调料。在一个大碗中，加入鸡汤、竹芋粉、干百里香、海盐和黑胡椒粉，搅拌均匀，尝一下味道。将酱汁倒入煎肉丸的热锅中，将锅放回炉子上，中火加热，

并搅拌至酱汁变清变稠。把酱汁倒在玻璃烤盘中的肉丸上，不盖盖子烤 40 ~ 45 分钟，或者直到肉色不再呈粉红色。

5. 将切好的意大利南瓜切面朝下，放在另一个玻璃烤盘里。在盘子底部加水，不盖盖子烤 45 ~ 50 分钟。意大利南瓜丝会呈面条状，用勺子舀出南瓜"面条"。把肉丸和酱汁浇在面条上。可以将剩下的肉丸、酱汁和南瓜放在容器中冷冻起来，供以后使用。

## 柠檬—姜汁三文鱼（适用于第 1 阶段和第 2 阶段）

**分量**：6 人份

购买三文鱼时，一定要购买野生的。养殖的三文鱼中通常含有大量的多氯联苯，这会增加患糖尿病、肥胖症和胰岛素抵抗的风险。这道菜可以与炒西葫芦、浇有柑橘大蒜调味酱（见第 218 页）的绿色蔬菜沙拉搭配食用。

1 千克野生三文鱼鱼片

3 汤匙鲜榨柠檬汁

1 汤匙生蜂蜜

1 汤匙烤芝麻油

1 汤匙竹芋粉

1 瓣大蒜，拍碎

1 ~ 2 茶匙磨碎的新鲜生姜

1/2 茶匙磨碎的柠檬皮

1/2 茶匙海盐

1. 将三文鱼鱼片洗净，把它们的皮面朝上放在一个小玻璃烤盘里。在一个小碗中，加入柠檬汁、生蜂蜜、烤芝麻油、竹芋粉、大蒜、生姜、柠檬皮和海盐，搅拌均匀，倒在三文鱼上。盖上盖子，在室温下腌 30 分钟，或冷藏腌 2 小时。把大部分腌料沥干，把三文鱼鱼片翻过来，让鱼皮朝下。

2. 将烤箱预热至 204℃。按鱼片厚度计算烤制时间，或者直到鱼片不再透明。像银三文鱼这样的薄鱼片可能需要 10 分钟，而帝王三文鱼这样的厚鱼片可能需要 20 分钟。从烤箱里拿出来后余温会继续加热鱼片，所以要小心不要烤过头。

## 红薯和无花果烤鸡（适用于第1阶段和第2阶段）

**分量：4～6人份**

当你往烤盘中加水的时候，添加1/2杯有机白葡萄酒，会别具一番风味。如果你没有用完所有的汤汁，请将其保存起来，可用于的自制慢炖煲鸡汤（见第207页）。在一大份蔬菜沙拉上浇上树莓柠檬醋汁（见第217页），来搭配这款烤鸡。

1整只有机鸡（1.6～1.8千克）

1.25千克红薯，去皮，切成大块（见本页备注）

1/2～1杯干的黑色无花果（见本页备注）

3汤匙特级初榨橄榄油，分开准备

1茶匙干百里香

1茶匙干马郁兰

1茶匙干迷迭香

1/2～1茶匙海盐

现磨黑胡椒粉

1/2杯切碎的洋葱

1杯水

1. 将烤箱预热至218℃。

2. 把鸡放在一个尺寸为33厘米×23厘米的玻璃烤盘中央。在一个碗中加入红薯、无花果和2汤匙橄榄油，混合均匀，然后倒在鸡的周围。将剩下的1汤匙橄榄油淋在鸡上，撒上干百里香、干马郁兰、干迷迭香、海盐和黑胡椒粉，为鸡肉和红薯调味。

3. 把切好的洋葱放进鸡的肚子里，在烤盘中加水。

4. 不盖盖子烤25分钟，然后将温度降至163℃烤1小时，或直到鸡胸中插入的温度计显示为82℃并且汤汁都被吸收完。静置10分钟后把鸡切开。

5. 把红薯和无花果拿出来放在一个碗里。在砧板上把鸡肉切成片。将烤盘里的汤汁倒入调味瓶里，用来加在肉和蔬菜中。

备注：如果FODMAP食物对你的消化没有影响，那就加入红薯和无花果；否则不要加。

# 健康的零食

## 非烹饪巧克力蛋挞（适用于第 1 阶段和第 2 阶段）

**分量：6 人份**

当你想吃点口感浓厚的、有奶油和巧克力味的东西时，这个甜点非常合适。

400 毫升有机椰奶

1 汤匙原味明胶粉

1/4 杯有机天然可可粉

2 ～ 3 汤匙纯枫糖浆

2 茶匙纯香草精

新鲜的有机树莓或草莓，用于装饰

1. 在搅拌机中，加入椰奶、明胶粉、可可粉、纯枫糖浆和纯香草精，搅拌混匀。然后在搅拌机中静置 5 分钟，使明胶变软。再次高速搅拌至少 1 分钟，或直到混合物光滑。

2. 倒入 6 个小模子或小碗中，冷藏至少 30 分钟使其凝固。用新鲜的浆果装饰。盖好未吃完的蛋挞，放在冰箱里储存 1 周。

## 筋道的香料饼干（适用于第 1 阶段）

**分量：10 ～ 12 块**

这款点心用油莎豆粉代替烘焙粉。油莎豆不含谷物或坚果成分，所以它是制作无麸质零食的完美原料。油莎豆粉是由抗性淀粉含量很高的小块茎制成的，这种抗性淀粉是一种可以供养肠道有益菌的益生元纤维。你可以在网上或当地的健康食品店买到这种面粉。

8 枚椰枣（紧密放在一起约 1/2 杯）

1/4 杯初榨椰子油

1 个大鸡蛋

1 茶匙纯香草精

1 杯油莎豆粉（紧实的）

1½ 茶匙肉桂粉

1/2 茶匙生姜

1/2 茶匙小苏打

1/4 茶匙海盐

1. 将烤箱预热至 177℃。在烤盘上铺上未漂白的羊皮纸。

2. 在装有标准 S 形刀片的食品加工机中，加入椰枣、椰子油、鸡蛋和纯香草精，加工至混合物非常光滑并呈泥状。加入油莎豆粉、肉桂粉、生姜、小苏打和海盐，再次混合均匀。

3. 用一个大汤匙把面团摊在烤盘上，你应该可以做出 10 ~ 12 块。用湿的手将每一块轻轻压平。

4. 烤 10 分钟，或者直到饼干边缘变酥脆。在烤盘上冷却 5 ~ 10 分钟，然后放到盘子里完全冷却。

## 巧克力杏仁条（适用于第 1 阶段）

**分量：约 20 条**

在开始第 1 阶段之前，做一些这种巧克力杏仁条，并储存在冰箱里。当你想吃糖或巧克力时，这种巧克力杏仁条可以满足你的欲望。与号称"无热量"的巧克力糖果不同的是，在这款零食中，杏仁可以提供健康的脂肪和蛋白质，杏干中的健康纤维可以滋养肠道有益菌，有机的苦中带甜的巧克力可以提供许多强效抗氧化剂。我认为这是一款非常棒的零食。如果你可以吃 FODMAP 食物，你在第 2 阶段也可以享用它。

1 杯生杏仁

1 杯杏干（不含硫的）

85 克有机苦中带甜的巧克力

2 汤匙初榨椰子油

2 汤匙生蜂蜜

1 茶匙生香草粉

少许海盐

1. 在一个尺寸为 23 厘米 ×13 厘米的玻璃面包锅上铺上未漂白的羊皮纸。

2. 将生杏仁放入装有标准 S 形刀片的食品加工机中粗磨，然后加入杏干，继续研磨直到两者都被磨细。

3. 在一个小平底锅里，用非常小的火融化巧克力和椰子油。将磨好的杏仁和杏干倒入食品加工机中，用硅胶刮刀刮下平底锅中所有的巧克力。在食品加工机中加入生蜂蜜、生香草粉和海盐，再加工一次，将各种原料混合均匀。

4.将混合均匀的原料转移到准备好的玻璃面包锅中，然后用力均匀地将其压入锅中。冷冻 1 小时，或者直到摸起来非常硬。从锅中将其取出，剥下羊皮纸，用一把锋利的大刀把它切成条状，放在不锈钢容器中，在冰箱里可以储存 6 个月。

小贴士：很多巧克力公司都是在加工麸质的设备上加工巧克力的。一定要从生产无麸质食品的公司购买苦中带甜的有机巧克力。

# 发酵食品

## 泡菜（适用于第 1 阶段和第 2 阶段）

**分量：1 升**

要制作这款泡菜，你需要一个有盖的宽口夸脱罐或者一个 1 升带有弹簧盖的罐子。

3 ~ 4 瓣大蒜，拍碎

1½ ~ 2 茶匙整个的黑胡椒

一把新鲜莳萝

1 杯切碎的胡萝卜

1 杯切碎的小萝卜

1 杯切碎的青豆

1 汤匙海盐

2 杯过滤水

1 片绿色卷心菜叶

1.把大蒜和黑胡椒放在罐子的底部，把莳萝放在上面。添加胡萝卜、小萝卜、青豆，随意放置，直到距离罐口约 2 厘米。

2.在一个小碗中，加入海盐和水，搅拌直至溶解。把盐水倒在罐子里的蔬菜上，直到把蔬菜完全浸没。把卷心菜的叶子折起来，并将其压向下面的蔬菜，顶在罐口下方。这将有助于让蔬菜浸泡在水中，这对于正确的发酵至关重要。你也可以选择使用玻璃重物压在上面。

3.盖紧罐子的盖子，放在远离阳光直射的地方。通常从第 2 天开始，气泡就开始形成了，从这时起每天让罐子"打嗝"。方法是轻轻拧开盖子（或把弹簧盖打开）

来释放气体，然后再拧上。发酵需要 5 ~ 10 天，这取决于你室内的温度。温度越高，发酵时间越短。5 天后检查蔬菜，它们应该又酸又脆。

4. 一旦蔬菜发酵到你喜欢的程度，把罐子放在冰箱里，可以储存 6 个月。它们会在冰箱里继续发酵，但速度要慢得多。

## 自制德国酸菜（适用于第 1 阶段和第 2 阶段）

**分量：1 升**

自己制作德国酸菜非常简单。准备一个宽口的夸脱梅森罐、一个木制酸菜杵、卷心菜和一些好的海盐。你可能想要做 2 ~ 3 份——酸菜发酵后，可以在冰箱里储存很长一段时间。在准备这款酸菜时，保证卷心菜和盐的比例适当很重要。如果想做 2 份，准备 2.25 千克卷心菜和 3 汤匙海盐。

1.125 千克卷心菜

1½ 汤匙海盐

1. 剥下卷心菜最外面的 2 片叶子，留下其中 1 片备用。把卷心菜底部的"疙瘩"切下来扔掉，然后把卷心菜切片。使用装有切片刀的食品加工机可以快速轻松地将卷心菜切片。如果你没有食品加工机，也可用一把锋利的刀把卷心菜切成薄片。

2. 把切好的卷心菜放在一个大碗里，撒上海盐，搅拌均匀，然后静置 10 分钟。用木制酸菜杵敲打卷心菜 5 ~ 10 分钟，或者直到汁液流出。用洗净的手把卷心菜放一个宽口的罐子里，用酸菜杵将卷心菜压下去，这样就不会有气泡了。把卷心菜压下去，使汁液升到罐子的顶部。如果汁液不足以完全覆盖卷心菜，将 1/2 杯纯净水和 1/2 茶匙海盐混合搅拌，淋在卷心菜上。将之前留下的卷心菜叶子压向卷心菜。拧上盖子，把罐子放在毛巾上或盘子里，这样可以接住漏出来的汁液。

3. 把罐子放在厨房的柜台上，远离阳光直射。让它发酵 5 ~ 10 天，然后放入冰箱，这样可以储存 6 个月。

## 椰子樱桃益生菌苏打水（适用于第 1 阶段和第 2 阶段）

**分量：3¾ 杯**

这款苏打水能很好地让你在享用美味的饮料时获得肠道益生菌。孩子们都喜欢！如果你在当地的健康食品店里找不到 Body Ecology 牌开菲尔发酵剂，你可以从 bodyecology.com 网站上在线订购。

3 杯椰子汁

3/4 杯有机酸樱桃汁

1 包 Body Ecology 牌开菲尔发酵剂

1. 在一个小平底锅中，用小火将椰子汁和酸樱桃汁加热至接近 33℃。如果温度再升高一点，发酵剂里的细菌就会死亡。液体摸起来应该是温的——不要太凉或太热。把它倒进一个玻璃夸脱罐子里，加入开菲尔发酵剂，拧紧瓶盖，轻轻摇匀。

2. 把罐子放在厨房中较温暖的地方，温度最好大约为 21℃，发酵 24 ~ 48 小时。它在温暖的厨房里发酵得更快，但在凉爽的厨房里发酵时间可能会超过 48 小时。当饮料变得不那么甜且有一点起泡的时候，就做好了。如果你想要一杯充满泡沫的"苏打水"，你可以把它倒进一个带弹簧盖的罐子里，让它在你的橱柜上多放一两天。打开盖子时要小心，因为发酵气体会使压力增加。

# 饮食方案示例

现在为你提供针对转变方案两个阶段的健康食品选择，为期 1 周。你可以将这个饮食方案作为第 1 周的模板，然后根据个人喜好和个人对食物的敏感性进行调整。此外，建议在你的日常生活中添加发酵食品。

## 第 1 阶段饮食方案

无麸质、无乳制品、无糖饮食。多吃天然的有机食品和发酵食品来补充你的微生物群落。

第 1 天

**早餐**：1 片烤无麸质三明治面包（见第 203 页），配 1/2 个捣碎的牛油果、1 把芝麻菜、1 个水煮有机鸡蛋和现磨黑胡椒粉

**午餐**：1 碗丰盛的绿色蔬菜豆子汤（见第 209 页）

**晚餐**：用生菜叶子包裹的牛肉汉堡，配烤红薯条（见第 215 页）和自然发酵的泡菜

**零食**：非烹饪巧克力蛋挞（见第 225 页）和时令有机浆果

第 2 天

**早餐**：早餐玉米卷（1 个加热的无麸质有机玉米饼、无麸质有机炸豆泥、莎莎酱、牛油果和炒有机鸡蛋）

**午餐**：用有机混合绿色嫩叶蔬菜、胡萝卜丁、葱、煮熟的藜麦和剩余的熟鸡肉或三文鱼制成的大份沙拉；配上一份沙拉酱（见第 217—219 页）

**晚餐**：慢炖叉烧鸡（见第 220 页），烤红薯，德国酸菜

**零食**：肠道修复奶昔（见第 201 页）

第 3 天

**早餐**：2 片烤无麸质三明治面包（见第 203 页），淋上有机花生酱或杏仁黄油，外加 1 根香蕉

**午餐**：温热的藜麦甘蓝鸡肉沙拉（见第 216 页）

**晚餐**：牛排或剩余的慢炖叉烧鸡，烤土豆，蒸西蓝花，泡菜（见第 227 页）

**零食**：超级抗氧化绿色奶昔（见第 202 页）

第 4 天

**早餐**：烤土豆和羽衣甘蓝早餐蔬菜丁（见第 206 页）

**午餐**：用有机混合绿色嫩叶蔬菜、胡萝卜丁、葱、欧芹、剩余的牛排、煮熟的青豆、有机熟食火鸡片制成的大份沙拉；配上一份沙拉酱（见第 217—219 页）

**晚餐**：柠檬—姜汁三文鱼（见第 223 页），有机白米饭或糙米饭，茴香卷心菜沙拉（见第 212 页）

**零食**：时令水果和椰子樱桃益生菌苏打水（见第 228 页）

第 5 天

**早餐**：肠道修复奶昔（见第 201 页）和 1 个水煮有机鸡蛋

**午餐**：用有机混合绿色嫩叶蔬菜、剩余的茴香卷心菜沙拉、剩余的熟三文鱼和 1 勺剩余的米饭制成的大份沙拉；配上柑橘大蒜调味酱（见第 218 页）

**晚餐**：鸡肉沙拉生菜卷（见第 219 页），肉桂烤得力卡特南瓜（见第 211 页），泡菜

**零食**：芹菜杆配有机花生酱或杏仁黄油

第 6 天

**早餐**：意式绿色蔬菜烘蛋饼（第 204 页）

**午餐**：用 2 片无麸质三明治面包（见第 203 页）、有机火鸡片、牛油果、切成薄片的红洋葱、蛋黄酱或芥末制成的三明治；配上 1 勺自制德国酸菜（见第 228 页）或自然发酵的泡菜

**晚餐**：泰式椰子鱼汤（见第 210 页），有机白印度香米饭，柠檬咖喱烤菜花（见第 213 页）

**零食**：巧克力杏仁条（见第 226 页）

第 7 天

　　**早餐**：热藜麦片粥，淋上新鲜或冷冻的蓝莓、椰奶和碎杏仁

　　**午餐**：剩余的泰式椰子鱼汤，加上春季排毒沙拉（见第 215 页）

　　**晚餐**：糙米意面配上牛肉番茄意面酱，再加上大份的绿色蔬菜沙拉

　　**零食**：时令水果和椰子樱桃益生菌苏打水（见第 228 页）

# 第 2 阶段饮食方案

　　无麸质、无乳制品、无糖、无茄属植物蔬菜饮食。多吃天然的有机食品和发酵食品来补充你的微生物群落。

第 1 天

　　**早餐**：超级抗氧化绿色奶昔（见第 202 页）和新鲜水果

　　**午餐**：鸡肉南瓜韭菜汤（见第 207 页）

　　**晚餐**：牛排，烤冬南瓜，自制德国酸菜（见第 228 页）

　　**零食**：鹰嘴豆泥和芹菜杆

第 2 天

　　**早餐**：意大利鸡肉早餐香肠肉饼（见第 205 页）和泡菜（见第 227 页）

　　**午餐**：用有机混合绿色嫩叶蔬菜、培根和黄瓜丁做成的大份绿色蔬菜沙拉；配上第 2 阶段可选的沙拉酱（见第 217—219 页）

　　**晚餐**：奶油胡萝卜茴香汤（见第 208 页）和大蒜炒青菜（见第 214 页）

　　**零食**：鹰嘴豆泥搭配胡萝卜片和黄瓜片

第 3 天

　　**早餐**：1 片烤无麸质三明治面包（见第 203 页）和泡菜（见第 227 页）

　　**午餐**：剩余的奶油胡萝卜茴香汤，半个牛油果，配上泡菜（见第 227 页）

　　**晚餐**：牛肉炖蘑菇（见第 209 页）和绿色蔬菜沙拉

　　**零食**：新鲜浆果和椰子樱桃益生菌苏打水（见第 228 页）

第 4 天

　　**早餐**：肠道修复奶昔（见第 201 页）

　　**午餐**：剩余的牛肉炖蘑菇和椰子樱桃益生菌苏打水

**晚餐：**烤三文鱼，烤红薯，大份绿色蔬菜沙拉

**零食：**非烹饪巧克力蛋挞（见第 225 页）

第 5 天

**早餐：**意大利鸡肉早餐香肠肉饼（见第 205 页）和泡菜（见第 227 页）

**午餐：**用有机混合绿色嫩叶蔬菜、切成小块的苹果、剩余的烤红薯制成的大份沙拉；配上一份第 2 阶段可选的沙拉酱（见第 217—219 页）

**晚餐：**低汞金枪鱼沙拉，2 片无麸质三明治面包（见第 203 页），大蒜炒青菜（见第 214 页）

**零食：**超级抗氧化绿色奶昔（见第 202 页）

第 6 天

**早餐：**用苹果、蓝莓和 1 个有机香蕉做成的新鲜水果沙拉

**午餐：**春季排毒沙拉（见第 215 页），培根，泡菜

**晚餐：**牛肉炖蘑菇（见第 209 页）

**零食：**芹菜杆和鹰嘴豆泥

第 7 天

**早餐：**超级抗氧化绿色奶昔（见第 202 页）

**午餐：**用混合有机绿色嫩叶蔬菜、切碎的紫甘蓝、葱、黄瓜、切成小块的新鲜芒果或苹果制成的大份绿色蔬菜沙拉；配上第 2 阶段可选的沙拉酱（见第 217—219 页）

**晚餐：**用生菜叶包裹的草饲牛肉汉堡，佐以迷迭香烤秋菜（见第 213 页）或烤冬南瓜；搭配椰子樱桃益生菌苏打水（见第 228 页）

**零食：**非烹饪巧克力蛋挞（见第 225 页）和 1 根有机香蕉

## 转变方案购物清单（适用于第 1 阶段和第 2 阶段）

| | |
|---|---|
| Body Ecology 牌开菲尔发酵剂 | Herbamare 调味品 |
| L- 谷氨酰胺粉 | 油莎豆粉 |
| 白菜 | 白豆 |
| 白米或糙米 | 白印度香米 |
| 百里香（干） | 比目鱼 |
| 菠菜 | 菠萝 |
| 菜花 | 糙米醋 |

糙米粉 糙米意面

糙米玉米饼（无麸质） 草饲牛肉

橙子 葱

大蒜 大蒜粉

蛋黄酱 得力卡特南瓜

德国酸菜 冬南瓜

炖牛肉（有机） 发酵粉（无麸质）

番茄酱 枫糖浆

海盐 黑胡椒（整个）

黑胡椒粉 红辣椒

红葡萄酒 红薯

红甜椒 胡萝卜

花生酱 黄瓜

茴香 茴香籽

活性干酵母 鸡（整个，有机）

鸡大腿（去骨，去皮） 鸡蛋

鸡肝 鸡汤

鸡胸肉（去骨，去皮） 姜黄

酱油（无小麦） 芥末

韭菜 卷心菜

咖喱粉 苦中带甜的巧克力（有机）

干辣椒粉 蓝莓

藜麦 罗勒

罗马番茄 绿色卷心菜

马铃薯淀粉 马郁兰（干）

蔓越莓（冷冻） 迷迭香

原味明胶粉 蘑菇

木薯粉 南瓜子

嫩叶蔬菜（有机、混合） 柠檬

牛骨汤（有机） 牛排

牛油果 牛油果油

| | |
|---|---|
| 牛至（干） | 欧芹 |
| 泡菜 | 泡菜（自然发酵） |
| 苹果 | 蒲公英嫩叶 |
| 芹菜 | 青豆 |
| 球芽甘蓝 | 全车前子壳 |
| 热藜麦片 | 肉桂 |
| 瑞士甜菜 | 三文鱼 |
| 莎莎酱 | 生菜 |
| 生蜂蜜 | 生姜（新鲜，磨碎） |
| 生可可粉 | 生苹果醋 |
| 生香草粉 | 莳萝 |
| 熟食火鸡片（有机） | 鼠尾草 |
| 树莓 | 青柠 |
| 酸樱桃汁 | 泰式辣椒 |
| 糖蜜 | 特级初榨橄榄油 |
| 甜菜 | 甜豌豆 |
| 土豆 | 豌豆苗 |
| 乌梅醋 | 无花果 |
| 芜菁甘蓝 | 西蓝花 |
| 细香葱 | 香槟醋 |
| 香菜 | 香草精（纯） |
| 香蕉 | 小萝卜 |
| 小蘑菇 | 小葡萄干 |
| 小苏打 | 杏仁 |
| 杏仁粉 | 杏仁黄油 |
| 杏干 | 亚麻籽（磨碎） |
| 洋葱 | 生腰果 |
| 椰奶 | 椰枣 |
| 椰子 | 椰子（不加糖，切丝） |
| 椰子醋 | 椰子粉 |
| 椰子酱油 | 椰子油 |

椰子汁

意大利调味料

鹰嘴豆泥（无麸质）

鱼油

羽衣甘蓝

月桂叶

芝麻菜

芝麻子

紫甘蓝

意面酱（有机，无麸质）

意大利南瓜

鱼酱（无糖，无麸质）

羽衣甘蓝叶

玉米饼（有机，无麸质）

炸豆泥（有机，无麸质）

芝麻油（烤制）

竹芋粉

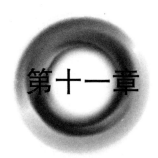

# 第十一章

# 第7周及以后：

## 一生健康

到第7周，你感觉上可能会有很大改善，并且你知道你已经在正确的轨道上坚定地走向健康了。经过整整6周的无麸质、无乳制品、无糖饮食之后，你不再那么胖，也不再那么累了。你可能会注意到你的皮肤已经变好了一些，水肿也减轻了。这些迹象都表明你体内的炎症反应正在消退，你的免疫系统正在恢复正常。

如果是这样，你现在可以进入转变方案的维持阶段。此时你可以通过每次重新引入一种食物（你一直在避免吃的食物）来增加你的食物种类，并确定你的身体对该种食物的反应。在第2阶段里你应避免的那些食物，现在你可以慢慢加回来，但仍要远离麸质、乳制品和糖。

## 如何将食物重新引入你的饮食中

重新尝试你一直在避免的食物，目的是继续尽可能多地食用那些你喜欢的且经验证没有问题的食物。从每次重新引入一种食物开始，建议从茄属植物蔬菜开始，直到重新引入所有你喜欢的食物。例如，第1天，在一餐中加入1个番茄。第2天，吃2次番茄，然后第3天吃3次。

重新引入食物需要耐心，所以以慢慢来。这个过程可能需要几个星期，因为我们一次只能重新尝试一种食物。食物引起的反应在任何时候都可以发生，从刚刚吃下到进食后的 72 小时内。例如，如果你在重新引入番茄的 3 天内没有发生任何不适，就说明番茄对于你很可能是安全的。当然，如果任何食物引起了任何症状，这表明你的身体发出了一个明确的信息，那就是你对这种食物很敏感。使用 238—239 页的图表来记住你对哪些食物敏感，以便将来你可以继续避免它们。

许多人会出现新的症状，或者之前的某些症状变得更严重了。如果你也是这样，不要担心：这是完全正常的。当你清除身体某一部位的炎症时，就会同时使位于其他部位但程度较轻的症状暴露出来。这是你变得更强壮、更健康的信号。此时你的身体可以更快地识别毒素，并向你发出更清晰的信息。

当你慢慢地重新引入过去 3 周内所避免的食物时，你可以清楚地看到这些食物是否真的会引发生理或心理上的反应。如果重新引入某种食物后出现了症状，那么你可以再次进行第四章中的临床症状测试，从而重新判断你在自身免疫性疾病发展谱中的位置及你的薄弱环节。通常会表现出以下几个方面的变化。


- 肠道功能
- 思维的清晰度
- 能量水平
- 头痛
- 关节或肌肉酸痛
- 肾脏、膀胱、皮肤功能
- 鼻塞和胸闷

在第 4 天，重新引入另一种茄属植物蔬菜（也许是白土豆），用同样的方式尝试 3 天。没有反应？在第 7 天用同样的方法继续吃另一种食物，以此类推。一旦茄属植物蔬菜被全部重新添加，再转向有机无麸质谷物，重复这个过程，直到把在第 2 阶段中应避免的食物都尝试一遍。

接下来，试着再加一点糖，但前提是你愿意——重新引入某种食物并不是强制性的。你应该少吃甜品，这样你就可以尽可能地远离有毒的糖。由于我们一生中摄入的糖分过多，与糖类相关的糖尿病是当今最紧迫的健康问题 [1]。值得注意的是，在全世界 3.86 亿的糖尿病患者中，有超过 46% 的人尚未确诊。这个惊人的数字表明，有时我们对糖尿病的"感觉"还不足以严重到让我们去看医生。出于这个原因，我建议至少 6 个月后再重新引入精制糖。这将使你的血糖调节代谢途径对于偶尔接触到的糖有更强的耐受性。

当你认为你可以耐受一点糖的时候，你就可以重新引入酒精饮料。我建议我的患者从天然的无麸质饮料开始尝试，例如，龙舌兰酒、用苹果制成的无麸质苹果酒。如果在只喝了 1 杯无麸质饮料后，第 2 天早上起床时你就感觉昏昏沉沉，这可能说明现在就开始摄入哪怕是一点点糖分略高的东西都为时过早。如果是这样的话，请再等 3 周再试一次。

我建议你最后尝试乳制品。乳制品是一种非常常见的诱发因素，如果你对其产生反应，可能会让你的健康状况发生倒退。由于乳制品中的蛋白质分子大小是人乳的 8 倍，所以乳制品会引起许多不同的反应，如分泌过多的黏液。患有复发性耳部感染的儿童或患有慢性鼻窦炎的成人，会出现这样的情况：头部变成了一个充满黏液的人体培养皿。细菌在这种营养丰富、黑暗的、没有免疫系统的环境中茁壮成长。积聚的黏液中没有血液流经，因此没有白细胞可以进入杀死细菌。

# 重新引入食物的延迟反应表

姓名：＿＿＿＿＿＿＿＿＿＿＿＿＿＿＿＿＿＿＿＿＿＿

| 日期 | 食物 | | 肠道功能 | 思维的清晰度 | 能量水平 | 头痛 |
| --- | --- | --- | --- | --- | --- | --- |
| | 添加时间 | 食物名称 | | | | |
| | | | | | | |
| | | | | | | |
| | | | | | | |
| | | | | | | |
| | | | | | | |
| | | | | | | |
| | | | | | | |
| | | | | | | |
| | | | | | | |
| | | | | | | |
| | | | | | | |

| 日期 | 食物 | | 肠道功能 | 思维的清晰度 | 能量水平 | 头痛 |
|---|---|---|---|---|---|---|
| | 添加时间 | 食物名称 | | | | |
| | | | | | | |
| | | | | | | |
| | | | | | | |
| | | | | | | |
| | | | | | | |

# 排除饮食法面临的困境

在我职业生涯的大部分时间里，将食物重新引入到饮食中一直是我遇到的难题。重新引入食物的标准方法是：每次重新引入一种食物，然后注意你的感觉。这又被称为排除饮食法。从表面上看，这个逻辑是合理的。问题是，你身处自身免疫性疾病发展谱很多年，却可能没有明显的症状。例如，当我们体内的抗大脑抗体升高时，我们就无法"感觉"到体内的炎症，直到足够多的脑细胞受损，我们才会出现症状。如果你已经排除了那些有害的食物，并且摄取了可以修复肠道、平衡微生物群落的营养，你的身体就会像一辆精心调整过的跑车一样。当你把可疑的食物重新引入饮食中时，如果这种食物对你来说是敏感的，并且如果你很幸运的话，不论你的健康链条中薄弱的环节在哪里，你都可能会出现明显的症状。虽然这种方法对一部分人来说很有效，但从来没有人研究过有多少人在重新引入食物时没有出现症状，但他们体内的自身免疫反应实际上再次被激活了，抗体水平再次升高。这就是重新添加食物时存在的难题：除非你尝试这些食物，否则你永远不知道它们是否会影响你。然而，如果你吃了这些食物并且产生了问题，症状却可能在很长一段时间内都不会表现出来。

我所知道的唯一能长期保护你的策略是一个双管齐下的方法：第一，遵循排除饮食法，就像我刚才所说的那样，每次重新引入一种食物；第二，6个月后，如果你已经完成了食物的重新引入，并且感觉很好，那么再做一次血液检测以确定最主要的问题。如果检测结果提示抗体水平升高，那么就有证据表明，不管你"感觉如何"，组织损伤又开始了。通过我的这两步方法，就可以更好地确保不会在无意中重新激活免疫级联反应。

请记住，自身免疫性疾病发展的三要素是遗传易感性、环境诱因和肠道通透性增加。我们在重新引入食物的阶段检测了许多环境诱发因素——不仅仅是麸质。任何导致你产生不良反应的食物都会引起肠道通透性增加，不管你是否出现症状[2]。

# 在餐馆如何吃饭

由于我经常出差，所以经常需要在餐馆里吃饭——我不喜欢这样：我知道我在家准备的食物更安全，在外就餐充满了危险。大多情况下，餐饮服务人员，如服务员、餐厅经理，甚至是厨师，并不能很好地帮助客人应对食物敏感问题。但是多亏了辅助性消化酶的支持，我才没有那么紧张。

在餐馆工作的人通常是服务型的，他们希望为顾客提供愉快的就餐体验。但遗憾的是，他们中的许多人并不知道无意暴露的危险性。最重要的是，一般来说，人们都很善良：他们不想跟服务员争吵，不想给别人添麻烦。但我很明白，保证健康胜过保持礼貌。

我强烈呼吁，每当你在餐厅就餐时，你应该表达你的具体需求，然后让服务员满足这些需求。不要害怕夸张：你需要引起别人的注意。在餐馆里，我会直视服务员的眼睛，并用友好但直接的语气说："你好，我希望你能帮助我。我对麸质过敏，你能帮我确保我们桌上所有的食物都是无麸质的吗？"

大多数情况下，一个好的服务员会理解你的担心，并确保你桌上的食物对你来说都是安全的。我还发现，当你让服务员有参与感时（"你能帮我确保……"），会获得更多的保护，因为你结交了一个盟友。麸质暴露可能发生在食物准备阶段的任何地方。除了食谱中可能隐藏着麸质、乳制品或糖以外，还有一个严重的交叉污染的问题：当炒锅、平底锅和炊具在没有彻底清洗的情况下反复使用时也会引入麸质。因此，即使食谱中不含有麸质成分，但如果厨师使用同一块砧板切面包，用搅拌过普通面食的叉子来搅拌你的无麸质面食，或者用炸过虾的油来给你炸薯条时，你也会接触到麸质。记住，只需要 1/8 指甲盖大小的麸质就能激活你的保护性免疫炎症反应。好的服务员会提醒厨房工作人员在为食物敏感的人准备食物时只使用最干净的锅碗瓢盆。

如果我对服务员没有信心，我会找老板或经理。不要觉得你是在给员工制造麻烦，这是他们的工作——给你一次愉快的就餐经历，让你想要再去。让他们知道你需要什么，这么做会有助于你得到一个很棒的就餐体验。我会礼貌地对老板说："我对麸质过敏，所以为了避免在你的餐厅发生需要急救的事件，你能确保我点的所有东西都是完全不含麸质的吗？"

我也会从菜单中选择我认为很简单就可以准备的食物。我完全不吃酱料，会要求仅用少许大蒜和橄榄油炒蛋白质或蔬菜。我喜欢去那些我有过良好体验的餐馆，因为那里的服务人员认识我并了解我的需求。当我出差的时候，我会去有着良好声誉的连锁餐厅。不过老实说，任何地方都可能发生无意中的接触。有一次，我和我的女朋友及好朋友在我最喜欢的一家连锁餐厅一起吃饭，我的朋友是一位功能医学胃肠病医生。尽管我们很明确地提出了我们的要求，但这家餐厅的服务人员还是给我们端上了一份含有麸质的开胃菜。我女朋友是个敏感的乳糜泻患者。很明显，即使我们3个人都明确地交代了我们对无麸质菜肴的需求，错误还是会发生。

还有一次，我和姐姐一起去了一家高档连锁餐厅，我很清楚地告诉服务员我们都对麸质敏感。服务员自信地说："没问题。我们可以应对麸质敏感的问题。菜单上几乎每一道主菜都可以做成不含麸质的。"

听到这个消息，我们很激动。我和姐姐都点了一份简单的烤三文鱼，并配上米饭和绿色蔬菜。就在服务员点完餐要走之前，我说："请务必告诉厨师，所有的食物都要做成无麸质的。"我说话的时候直视着他的眼睛。他回头看我的眼神显示出他很恼火，好像在说："你这个白痴，我已经说过我们可以把所有的菜肴都做成不含麸质的了。"但他回答说："好的，先生。"

然而，当食物端上来的时候，所有的东西都浸在一种无法辨认的酱汁里。我立刻让服务员查了一下是什么，果然，里面含有面粉（作为增稠剂）。这一次，服务员感到很尴尬，把饭菜端回了厨房，又端上来一份全新的菜。我叫来了经理，并告诉他我要把我的经历贴在我的脸书（美国的一个社交网络服务网站）上——我们跟服务员强调得有多清楚，而结果又是多么糟糕——成千上万的人会读到"你的餐厅"所犯的错误。他脸上的表情很震惊。然后我说："这是我的名片，上面有我的个人邮箱地址。当你给我发送你和你的员工一起完成关于提供无麸质饮食的额外培训的照片和解释时，我会更新一条，标题是'他们搞砸了，但现在他们正在竭尽全力把它做好。'"

多年来，我曾多次使用这种方法，在大多数情况下，经理都会给我反馈员工培训的最新情况。总之，提出你的意见对每个人来说都是双赢的。

# 把所有的知识汇总到一起，以宏观了解

在这本书中，你学习了如何识别你在自身免疫性疾病发展谱上的位置，并了解了自己是如何到达那里的。你还学会了如何通过避免吃那些让你生病的食物来停止在炎症之"火"上浇油。此外，你也学会了如何治愈肠道，这样你就可以重建受损的组织，并停止触发自身免疫级联反应。

你可能已经注意到，在讨论重新引入那些你之前一直避免的食物时，我没有提到麸质。这个决定是经过深思熟虑的，因为我们唯一确定不能再次引入的食物就是麸质。根据研究，麸质是会使我们身体产生记忆 B 细胞的唯一食物。这意味着一旦发生麸质过敏，你的免疫系统就会产生抗麸质抗体，它永远不会消失，所以你终身都会对麸质敏感。目前临床正在寻找一种"治愈"麸质敏感的方法，但截至本书撰写时，还没有一种方法被证实是有效的。

在我的诊室里，患者在开始接受无麸质饮食 6 ~ 12 个月后需要重新进行血液检测。检测的具体时间由患者的年龄、患者对转变方案的反应以及患者的总体健康状况决定。他们在自身免疫性疾病发展谱上走得越远，自身免疫和食物抗体恢复到正常水平所需的时间就越长。我们通过血液检测来观察免疫系统是否已经平静下来。

如果血液检测结果证实你体内的抗麸质抗体水平不再升高，你就会很自然地问："医生，现在可以再吃麸质了吗？"不幸的是，答案是否定的。首先，即使血液检测结果正常，这也只是意味着你在过去几个月里没有受到攻击。抗体水平要在确认威胁消除的 2 ~ 6 个月后才会开始降低，所以要有耐心。

其次，免疫系统保持活跃的两个最常见的原因是作弊和无意中的暴露。我在第七章中分享的修女的故事告诉我们：仅仅每周摄入 1/8 指甲盖大小的麸质就让她一直生病。当她的主教命令她停止吃那一点点东西后，她就恢复了活力。因此，无论你在疾病发展谱上的什么位置，你都不能再吃麸质，即使是偶尔吃也不行。与麸质相关的疾病——也就是乳糜泻或非乳糜泻性麸质敏感——要求我们终身都保证100% 的无麸质饮食。

2009 年，发表在《消化药理学与治疗学》（*Alimentary Pharmacology and Therapeutics*）期刊上的一项研究指出，即使多年坚持无麸质饮食，仍有 65% 的乳糜泻患者的肠道存在炎症反应并导致肠道通透性增加[3]。你没看错。少数人能够痊愈（仅有 8%），只是因为他们的肠道微绒毛和组织有机会痊愈罢了。对于大多数人来说，肠道通透性的增加仍然存在，原因有两个：一、无意中的接触使得炎症之火继续燃烧；二、因为肠道受到了严重的破坏，导致炎症之火无法停止，肠道无法自行愈合。

所以这意味着什么？就长期健康而言，这些研究结果令人感到沮丧。如果你患有乳糜泻或麸质敏感，你早逝的可能性，也就是标准死亡率（standard mortality ratio，SMR）比一般人群高，因为持续的肠道通透性增加会导致持续的炎症反应。以下是 2001 年一项具有里程碑意义的研究中的原文："……不坚持无麸质饮食（定义为每月吃 1 次麸质），使得死亡风险增加了 6 倍[4]。"简单地说，乳糜泻患者的标准死亡率是 2∶1，而不管他们是否遵循无麸质饮食。这意味着如果我 63 岁并且患有乳糜泻，我的弟弟 62 岁且没有乳糜泻，那么我在 63 岁死于心脏病、癌症、阿尔茨海默病、糖尿病、脑卒中、帕金森病等疾病的概率是他 63 岁时的 2 倍。并且如果我已经患有另一种自身免疫性疾病，这个可能性还会增加。加上哮喘，标准死亡率是 3∶1；加上肾病，标准死亡率是 6∶1；加上肺结核，标准死亡率是 5∶1；加上克罗恩病和结肠炎，标准死亡率是 70.9∶1；加上桥本甲状腺炎，标准死亡率是 64.5∶1。原因很简单：除非你使肠道微绒毛完全愈合，否则你并没有解决炎症问题。如果不解决炎症问题，自身免疫的连锁反应就会继续，即使你尽了最大的努力，你还是会在自身免疫性疾病发展谱上继续前行。2006 年，一项令人震惊的研究指出，对麸质敏感但未患乳糜泻的人的死亡率甚至更高。研究人员说："通过乳糜泻测试证实对麸质敏感的患者，他们的总体死亡率和患恶性肿瘤的死亡率都增加了[5]。"

不过，也有好消息。研究表明，对于那些坚持遵循无麸质饮食的人（这意味着他们正在努力坚持），他们的标准死亡率是 0.5∶1；早逝的风险是平均值的一半，而不是 2 倍，因为他们真的在好好照顾自己。

我写这本书的目的是想要帮助你们理解，无麸质饮食不只是一个 3 周或是 6 周的计划。当你将麸质敏感性与肠道通透性增加、自身免疫性疾病联系起来时，你就会意识到无麸质饮食是一个终身指导原则。大多数自身免疫性疾病被称为"无声的杀手"，因为即使这些疾病在发展，你也可能会感觉良好。当骨质疏松、贫血、维生素 B 缺乏发生时，你仍感觉很好。然而，这些都是与肠道炎症直接相关的吸收不良的情况，此时，你的机体无法吸收重要的营养物质，如钙、维生素 B 或镁。你不会感觉到吸收不良的症状，直到症状变得非常明显。升高的抗体是真正的"无声的杀手"，它会缓慢地使你的组织和器官功能减退，直至你开始出现症状。然后你才会被诊断出疾病：白癜风、类风湿关节炎、阿尔茨海默病，等等——这些病症会影响你的身体和大脑，不管你的薄弱环节在哪里。

如果你能在早期症状出现之前就发现疾病，并且学会如何停止往炎症之火中扔燃料，你就能扭转结局，并达到最佳的治疗效果。这不仅适用于你，对你的整个家庭来说也是如此。遗传易感性是自身免疫性疾病发展的三要素之一。如果你对麸质过敏，你的家人很可能也患有自身免疫性疾病——不管他们现在是否知道。你的健康以及他们的健康都掌握在你的手中。

在过去的 10 年里，我的每一次演讲，无论是对公众还是对资深的医生，我几乎都在结尾引用了我的导师杰弗里·布兰德博士的话，因为它很好地总结了我的观点。导师的原话如下。

归根结底，对你的健康、活力和功能影响最大的不是为你看过病的医生，也不是你吃过的药物、做过的手术或接受过的其他治疗，而是你关于饮食和其他生活方式方面的决定所带来的累积影响，以及这些决定对基因表达的影响。

感谢阅读，愿你早日康复。

# 参考文献

## 简介

1 H. SLigal, "Basic Science for the Clinician 44. Atherosclerosis: An Immunologically Mediated (Autoimmune?) Disease," *Journal of Clinical Rheumatology* 13, no. 3 (Jun 2007): 160–68.

Y. Sherer and Y. Shoenfeld, "Mechanisms of Disease: Atherosclerosis in Autoimmune Diseases," *Nature Clinical Practice: Rheumatology* 2, no. 2 (Feb 2006): 99–106.

N. Rose and M. Afanasyeva, "Autoimmunity: Busting the Atherosclerotic Plaque," *Nature Medicine* 9, no. 6 (Jun 2003): 641–42.

C. J. Binder et al., "The Role of Natural Antibodies in Atherogenesis," *Journal of Lipid Research* 46, no. 7 (Jul 2005): 1353–63.

P. A. Gordon et al., "Atherosclerosis and Autoimmunity," *Lupus* 10, no. 4 (2001): 249–52.

2 V. G. Khurana et al., "Cell Phones and Brain Tumors: A Review Including the Long-Term Epidemiologic Data," *Surgical Neurology* 72, no. 3 (Sep 2009): 205–14; discussion 214–15. doi: 10.1016/j.surneu.2009.01.019.

3 Z. S. Morris, S. Wooding, and J. Grant, "The Answer Is 17 Years, What Is the Question: Understanding Time Lags in Translational Research," Journal of the Royal Society of Medicine 104, no. 12 (Dec 2011): 510–20.

## 第一章

1 M. R. ArbMuc.kRle et al., "Development of Autoantibodies before the Clinical Onset of Systemic Lupus Erythematosus," *New England Journal of Medicine* 349, no. 16 (Oct 16, 2003): 1526–33.

2 G. Davies et al., "Effects of Metronidazole and Misoprostol on Indomethacin- Induced Changes in Intestinal Permeability," *Digestive Diseases and Sciences* 38, no. 3 (Mar 1993): 417–25.

3   J. S. Strauss et al., "Guidelines of Care for Acne Vulgaris Management," *Journal of the American Academy of Dermatology* 56, no. 4 (Apr 2007): 651–63.

4   G. Corrao et al., "Mortality in Patients with Coeliac Disease and Their Relatives: A Cohort Study," *Lancet* 358, no. 9279: 356–61.

5   S. Helms, "Celiac Disease and Gluten-Associated Diseases," *Alternative Medicine Review* 10, no. 3 (Sep 2005): 172–92.

6   ACCORD Study Group, "Long-Term Effects of Intensive Glucose Lowering on Cardiovascular Outcomes," *New England Journal of Medicine* 364, no. 9 (Mar 2011): 818– 28. doi: 10.1056/NEJMoa1006524.

7   M. Gundestrup and H. H. Storm, "Radiation-Induced Acute Myeloid Leukemia and Other Cancers in Commercial Jet Cockpit Crew: A Population-Based Cohort Study," *Lancet* 354, no. 9195 (Dec 11, 1999): 2029–31.

8   O. H. Franco et al., "The Polymeal: A More Natural, Safer, and Probably Tastier  (Than the Polypill) Strategy to Reduce Cardiovascular Disease by More Than 75%," *British Medical Journal* 329, no. 7480 (Dec 18, 2004): 1447–50.

9   NIH Autoimmune Diseases Coordinating Committee, *Autoimmune Diseases Research Plan*, 2006.

10  E. Lionetti et al., "Subclinic Cardiac Involvement in Paediatric Patients with Celiac Disease: A Novel Sign for a Case Finding Approach," *Journal of Biological Regulators and Homeostatic Agents* 26, Suppl. 1(Jan–Mar 2012): S63–68.

11  American Autoimmune Related Diseases Association, "List of Diseases: Autoimmune and Autoimmune-Related Diseases," http://www.aarda.org /autoimmune-information/list-of-diseases/.

12  J. F. Ludvigsson et al., "Small-Intestinal Histopathology and Mortality Risk in Celiac Disease," *Journal of the American Medical Association* 302, no. 11 (Sep 16, 2009): 1171–78.

13  A. Carroccio et al., "Non-Celiac Wheat Sensitivity Diagnosed by Double-Blind Placebo-Controlled Challenge: Exploring a New Clinical Entity," *American Journal of Gastroenterology* 107, no. 12 (Dec 2012): 1898–906.

14  A. Carroccio et al., "High Proportions of People with Nonceliac Wheat Sensitivity Have Autoimmune Disease or Antinuclear Antibodies," *Gastroenterology* 149,  no. 3  (Sep 2015): 596–603.

15  Helms, "Celiac Disease and Gluten-Associated Diseases."

16  W. F. Stenson et al., "Increased Prevalence of Celiac Disease and Need for Routine Screening

among Patients with Osteoporosis," *Archives of Internal Medicine* 165, no. 4 (Feb 28, 2005): 393–99.

## 第二章

1 asanoAa. Fnd T. Shea-Donohue, "Mechanisms of Disease: The Role of Intestinal Barrier Function in the Pathogenesis of Gastrointestinal Autoimmune Diseases," *Nature Clinical Practice: Gastroenterology and Hepatology* 2, no. 4 (Sep 2005): 416–22.

2 M. F. Cusick, J. E. Libbey, and R. S. Fujinami, "Molecular Mimicry as a Mechanism of Autoimmune Disease," *Clinical Reviews in Allergy and Immunology* 42, no. 1 (Feb 2012): 102–11. doi: 10.1007/s12016-011-8293-8.

3 Ahmed El-Sohemy, "Coffee, CYP1A2 Genotype and Risk of Myocardial Infarction," *Genes and Nutrition* 2, no. 1 (Oct 2007): 155–56.

4 C. Catassi et al., "Natural History of Celiac Disease Autoimmunity in a USA Cohort Followed since 1974," *Annals of Medicine* 42, no. 7 (Oct 2010): 530–38.

5 P. H. Green et al., "Mechanisms Underlying Celiac Disease and Its Neurologic Manifestations," *Cellular and Molecular Life Sciences* 62, no. 7–8 (Apr 2005): 791–99.

6 I. W. Davidson et al., "Antibodies to Maize in Patients with Crohn's Disease, Ulcerative Colitis and Coeliac Disease," *Clinical and Experimental Immunology* 35, no. 1 (Jan 1979): 147–48.

7 J. Hollon et al., "Effect of Gliadin on Permeability of Intestinal Biopsy Explants from Celiac Disease Patients and Patients with Non-Celiac Gluten Sensitivity," *Nutrients* 7, no. 3 (Feb 27, 2015): 1565–76. doi: 10.3390/nu7031565.

8 A. Sanchez et al., "Role of Sugars in Human Neutrophilic Phagocytosis," *American Journal of Clinical Nutrition* 26, no. 11 (Nov 1973): 1180–84. J. Bernstein et al., "Depression of Lymphocyte Transformation Following Oral Glucose Ingestion," *American Journal of Clinical Nutrition* 30, no. 4 (Apr 1977): 613. W. Ringsdorf Jr., E. Cheraskin, and R. Ramsay Jr., "Sucrose, Neutrophilic Phagocytosis and Resistance to Disease," *Dental Survey* 52, no. 12 (Dec 1976): 46–48.

9 F. Couzy et al., "Nutritional Implications of the Interactions between Minerals," *Progressive Food and Nutrition Science* 17, no. 1 (Jan–Feb 1933): 65–87. A. Kozlovsky et al., "Effects of Diets High in Simple Sugars on Urinary Chromium Losses," *Metabolism* 35, no. 6 (June 1986): 515–18. M. Fields et al., "Effect of Copper Deficiency on Metabolism and Mortality in Rats Fed Sucrose or Starch Diets," *Journal of Nutrition* 113, no. 7 (July 1, 1983): 1335–45. J. Lemann,

"Evidence That Glucose Ingestion Inhibits Net Renal Tubular Reabsorption of Calcium and Magnesium," *Journal of Clinical Nutrition* 70 (1976): 236–45.

10 E. Takahashi, Tohoku University School of Medicine, Wholistic Health Digest 41 (Oct 1982): 10. Patrick Quillin, "Cancer's Sweet Tooth," *Nutrition Science News* Apr 2000. M. Rothkopf, "Fuel Utilization in Neoplastic Disease: Implications for the Use of Nutritional Support in Cancer Patients," *Nutrition* 6, no. 4 (July–Aug 1990): 14S–16S. D. Michaud, "Dietary Sugar, Glycemic Load, and Pancreatic Cancer Risk in a Prospective Study," *Journal of the National Cancer Institute* 94, no. 17 (Sep 4, 2002): 1293–300.

11 J. Cornée et al., "A Case-Control Study of Gastric Cancer and Nutritional Factors in Marseille, France," *European Journal of Epidemiology* 11, no. 1 (Feb 1995): 55–65.

12 A. T. Lee and A. Cerami, "The Role of Glycation in Aging," *Annals of the New York Academy of Science* 663 (Nov 21, 1992): 63–70.

13 L. Darlington, N. W. Ramsey, and J. R. Mansfield, "Placebo-Controlled, Blind Study of Dietary Manipulation Therapy in Rheumatoid Arthritis," *Lancet* 1, no. 8475 (Feb 1, 1986): 236–38. J. Cheng et al., "Preliminary Clinical Study on the Correlation between Allergic Rhinitis and Food Factors," *Journal of Clinical Otorhinolaryngology* (China) 16, no. 8 (Aug 2002): 393–96.

14 S. Reiser et al., "Effects of Sugars on Indices on Glucose Tolerance in Humans," *American Journal of Clinical Nutrition* 43, no. 1 (Jan 1986): 151–59.

15 S. Ayres Jr and R. Mihan, "Is Vitamin E Involved in the Autoimmune Mechanism?" *Cutis* 21, no. 3 (Mar 1978): 321–25.

16 A. Furth and J. Harding, "Why Sugar Is Bad for You," *New Scientist* Sep 23, 1989, 44.

17 Nancy Appleton, *Lick the Sugar Habit* (New York: Avery Penguin Putnam, 1988).

18 Thomas Cleave, *The Saccharine Disease* (New Canaan, CT: Keats Publishing, 1974).

19 M. Tominaga et al., "Impaired Glucose Tolerance Is a Risk Factor for Cardiovascular Disease, but Not Impaired Fasting Glucose: The Funagata Diabetes Study," *Diabetes Care* 22, no. 6 (Jun 1999): 920–24.

20 A. T. Lee and A. Cerami, "Modifications of Proteins and Nucleic Acids by Reducing Sugars: Possible Role in Aging," *Handbook of the Biology of Aging* (New York: Academic Press, 1990).

21 V. M. Monnier, "Nonenzymatic Glycosylation, the Maillard Reaction and the Aging Process," *Journal of Gerontology* 45, no. 4 (Jul 1990): 105–10.

22 D. G. Dyer et al., "Accumulation of Maillard Reaction Products in Skin Collagen in Diabetes and Aging," *Journal of Clinical Investigation* 93, no. 6 (1993): 421–22.

23 Monnier, "Nonenzymatic Glycosylation."

24 Appleton, *Lick the Sugar Habit*.

25 W. Hellenbrand et al., "Diet and Parkinson's Disease II: A Possible Role for the Past Intake of Specific Nutrients; Results from a Self-Administered Food-Frequency Questionnaire in a Case-Control Study," *Neurology* 47, no. 3 (Sep 1996): 644–50.

26 N. J. Blacklock, "Sucrose and Idiopathic Renal Stone," *Nutrition and Health* 5, no. 1–2 (1987): 9–17. G. C. Curhan et al., "Beverage Use and Risk for Kidney Stones in Women," *Annals of Internal Medicine* 28, no. 7 (Apr 1, 1998): 534–40.

27 F. S. Goulart, "Are You Sugar Smart?" *American Fitness*, Mar–Apr 1991, 34–38.

28 E. Grand, "Food Allergies and Migraine," *Lancet* 1, no. 8123 (May 5, 1979): 955–59.

29 John Yudkin, *Sweet and Dangerous* (New York: Bantam Books, 1974), 129.

30 J. Frey, "Is There Sugar in the Alzheimer's Disease?" *Annales de biologie clinique* (Paris) 59, no. 3 (May–Jun 2001): 253–57.

31 A. Ceriello, "Oxidative Stress and Glycemic Regulation," *Metabolism* 49, no. 2 (Suppl 1; Feb 2000): 27–29.

32 Blacklock, "Sucrose and Idiopathic Renal Stone."

33 F. Lechin et al., "Effects of an Oral Glucose Load on Plasma Neurotransmitters in Humans," *Neuropsychobiology* 26, no. 1–2 (1992): 4–11.

34 M. Fields, "Nutritional Factors Adversely Influencing the Glucose/Insulin System," *Journal of the American College of Nutrition* 17, no. 4 (Aug 1998): 317–21.

35 Patricia Murphy, "The Role of Sugar in Epileptic Seizures," *Townsend Letter for Doctors and Patients*, May, 2001.

36 N. Stern and M. Tuck, *Pathogenesis of Hypertension in Diabetes Mellitus. Diabetes Mellitus, a Fundamental and Clinical Test*, 2nd ed. (Philadelphia: Lippincott Williams & Wilkins, 2000), 943–57.

37 D. Donnini et al., "Glucose May Induce Cell Death through a Free Radical– Mediated Mechanism," *Biochemical and Biophysical Research Communications* 219, no. 2 (Feb 15, 1996): 412–17.

38 W. Glinsmann, H. Irausquin, and Y. K. Park, "Evaluation of Health Aspects of Sugar Contained in Carbohydrate Sweeteners: Report of Sugars Task Force, 1986," *Journal of Nutrition* 116 (Suppl 11; Nov 1986): S1–216. J. Yudkin and O. Eisa, "Dietary Sucrose and Oestradiol Concentration in Young Men," *Annals of Nutrition and Metabolism* 32, no. 2 (1988): 53–55.

39 T. Feehley and C. R. Nagler, "Health: The Weighty Costs of Non-Caloric Sweeteners," *Nature* 514, no. 7521 (Oct 9, 2014): 176–77. doi: 10.1038/nature13752.

40 Nicholas A. Bokulich and Martin J. Blaser, "A Bitter Aftertaste: Unintended Effects of Artificial Sweeteners on the Gut Microbiome," *Cell Metabolism* 20, no. 5 (Nov 4, 2014): 701–3.

41 G. Kristjánsson, P. Venge , and R. Hällgren, "Mucosal Reactivity to Cow's Milk Protein in Coeliac Disease," *Clinical and Experimental Immunology* 147, no. 3 (Mar 2007): 449–55.

42 J. Wasilewska et al., "The Exogenous Opioid Peptides and DPPIV Serum Activity in Infants with Apnoea Expressed as Apparent Life Threatening Events (ALTE)," *Neuropeptides* 45, no. 3 (Jun 2011): 189–95. doi:10.1016/j.npep.2011.01.005.

43 M. Knip et al., "Dietary Intervention in Infancy and Later Signs of Beta-Cell Autoimmunity," *New England Journal of Medicine* 363, no. 20 (Nov 11, 2010): 1900–8. doi: 10.1056/NEJMoa1004809.

44 A. Ebringer and T. Rashid, "Rheumatoid Arthritis Is Caused by Proteus: The Molecular Mimicry Theory and Karl Popper," *Frontiers in Bioscience (elite edition)* 1 (Jun 1, 2009): 577–86.

45 Michael H. Silverman and Marc J. Ostro, *Bacterial Endotoxin in Human Disease* (Berkeley, CA: XOMA, 1999).

46 J. Hollon et al., "Effect of Gliadin on Permeability."

## 第三章

1 SimJon-Areces, "UCP2 Induced by Natural Birth Regulates Neuronal Differentiation of the Hippocampus and Related Adult Behavior," *PLoS One* 7, no. 8 (2012): e42911.

2 K. Kristensen and L. Henriksen, "Cesarean Section and Disease Associated with Immune Function," *Journal of Allergy and Clinical Immunology* 137, no. 2 (Feb 2016): 587–90.

3 J. R. Marchesi et al., "The Gut Microbiota and Host Health: A New Clinical Frontier," *Gut* 65, no. 2 (Feb 2016): 330–39.

4 H. J. Zapata and V. J. Quagliarello, "The Microbiota and Microbiome in Aging: Potential Implications in Health and Age-Related Diseases," *Journal of the American Geriatrics Society* 63, no. 4 (Apr 2015): 776–81.

5 J. L. Round and S. K. Mazmanian, "The Gut Microbiota Shapes Intestinal Immune Responses during Health and Disease," *Nature Reviews: Immunology* 9, no. 5 (May 2009): 313–23.

6 S. Bengmark, "Nutrition of the Critically Ill—A 21st-Century Perspective," *Nutrients* 5, no. 1 (2013): 162–207.

7 G. D. Hermes, E. G. Zoetendal, and H. Smidt, "Molecular Ecological Tools to Decipher the Role of Our Microbial Mass in Obesity," *Beneficial Microbes* 6, no. 1 (Mar 2015): 61–81.

8   C. De Filippo et al., "Impact of Diet in Shaping Gut Microbiota Revealed by a Comparative Study in Children from Europe and Rural Africa," *Proceedings of the National Academy of Sciences of the United States of America* 107, no. 33 (Aug 17, 2010): 14691–96.

9   C. Costelloe et al., "Effect of Antibiotic Prescribing in Primary Care on Antimicrobial Resistance in Individual Patients: Systematic Review and Meta- Analysis," *BMJ* 340 (May 18, 2010): c2096. doi: 10.1136/bmj.c2096.

10  T. J. Martin, J. E. Kerschner, and V. A. Flanary, "Fungal Causes of Otitis Externa and Tympanostomy Tube Otorrhea," *International Journal of Pediatric Otorhinolaryngology* 69, no. 11 (Nov 2005): 1503–8.

11  A. I. Petra et al., "Gut-Microbiota-Brain Axis and Its Effect on Neuropsychiatric Disorders with Suspected Immune Dysregulation," *Clinical Therapeutics* 37, no. 5 (May 1, 2015): 984–95. doi: 10.1016/j.clinthera.2015.04.002.

12  N. Sudo, "Role of Microbiome in Regulating the HPA Axis and Its Relevance to Allergy," *Chemical Immunology and Allergy* 98 (2012): 163–75. doi: 10.1159/000336510.

13  G. Ou et al., "Proximal Small Intestinal Microbiota and Identification of Rod- Shaped Bacteria Associated with Childhood Celiac Disease," *American Journal of Gastroenterology* 104, no. 12 (Dec 2009): 3058–67. doi: 10.1038/ajg.2009.524.

14  N. Hayek, "Chocolate, Gut Microbiota, and Human Health," *Frontiers in Pharmacology* 4 (Feb 7, 2013): 11. doi:10.3389/fphar.2013.00011.

15  A. Duda-Chodak, "The Inhibitory Effect of Polyphenols on Human Gut Microbiota," *Journal of Physiology and Pharmacology* 63, no. 5 (Oct 2012): 497–503.

16  O. H. Franco et al. "The Polymeal" (see chap. 1, n. 8).

17  M. I. Queipo-Ortuno et al., "Influence of Red Wine Polyphenols and Ethanol on the Gut Microbiota Ecology and Biochemical Biomarkers," *American Journal of Clinical Nutrition* 95, no. 6 (Jun 2012): 1323–34. doi:10.3945/ajcn.111.027847.

18  M. Massot-Cladera et al., "Cocoa Modulatory Effect on Rat Faecal Microbiota and Colonic Crosstalk," *Archives of Biochemistry and Biophysics* 527, no. 2 (Nov 15, 2012): 105– 12. doi: 10.1016/j.abb.2012.05.015.

19  Mara Hvistendahl, "My Microbiome and Me," *Science* 336, no. 6086 (Jun 8, 2012): 1248–50.

20  M. Jackson et al., "Signatures of Early Frailty in the Gut Microbiota," *Genome Medicine* 8, no. 1 (Jan 29, 2016): 8.

21  J. Suez et al., "Artificial Sweeteners Induce Glucose Intolerance by Altering the Gut Microbiota," *Nature* 514, no. 7521 (Oct 9, 2014): 181–86.

22 I. R. Redovnikovic et al., "Polyphenolic Content and Composition and Antioxidative Activity of Different Cocoa Liquors," *Czech Journal of Food Sciences* 27, no. 5 (2009): 330–37.

## 第四章

1 ValeRntino et al., "Markers of Potential Coeliac Disease in Patients with Hashimoto's Thyroiditis," *European Journal of Endocrinology* 146, no. 4 (Apr 2002): 479–83.

2 J. P. Bercz et al., "Mechanistic Aspects of Ingested Chlorine Dioxide on Thyroid Function: Impact of Oxidants on Iodide Metabolism," *Environmental Health Perspectives* 69 (Nov 1986): 249–54.

3 V. M. Darras, "Endocrine Disrupting Polyhalogenated Organic Pollutants Interfere with Thyroid Hormone Signalling in the Developing Brain," *Cerebellum* 7, no. 1 (2008): 26–37.

4 US Department of Health and Human Services, Office on Women's Health, "Hashimoto's Disease, Frequently Asked Questions," http://www.womenshealth.gov /publications/our-publications/fact-sheet/hashimoto-disease.pdf.

5 Jonas F. Ludvigsson et al., "Small-Intestinal Histopathology and Mortality Risk in Celiac Disease," *Journal of the American Medical Association* 302, no. 11 (Sep 16, 2009): 1171–78.

6 C. Zanchi et al., "Leonardo da Vinci Meets Celiac Disease," *Journal of Pediatric Gastroenterology and Nutrition* 56, no. 2 (Feb 2013): 206–10.

7 M. Finizio et al., "Large Forehead: A Novel Sign of Undiagnosed Coeliac Disease," *Digestive and Liver Disease* 37, no. 9 (Sep 2005): 659–64.

## 第五章

1 M.R.Arbuckle et al., "Development of Autoantibodies" (see chap. 1, n. 1).

2 Y. Shoenfeld et al., "The Mosaic of Autoimmunity: Prediction, Autoantibodies, and Therapy in Autoimmune Disease—2008," *Israel Medical Association Journal* 10, no. 1 (Jan 2008): 13–19.

3 B. Lindberg et al., "Islet Autoantibodies in Cord Blood from Children Who Developed Type I (Insulin-Dependent) Diabetes Mellitus before 15 Years of Age," *Diabetologia* 42, no. 2 (Feb 1999): 181–87.

4 A. Lanzini et al., "Complete Recovery of Intestinal Mucosa Occurs Very Rarely in Adult Coeliac Patients despite Adherence to Gluten-Free Diet," *Alimentary Pharmacology and Therapeutics* 29, no. 12 (Jun 15, 2009): 1299–1308. doi: 10.1111/j.1365-2036.2009.03992.x.

5 A. Sugrue, A. Egan, and A. O'Regan, "A Woman with Macrocytic Anaemia and Confusion," *BMJ* 349 (Jul 8, 2014): g4388.

6  R. Shaoul and A. Lerner, "Associated Autoantibodies in Celiac Disease," *Autoimmunity Reviews* 6, no. 8 (Sep 2007): 559–65.

7  J.V. Wright, "The Unexpected Culprits behind Rheumatoid Arthritis," *Nutrition and Healing*, Dec. 18, 2008.

8  N. H. Shah et al., "Proton Pump Inhibitor Usage and the Risk of Myocardial Infarction in the General Population," *PLoS One* 10, no. 6 (Jun 10, 2015): e0124653.

9  D. E. Freedberg et al., "Use of Proton Pump Inhibitors Is Associated with Fractures in Young Adults: A Population-Based Study," *Osteoporosis International* 26, no. 10 (Oct 2015): 2501–7.

10  K. Tucker, "Are you Vitamin B12 Deficient?" *Agricultural Research* 48, no. 8 (Aug 2000).

11  L. Viitasalo et al., "Early Microbial Markers of Celiac Disease," *Journal of Clinical Gastroenterology* 48, no. 7 (Aug 2014): 620–24.

12  B. Kaila, K. Orr, and C. N. Bernstein, "The Anti-Saccharomyces Cerevisiae Antibody Assay in a Province-Wide Practice: Accurate in Identifying Cases of Crohn's Disease and Predicting Inflammatory Disease," *Canadian Journal of Gastroenterology* 19, no. 12 (Dec 2005): 717–21.

13  E. Israeli et al., "Anti-Saccharomyces Cerevisiae and Antineutrophil Cytoplasmic Antibodies as Predictors of Inflammatory Bowel Disease," *Gut* 54, no. 9 (Sep 2005): 1232–36. doi:10.1136/gut.2004.060228.

14  K. M. Das et al., "Autoimmunity to Cytoskeletal Protein Tropomyosin: A Clue to the Pathogenetic Mechanism for Ulcerative Colitis," *Journal of Immunology* 150, no. 6 (Mar 15, 1993): 2487–93.

15  M. Hendricks and H. Weintraub, "Tropomyosin Is Decreased in Transformed Cells," *Proceedings of the National Academy of Sciences of the United States of America* 78, no. 9 (Sep 1981): 5633–37.

16  C. Betterle and R. Zanchetta, "Update on Autoimmune Polyendocrine Syndromes (APS)," *Acta Bio-Medica* 74, no. 1 (Apr 2003): 9–33.

17  L. H. Duntas, "Does Celiac Disease Trigger Autoimmune Thyroiditis?" *Nature Reviews: Endocrinology* 5, no. 4 (Apr 2009): 190–91.

18  C. Virili et al., "Atypical Celiac Disease as Cause of Increased Need for Thyroxine: A Systematic Study," *Journal of Clinical Endocrinology and Metabolism* 97, no. 3 (Mar 2012): E419–22.

19  C. J. Murray and J. Frenk, "Ranking 37th—Measuring the Performance of the US Health Care System," *New England Journal of Medicine* 362, no. 2 (Jan 14, 2010): 98–99. doi: 10.1056/NEJMp0910064. P. A. Muennig and S. A. Glied, "What Changes in Survival Rates Tell

Us about US Health Care," *Health Affairs*. 29, no. 11 (Nov 2010): 2105–13. doi: 10.1377/ hlthaff.2010.0073.

20 P. Lencel and D. Magne, "Inflammaging: The Driving Force in Osteoporosis?" *Medical Hypotheses* 76, no. 3 (Mar 2011): 317–21. doi: 10.1016/j.mehy.2010.09.023.

21 P. Jepsen, "Comorbidity in Cirrhosis," *World Journal of Gastroenterology* 20, no. 23 (Jun 21, 2014): 7223–30.

22 G. Gobbi et al., "Coeliac Disease, Epilepsy, and Cerebral Calcifications: The Italian Working Group on Coeliac Disease and Epilepsy," *Lancet* 340, no. 8817 (Aug 22, 1992): 439–43.

23 M. Hadjivassiliou, R. A. Grünewald, and G. A. Davies-Jones, "Gluten Sensitivity as a Neurological Illness," *Journal of Neurology, Neurosurgery, and Psychiatry* 72, no. 5 (May 2002): 560–63.

## 第六章

1 P.J. Turnbaugh et al., "The Effect of Diet on the Human Gut Microbiome: A Metagenomic Analysis in Humanized Gnotobiotic Mice," *Science Translational Medicine* 1, no. 6 (Nov 11, 2009): 6ra14.

2 Environmental Working Group analysis of tests of 10 umbilical cord blood samples conducted by AXYS Analytical Services (Sydney, BC) and Flett Research Ltd. (Winnipeg, MB).

3 L. Geurts et al., "Gut Microbiota Controls Adipose Tissue Expansion, Gut Barrier and Glucose Metabolism: Novel Insights into Molecular Targets and Interventions Using Prebiotics," *Beneficial Microbes* 5, no. 1 (Mar 2014): 3–17.

4 L. O. Schulz et al., "Effects of Traditional and Western Environments on Prevalence of Type 2 Diabetes in Pima Indians in Mexico and the US," *Diabetes Care* 29, no. 8 (Aug 2006): 1866–71.

5 William Davis, *Wheat Belly: Lose the Wheat, Lose the Weight, and Find Your Path Back to Health* (Emmaus, PA: Rodale, 2011).

## 第七章

1 USDA Economic Research Service, "Recent trends in GE Adoption," http://www .ers.usda.gov/ data-products/adoption-of-genetically-engineered-crops-in-the-us/ recent-trends-in-ge-adoption. aspx.

2 R. Mesnage et al., "Cytotoxicity on Human Cells of Cry1Ab and Cry1Ac Bt Insecticidal Toxins Alone or with a Glyphosate-Based Herbicide," *Journal of Applied Toxicology* 33, no. 7 (Jul

2013): 695–99.

3   Anthony Samsel and Stephanie Seneff, "Glyphosate's Suppression of Cytochrome P450 Enzymes and Amino Acid Biosynthesis by the Gut Microbiome: Pathways to Modern Diseases," *Entropy* 15, no. 4 (Apr 2013): 1416–63. doi:10.3390/e15041416.

4   R. A. Hites et al.,"Global Assessment of Organic Contaminants in Farmed Salmon," *Science* 303, no. 5655 (Jan 9, 2004): 226–29.

5   S. L. Seierstad et al., "Dietary Intake of Differently Fed Salmon: The Influence on Markers of Human Atherosclerosis," *European Journal of Clinical Investigation* 35, no. 1 (Jan 2005): 52–59.

6   J. Foran et al., "Quantitative Analysis of the Benefits and Risks of Consuming Farmed and Wild Salmon," *Journal of Nutrition* 135, no. 11 (Nov 2005): 2639–43.

7   National Resources Defense Council, "The Smart Seafood Buying Guide," August 25, 2015. https://www.nrdc.org/stories/smart-seafood-buying-guide.

8   T. Thompson, "Gluten Contamination of Commercial Oat Products in the United States," *New England Journal of Medicine* 351, no. 19 (Nov 4, 2004): 2021–22.

9   G. M. Sharma, M. Pereira, and K. M. Williams, "Gluten Detection in Foods Available in the United States—A Market Survey," *Food Chemistry* 169 (Feb 15, 2015): 120–26.

10  B. Bellioni-Businco et al., "Allergenicity of Goat's Milk in Children with Cow's Milk Allergy," *Journal of Allergy and Clinical Immunology* 103, no. 6 (Jun 1999): 1191–94.

11  J. Jenkins, H. Breiteneder, and E. N. Mills, "Evolutionary Distance from Human Homologs Reflects Allergenicity of Animal Food Proteins," *Journal of Allergy and Clinical Immunology* 120, no. 6 (Dec 2007): 1399–405.

12  P. Restani et al., "Cross-Reactivity between Milk Proteins from Different Animal Species," *Clinical and Experimental Allergy* 29, no. 7 (Jul 1999): 997–1004.

13  T.J. Suutari et al., "IgE Cross Reactivity between Reindeer and Bovine Milk Beta-Lactoglobulins in Cow's Milk Allergic Patients," *Journal of Investigational Allergology and Clinical Immunology* 16, no. 5 (2006): 296–302.

14  G. Iacono et al., "Use of Ass' Milk in Multiple Food Allergy," *Journal of Pediatric Gastroenterology and Nutrition* 14, no. 2 (Feb 1992): 177–81.

15  A. V. Finkel, J. A. Yerry, and J. D. Mann, "Dietary Considerations in Migraine Management: Does a Consistent Diet Improve Migraine?" *Current Pain and Headache Reports* 17, no. 11 (Nov 2013): 373. doi: 10.1007/s11916-013-0373-4.

16  B. M. Popkin and C. Hawkes, "Sweetening of the Global Diet, Particularly Beverages: Patterns,

Trends, and Policy Responses," Lancet Diabetes and Endocrinology 4, no. 2 (Feb 2016): 174–86.

17 USDA, Profiling Food Consumption in America. http://www.usda.gov/factbook /chapter2.pdf.

18 A. Singh et al., "Phytochemical Profile of Sugarcane and Its Potential Health Aspects," *Pharmacognosy Reviews* 9, no. 17 (Jan–Jun 2015): 45–54.

19 Nicholas A. Bokulich and Martin J. Blaser, "A Bitter Aftertaste: Unintended Effects of Artificial Sweeteners on the Gut Microbiome," *Cell Metabolism* 20, no. 5 (Nov 4, 2014): 701–3.

20 J. James et al., "Preventing Childhood Obesity by Reducing Consumption of Carbonated Drinks: Cluster Randomised Controlled Trial," *BMJ* 328, no. 7450 (May 22, 2004): 1237. doi: 10.1136/bmj.38077.458438.EE.

21 F. Biagi et al., "A Milligram of Gluten a Day Keeps the Mucosal Recovery Away: A Case Report," *Nutrition Reviews* 62, no. 9 (Sep 2004): 360–63.

22 Chiara Dall'asta et al., "Dietary Exposure to Fumonisins and Evaluation of Nutrient Intake in a Group of Adult Celiac Patients on a Gluten-Free Diet," *Molecular Nutrition and Food Research* 56, no. 4 (Apr 2012): 632–40.

## 第八章

1 A.Fasanoa and T. Shea-Donohue, "Mechanisms of Disease: The Role of Intestinal Barrier Function in the Pathogenesis of Gastrointestinal Autoimmune Diseases," *Nature Clinical Practices: Gastroenterology and Hepatology* 2, no. 9 (Sep 2005): 416–22.

2 J. L. Watson et al., "Green Tea Polyphenol (-)-Epigallocatechin Gallate Blocks Epithelial Barrier Dysfunction Provoked by IFN-Gamma but Not by IL-4," *American Journal of Physiology: Gastrointestinal and Liver Physiology* 287, no. 5 (Nov 2004): G954–61.

3 S. D. Hsu et al., "Green Tea Polyphenols Reduce Autoimmune Symptoms in a Murine Model for Human Sjogren's Syndrome and Protect Human Salivary Acinar Cells from TNF-Alpha-Induced Cytotoxicity," *Autoimmunity* 40, no. 2 (Mar 2007): 138–47.

4 Jeong-a Kim et al., "Epigallocatechin Gallate, a Green Tea Polyphenol, Mediates NO-Dependent Vasodilation Using Signaling Pathways in Vascular Endothelium Requiring Reactive Oxygen Species and Fyn," *Journal of Biological Chemistry* 282, no. 18 (May 4, 2007): 13736–45.

5 S. Kuriyama et al., "Green Tea Consumption and Cognitive Function: A Cross- Sectional Study from the Tsurugaya Project," *American Journal of Clinical Nutrition* 83, no. 2 (Feb 2006): 355–61.

6  Q. Collins et al., "Epigallocatechin-3-Gallate (EGCG), a Green Tea Polyphenol, Suppresses Hepatic Gluconeogenesis through 5-AMP-Activated Protein Kinase," *Journal of Biological Chemistry* 282, no. 41 (Oct 12, 2007): 30143–49.

7  S.Kuriyama et al., "Green Tea Consumption and Mortality due to Cardiovascular Disease, Cancer, and All Causes in Japan: The Ohsaki Study," *Journal of the American Medical Association* 296, no. 10 (Sep 13, 2006): 1255–65.

8  A. C. Bronstein et al., "Annual Report of the American Association of Poison Control Centers' National Poison Data System (NPDS): 28th Annual Report," *Clinical Toxicology* 49, no. 10 (Dec 2010): 910–41.

9  K. M. Adams, M. Kohlmeier, and S. H. Zeisel, "Nutrition Education in US Medical Schools: Latest Update of a National Survey," *Academic Medicine* 85, no. 9 (Sep 2010): 1537–42.

10 B. Diosdado et al., "Neutrophil Recruitment and Barrier Impairment in Celiac Disease: A Genomic Study," *Clinical Gastroenterology and Hepatology* 5, no. 5 (May 2007): 574–81.

11 B. Muehleisen and R. L. Gallo, "Vitamin D in Allergic Disease: Shedding Light on a Complex Problem," *Journal of Allergy and Clinical Immunology* 131, no. 2 (Feb 2013): 324– 29. doi: 10.1016/j.jaci.2012.12.1562.

12 J. O. Clarke and G. E. Mullin, "A Review of Complementary and Alternative Approaches to Immunomodulation," *Nutrition in Clinical Practice* 23, no. 1 (Feb 2008): 49–62.

13 Y. Wang et al., "High Molecular Weight Barley β-Glucan Alters Gut Microbiota toward Reduced Cardiovascular Disease Risk," *Frontiers in Microbiology* 7 (Feb 10, 2016): 129.

14 A. Mahmood et al., "Zinc Carnosine, a Health Food Supplement That Stabilises Small Bowel Integrity and Stimulates Gut Repair Processes," *Gut* 56, no. 2 (Feb 2007): 168–75.

15 M. R. Griffin, "Epidemiology of Nonsteroidal Anti-Inflammatory Drug- Associated Gastroduodenal Injury," *American Journal of Medicine* 104, no. 3A (Mar 30, 1998) :23S–29S.

16 C. M. Wilcox et al., "Consensus Development Conference on the Use of Nonsteroidal Anti-Inflammatory Agents, including Cyclooxygenase-2 Enzyme Inhibitors and Aspirin," *Clinical Gastroenterology and Hepatology* 4, no. 9 (Sep 2006): 1082–89.

17 B. Cryer, "NSAID-Associated Deaths: The Rise and Fall of NSAID-Associated GI Mortality," *American Journal of Gastroenterology* 100, no. 8 (Aug 2005): 1694–95.

18 B. Cryer and M. Feldman, "Effects of Very Low Doses of Daily, Long-Term Aspirin Therapy on Gastric, Duodenal and Rectal Prostaglandins and on Mucosal Injury in Healthy Humans," *Gastroenterology* 117, no. 1 (Jul 1999): 17–25.

19 C.M. Wilcox, B. Cryer, and G. Triadafilopoulos, "Patterns of Use and Public Perception of

Over-the-Counter Pain Relievers: Focus on Nonsteroidal Antiinflammatory Drugs," Journal of *Rheumatology* 32, no. 11 (Nov 2005): 2218–24.

20 Daniel A. Leffler et al., "A Randomized, Double-Blind Study of Larazotide Acetate to Prevent the Activation of Celiac Disease during Gluten Challenge," *American Journal of Gastroenterology* 107, no. 10 (Oct 2012): 1554–62.

21 Ilus Tuire et al., "Persistent Duodenal Intraepithelial Lymphocytosis despite a Long-Term Strict Gluten-Free Diet in Celiac Disease," *American Journal of Gastroenterology* 107, no. 10 (Oct 2012): 1563–69.

22 M. V. Tulstrup, "Antibiotic Treatment Affects Intestinal Permeability and Gut Microbial Composition in Wistar Rats Dependent on Antibiotic Class," *PLoS One* 10, no. 12 (Dec 21, 2015): e0144854.

23 F.C. Peedikayil, P. Sreenivasan, and A. Narayanan, "Effect of Coconut Oil in Plaque Related Gingivitis—A Preliminary Report," *Nigerian Medical Journal* 56, no. 2 (Mar–Apr 2015): 143–47.

24 K. Scherf et al., "Wheat-Dependent Exercise-Induced Anaphylaxis," *Clinical and Experimental Allergy* 46, no. 1 (Jan 2016): 10–20.

25 T. Thompson and T. Grace, "Gluten in Cosmetics: Is There a Reason for Concern?" *Journal of the Academy of Nutrition and Dietetics* 112, no. 23 (Sep 2012): 1316–23.

26 R. Teshima, "Food Allergen in Cosmetics," *Yakugaku Zasshi* 134, no. 1 (2014): 33–38.

27 K. Kwangmi, "Influences of Environmental Chemicals on Atopic Dermatitis," *Toxicological Research* 31, no. 2 (Jun 2015): 89–96.

28 A. R. Heurung, "Adverse Reactions to Sunscreen Agents: Epidemiology, Responsible Irritants and Allergens, Clinical Characteristics, and Management," *Dermatitis* 25, no. 6 (Nov–Dec 2014): 289–326.

## 第九章

1 Margie Kelly, "Top 7 Genetically Modified Crops," Huffpost Green (blog), Oct 30, 2012, http://www.huffingtonpost.com/margie-kelly/genetically-modified-food_b_2039455.html.

2 G. M. Sharma, M. Pereira, and K. M. Williams, "Gluten Detection in Foods Available in the United States—A Market Survey," *Food Chemistry* 169 (Feb 15, 2015): 120–26.

3 G. Kristjánsson et al., "Gut Mucosal Granulocyte Activation Precedes Nitric Oxide Production: Studies in Coeliac Patients Challenged with Gluten and Corn," *Gut* 54, no. 6 (Jun 2005): 769–74. doi:10.1136/gut.2004.057174.

4  F. Cabrera-Chávez et al., "Maize Prolamins Resistant to Peptic-Tryptic Digestion Maintain Immune-Recognition by IgA from Some Celiac Disease Patients," *Plant Foods for Human Nutrition* 67, no. 1 (Mar 2012): 24, 30.

5  Chiara Dall'asta et al., "Dietary Exposure to Fumonisins and Evaluation of Nutrient Intake in a Group of Adult Celiac Patients on a Gluten-Free Diet," *Molecular Nutrition and Food Research* 56, no. 4 (Apr 2012): 632–40.

6  V. F. Zevallos et al., "Variable Activation of Immune Response by Quinoa (Chenopodium Quinoa Willd.) Prolamins in Celiac Disease," *American Journal of Clinical Nutrition* 96, no. 2 (Aug 2012): 337–44.

7  J. R. Biesiekierski et al., "No Effects of Gluten in Patients with Self-Reported Non- Celiac Gluten Sensitivity after Dietary Reduction of Fermentable, Poorly Absorbed, Short-Chain Carbohydrates," *Gastroenterology* 145, no. 2 (Aug 2013): 320–28.

## 第十一章

1  P.Tiwari, "Recent Trends in Therapeutic Approaches for Diabetes Management: A Comprehensive Update," *Journal of Diabetes Research* 2015 (2015): 340838.

2  M. T. Ventura et al., "Intestinal Permeability in Patients with Adverse Reactions to Food," *Digestive and Liver Disease* 38, no. 10 (Oct 2006): 732–36.

3  A. Lanzini et al., "Complete Recovery of Intestinal Mucosa Occurs Very Rarely in Adult Coeliac Patients despite Adherence to Gluten-Free Diet," *Alimentary Pharmacology and Therapeutics* 29, no. 12 (Jun 15, 2009): 1299–308.

4  G.Corrao e.t al., "Mortality in Patients with Coeliac Disease and Their Relatives: A CohortStudy," *Lancet* 358, no. 9279 (Aug 4, 2001): 356–61.

5  L. A. Anderson et al., "Malignancy and Mortality in a Population-Based Cohort of Patients with Coeliac Disease or 'Gluten Sensitivity,'" *World Journal of Gastroenterology* 13, no. 1 (Jan 7, 2007): 146–51.